看護実践能力
習熟段階到達のための
学習ガイドブック

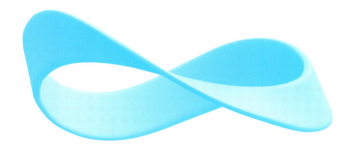

上尾中央医科グループ協議会看護本部看護教育部 編集

中央法規

はじめに

　上尾中央医科グループ（AMG）は，1964（昭和39）年12月1日，埼玉県上尾市に第1号となる病院を開設しました。現在では1都6県に28病院，23介護老人保健・福祉施設，その他11クリニックなどを展開し，地域住民の医療・介護・福祉のために「愛し愛される病院・施設」を理念に運営を行っています。現在，総職員数は約19,000人を超え，看護・介護部ではその約半数を占める9,000人以上の職員が在籍しています。職員が安心して自分のキャリアを追い求められるように，人財育成を組織横断的に取り組んでいます。

　看護部において，キャリア支援を行ううえで生涯教育は欠かせません。その骨子となる「AMGキャリアラダーシステム」は，2017（平成29）年に初版，以降3年ごとに改訂を繰り返して現在は第3版になりました。このAMGキャリアラダーシステムの目的は，①実践能力を向上させるために，自ら目標をもって成長・発達していく指標とする，②スタッフに適した教育的支援に活用する，③実践能力を向上させ，看護・介護サービスの質向上を目指すとしています。

　AMG内の全病院・施設で統一して使用しているため，ラダーレベル差をなくすことや自施設で実施できない研修を他施設との協力により，習得できる仕組みづくりにもつながりました。また，共通のラダーレベルを習得することで，グループ内の転勤のときにも引き継ぐことができます。各ラダーレベルを修了するとラダー徽章（シール）をもらいます。ステップアップするたびに色が変わり，自身の成長の証となります。

　2016年に「職業能力開発促進法」の一部が改正されました。この法律では，「職業生活の設計とそのための能力開発」に向け，働く人一人ひとりが当事者意識と実践の責任をもつことを求め，それと同時に組織に対してもその支援の提供を義務づけています。AMG看護本部においても個人と組織の成長を目指し，「AMGセルフ・キャリアドック制度」を導入しました。なにを学ぶか，どう学ぶか，どう活躍するかの3つの視点をもとに「人生100年時代の社会人基礎力」の向上に寄与するべく，組織と個人がキャリア形成のパートナーとして，「キャリア自律」を支援し続けます。

　初版の『看護クリニカルラダーレベル到達のための学習ガイドブック』では，新人看護師を中心に作成しましたが，第2版である本書は新人から指導にあたる中堅，教育を柱立てとする管理者のみなさまへの一助になれば幸いです。

2025年2月

上尾中央医科グループ協議会看護本部

看護局長　三須真紀

目次

はじめに

本書の特徴と使用方法

第Ⅰ部　専門的・倫理的・法的な実践能力

❶ アカウンタビリティ（責務に基づく実践）

Ⓐ 看護職の責務と職業倫理　2
1 看護職としての社会的責任　2
2 看護職の倫理綱領（日本看護協会2021年）　3
3 権利擁護　4
4 守秘義務　4

Ⓑ 実践する看護の説明と結果への責任　6
1 説明と同意（インフォームド・コンセント/アセント）　6
　1｜インフォームド・コンセント　6
　2｜インフォームド・アセント　6
　3｜インフォームド・コンセント/アセントにおける看護職の役割　7
2 看護記録の必要性と書き方　7
　1｜看護記録とは　7
　2｜看護記録の目的　7
　3｜看護記録の原則　7
　4｜看護記録記載時の注意点　7
　5｜看護記録の取り扱い　8

Ⓒ 自身の能力の判断に基づき行動する責任　9
1 看護職に求められる能力の水準, 能力評価・アセスメントの指標　9
　1｜AMGキャリアラダーシステム　9
　2｜看護実践能力習熟段階［クリニカルラダー］　9
　3｜看護マネジメントラダー　11

❷ 倫理的実践

Ⓐ 基本的人権の尊重　12
1 基本的人権　12
2 健康（ウェルビーイング）とは　12
3 自己決定権　12
4 性と生殖に関する健康と権利（リプロダクティブヘルス・ライツ）　13
　1｜リプロダクティブヘルス・ライツとは　13
　2｜看護職の役割　13

Ⓑ 多様性の理解と推進　13
1 多様な文化・価値観の尊重　13

	2	共生社会	13
	3	ソーシャルインクルージョン（社会的包摂）	14
	4	ダイバーシティ・エクイティ＆インクルージョン（DE&I）	14
	5	LGBTQ	15

Ⓒ 医療・看護実践における倫理 ... 16
1 生命倫理・医療倫理に基づく4つの原則 ... 16

Ⓓ 倫理的課題への気づきと行動 ... 17
1 倫理的な課題や葛藤への気づき（倫理的感受性） ... 17
　1｜身体拘束の倫理的視点 ... 17
2 倫理的な決断と行動（協力・対話など） ... 18

❸ 法的実践

Ⓐ 看護職の役割，および業務の関連法令 ... 20
1 保健・医療・福祉の関連法令 ... 20
2 医療福祉関係職種の業務 ... 21

Ⓑ 看護業務基準 ... 23

Ⓒ 個人情報の保護・管理の関連法令 ... 24
1 個人情報の保護・情報管理等に関連する法律 ... 24

Ⓓ 情報の取り扱い ... 25
1 デジタル機器・情報管理システム・SNS（ソーシャル・ネットワーキング・サービス）の適切な利用 ... 25
　1｜デジタル機器の利用方法 ... 25
　2｜情報管理システムの利用方法 ... 26
　3｜SNSの適切な利用方法 ... 26
2 法律および倫理的な判断に基づく情報の取り扱い ... 27
　1｜情報管理の三原則 ... 27
　2｜法律に基づく情報の取り扱い ... 27
　3｜倫理的な判断に基づく情報の取り扱い ... 28
3 医療DX ... 28

第Ⅱ部　臨床実践能力

❶ ニーズをとらえる力

Ⓐ 対象者との信頼関係の構築 ... 32
1 自己理解と他者理解 ... 32
2 信頼関係構築のためのコミュニケーション ... 33
3 ラポール形成 ... 33

Ⓑ 情報収集の方法 ... 34

| **1** ニーズ把握のためのコミュニケーション技法 | 34 |

2 面談の技法（傾聴含む） ... 34
1 | 質問の種類 ... 34
2 | 傾聴 ... 35

Ⓒ アセスメント（身体面） ... 35

1 臨床病態生理 ... 35
1 | 呼吸器系の解剖生理 ... 35
2 | 循環器系の解剖生理 ... 40
3 | 消化器系の解剖生理 ... 44
4 | 中枢神経系の解剖生理 ... 46
5 | 体温調節のメカニズム ... 48

2 看護における臨床判断 ... 49

3 フィジカルアセスメント ... 60
1 | フィジカルアセスメントとは ... 60
2 | 身体診査技法（physical examination）のための基礎的技術 ... 60

4 正常・異常の判断 ... 64
1 | 緊急性の判断 ... 64
2 | 安静臥床に対する観察の重要性 ... 65

5 検査結果のアセスメント（臨床検査・画像検査等） ... 66

Ⓓ アセスメント（心理・精神面） ... 67

1 認知機能評価 ... 67
1 | 見当識障害 ... 67
2 | 記憶 ... 67

2 精神状態のアセスメント ... 68
1 | 健康状態・疾患・症状・治療への理解 ... 68
2 | 精神的に不安定な反応や症状 ... 68

3 心理的発達のアセスメント ... 68

Ⓔ アセスメント（社会面） ... 70

1 生活のアセスメント ... 70
1 | 日常生活行動に関する基本的なニーズ ... 70

2 家族アセスメント ... 70

3 社会資源のアセスメント ... 71

Ⓕ アセスメント（スピリチュアル） ... 72

1 死生観や信条のアセスメント ... 72
1 | 価値観とは ... 72
2 | 価値観のとらえ方 ... 72

2 文化・宗教の理解 ... 72

3 スピリチュアルペイン ... 73

Ⓖ アセスメントの統合 ... 73

1 多様な情報の統合と理解 …… 73
2 全人的アプローチ …… 73

2 ケアする力

Ⓐ 看護過程 …… 74

Ⓑ 看護記録 …… 74

1 看護記録の様式 …… 75
2 看護記録の留意点 …… 76
3 看護記録の監査と評価 …… 76
4 クリニカルパス …… 76

Ⓒ 看護技術 …… 78

1 新人看護職員研修ガイドラインにおける【環境調整技術】 …… 78
1｜療養・病室の環境調整 …… 78
2｜ベッドメイキング …… 78
2 新人看護職員研修ガイドラインにおける【食事援助技術】 …… 79
1｜食生活支援 …… 79
2｜食事介助 …… 79
3｜経管栄養法 …… 79
3 新人看護職員研修ガイドラインにおける【排泄援助技術】 …… 80
1｜自然排尿・排便援助 …… 80
2｜膀胱内留置カテーテル挿入と管理 …… 84
4 新人看護職員研修ガイドラインにおける【活動・休息援助技術】 …… 91
1｜歩行介助 …… 91
2｜移動の介助(車いす) …… 91
3｜移送の介助(ストレッチャー) …… 92
4｜体位変換 …… 93
5｜廃用性症候群予防・関節可動域(ROM)訓練 …… 93
6｜入眠・睡眠への援助 …… 94
7｜体動・移動に注意が必要なケアの受け手への援助 …… 94
5 新人看護職員研修ガイドラインにおける【清潔・衣生活援助技術】 …… 94
1｜清拭 …… 94
2｜洗髪 …… 95
3｜口腔ケア …… 95
4｜入浴介助 …… 100
5｜部分浴・陰部ケア・おむつ交換 …… 101
6｜寝衣交換などの衣生活支援・整容 …… 102
6 新人看護職員研修ガイドラインにおける【呼吸・循環を整える技術】 …… 104
1｜酸素吸入法 …… 104
2｜吸引 …… 107
3｜体温調整 …… 111

4｜体位ドレナージ	111
5｜人工呼吸器の管理	112

7 新人看護職員研修ガイドラインにおける【創傷管理技術】 … 116
- 1｜創傷処置 … 116
- 2｜褥瘡の予防 … 117
- 3｜包帯法 … 117

8 新人看護職員研修ガイドラインにおける【与薬の技術】 … 118
- 1｜経口薬の与薬 … 118
- 2｜外用薬の与薬 … 119
- 3｜直腸内与薬(坐薬) … 120
- 4｜皮下注射 … 121
- 5｜筋肉内注射 … 123
- 6｜皮内注射 … 125
- 7｜静脈内注射 … 125
- 8｜点滴静脈内注射 … 128
- 9｜中心静脈内注射 … 132
- 10｜輸液ポンプ・シリンジポンプの準備と管理 … 134
- 11｜輸血の準備と管理 … 139
- 12｜抗菌薬・抗ウイルス薬などの用法と副作用の観察 … 142
- 13｜インスリン療法 … 143
- 14｜麻薬の取り扱いと観察 … 146
- 15｜薬剤等の管理 … 146

9 新人看護職員研修ガイドラインにおける【症状・生体機能管理技術】 … 147
- 1｜身体計測 … 147
- 2｜静脈血採血と検体の取り扱い … 147
- 3｜採尿・尿検査の方法と検体の取り扱い … 153
- 4｜血糖値測定と検体の取り扱い … 154
- 5｜心電図モニターの装着・管理 … 155
- 6｜12誘導心電図の装着・管理 … 156
- 7｜動脈血酸素飽和度(SaO_2)測定：パルスオキシメーターによる測定 … 157

10 新人看護職員研修ガイドラインにおける【死亡時のケアに関する技術】 … 158
- 1｜死後のケア … 158

Ⓓ 状態や疾病に応じた看護・医療提供 … 159

1 病期に応じた看護（緩和ケア含む） … 159

2 緩和ケア … 160
- 1｜新人看護職員研修ガイドラインにおける【苦痛の緩和・安楽確保の技術】 … 160
- 2｜看取りとは … 160
- 3｜グリーフケアとは … 160

3 メンタルヘルス不調の患者への支援 … 161
- 1｜メンタルヘルス不調をきたす主な要因 … 161

viii

2｜メンタルヘルス不調の支援	161
4 意思表示が難しい人々への支援	161
1｜意思表示が難しい状態となる主な要因	161
2｜意思表示が難しい場合の支援	162
5 人生の最終段階にある人々への支援	163

Ⓔ 地域での療養生活支援 … 163

1 疾病予防	163
1｜ヘルスリテラシーの重要性	163
2｜疾病予防の具体例	163
2 ケアマネジメント	164
3 療養と生活を支える社会資源	165
1｜地域包括ケアシステムにおける社会資源	165
4 地域包括ケアにおける看護師等の役割	167
コラム　新人ナースの最大の武器は何？	167

Ⓕ 臨床薬理 … 168

1 薬物動態	168
2 主要な薬物の薬理作用と副作用	168

Ⓖ 緊急時の対応 … 169

1 新人看護職員研修ガイドラインにおける【救命救急処置技術】：一次救命措置	169
1｜意識レベルの把握	169
2｜気道確保	170
3｜人工呼吸	172
4｜閉鎖式心臓マッサージ（胸骨圧迫）	172
5｜気管挿管の準備と介助	173
6｜AED（自動体外式除細動器）	175
7｜外傷性の止血	176
8｜チームメンバーの応援要請	177

❸ 意思決定を支える力

Ⓐ 看護・医療の方針などを話し合うプロセス … 178

1 意思決定のプロセス	178
1｜意思決定のプロセス	178
2｜認知症の人に対する意思決定支援	179
2 意思決定における葛藤	181
3 アドバンス・ケア・プランニング（ACP）	181

Ⓑ 意思決定を支えるコミュニケーション … 183

1 ケアの受け手に応じた情報提供	183
2 意思決定の考え方やモデル（シェアド・ディシジョン・メイキングなど）	183

Ⓒ 意思決定の関係者への支援と連携 … 184

1	家族等への支援	184
2	代理決定とその葛藤	184
3	成年後見人制度	185

4 協働する力

Ⓐ 多職種・組織の理解と協働 … 186

1	保健・医療・福祉チームにおける各職種および組織の役割・機能	186
	1｜チーム医療の構成員としての役割理解	186
	2｜多職種の専門性	187
2	多職種協働実践（看看連携含む）	188

Ⓑ 多職種協働におけるコミュニケーション … 190

1	コミュニケーション技法	190
	1｜パートナーシップに基づくコミュニケーション	190
	2｜アサーティブ・コミュニケーション	190
2	カンファレンスの運営	191
	1｜カンファレンスの目的	191
	2｜カンファレンスの方法	191
3	コンサルテーション	192

第Ⅲ部　リーダーシップとマネジメント能力

1 業務の委譲/移譲と管理監督

Ⓐ 看護チームにおける業務の委譲と実施 … 194

1	各看護職（保健師・助産師・看護師・准看護師）の法的権限	194
2	看護補助者の役割	195
3	業務委譲時の自身の役割と責任（業務遂行のプロセスや完了の確認等）	195

Ⓑ 他職種への業務の移譲と実施 … 196

| 1 | 他職種の法的権限（各職種の役割に関する法令） | 196 |
| 2 | 医療関係職種におけるタスク・シフト/シェア | 196 |

2 安全な環境の整備

Ⓐ 感染管理 … 198

1	感染症予防・対策	198
	1｜標準予防策（スタンダードプリコーション）	199
	2｜標準予防策（スタンダードプリコーション）の概要	199
	3｜手洗いミスの起こりやすい部位	199
	4｜個人防護具（PPE）	199
	5｜医療廃棄物の取り扱い	202
	6｜針刺し・粘膜暴露などによる職業感染予防対策と事故後の対策	202
	7｜洗浄・消毒・滅菌	203

8 | 感染経路別予防策が必要な疾患とその対策 ⋯⋯⋯⋯⋯ 203
9 | 自身の感染予防行動 ⋯⋯⋯⋯⋯⋯⋯⋯⋯⋯⋯⋯⋯⋯⋯ 205

2 感染拡大の防止とサーベイランス 205
1 | サーベイランス ⋯⋯⋯⋯⋯⋯⋯⋯⋯⋯⋯⋯⋯⋯⋯⋯⋯ 205
2 | 医療関連感染とその予防のケア ⋯⋯⋯⋯⋯⋯⋯⋯⋯⋯ 205

3 薬剤耐性 207

B 医療安全 208

1 医療事故等の予防と発生時の対応 208
1 | 医療安全体制の理解 ⋯⋯⋯⋯⋯⋯⋯⋯⋯⋯⋯⋯⋯⋯⋯ 208
2 | インシデント・アクシデントレポートの作成意義と報告手順 ⋯⋯ 208
3 | 事故発生直後の対応と報告 ⋯⋯⋯⋯⋯⋯⋯⋯⋯⋯⋯⋯ 209
4 | 安全確保の技術 ⋯⋯⋯⋯⋯⋯⋯⋯⋯⋯⋯⋯⋯⋯⋯⋯ 209

2 安全文化の醸成 210
1 | 組織で醸成する安全文化 ⋯⋯⋯⋯⋯⋯⋯⋯⋯⋯⋯⋯ 210
2 | 安全文化を測る因子 ⋯⋯⋯⋯⋯⋯⋯⋯⋯⋯⋯⋯⋯⋯ 211

3 医療・看護の質保証 211
1 | 報告ツール ⋯⋯⋯⋯⋯⋯⋯⋯⋯⋯⋯⋯⋯⋯⋯⋯⋯⋯ 211
2 | 事故要因分析 ⋯⋯⋯⋯⋯⋯⋯⋯⋯⋯⋯⋯⋯⋯⋯⋯⋯ 212
3 | 危険予知トレーニング(KYT) ⋯⋯⋯⋯⋯⋯⋯⋯⋯⋯ 213

C リスク管理と危険への暴露防止 214

1 ハラスメントや暴力へのリスク管理と対策 214
1 | 職場で問題になりやすいハラスメントの種類 ⋯⋯⋯⋯ 214
2 | ハラスメントを受けたときの対応 ⋯⋯⋯⋯⋯⋯⋯⋯⋯ 214

2 危険性のある医薬品等の取り扱い(麻薬や抗がん剤等の管理・保管を含む) 215
1 | 保管管理 ⋯⋯⋯⋯⋯⋯⋯⋯⋯⋯⋯⋯⋯⋯⋯⋯⋯⋯⋯ 215
2 | 品質管理 ⋯⋯⋯⋯⋯⋯⋯⋯⋯⋯⋯⋯⋯⋯⋯⋯⋯⋯⋯ 215
3 | 薬剤暴露防止 ⋯⋯⋯⋯⋯⋯⋯⋯⋯⋯⋯⋯⋯⋯⋯⋯⋯ 215

3 放射性物質・機器の管理 215
1 | 放射線ばく露防止対策の実施 ⋯⋯⋯⋯⋯⋯⋯⋯⋯⋯ 215
2 | 機器の管理 ⋯⋯⋯⋯⋯⋯⋯⋯⋯⋯⋯⋯⋯⋯⋯⋯⋯⋯ 216
3 | 機器の安全制御 ⋯⋯⋯⋯⋯⋯⋯⋯⋯⋯⋯⋯⋯⋯⋯⋯ 216

D 災害への備えと対応 218

1 災害への備え(防災・減災) 218
1 | 災害医療の定義 ⋯⋯⋯⋯⋯⋯⋯⋯⋯⋯⋯⋯⋯⋯⋯⋯ 218
2 | 災害時の初期行動 ⋯⋯⋯⋯⋯⋯⋯⋯⋯⋯⋯⋯⋯⋯⋯ 218

2 災害の種類や人々への影響 219

3 災害発生時の対応(事業継続計画(BCP)に基づく対応などを含む) 220
コラム 石の上にも三年? ⋯⋯⋯⋯⋯⋯⋯⋯⋯⋯⋯⋯⋯⋯ 223

❸ 組織の一員としての役割発揮

Ⓐ 組織の目的・目標達成への貢献 224

1 目標管理 224
- 1 | 目標管理とは 224
- 2 | 組織目標と個人目標との関連 224
- 3 | 個人の目標の設定の方法 224
- 4 | 現状分析の方法 225

2 シェアドリーダーシップ（メンバーシップやフォロワーシップを含む） 228
- 1 | シェアドリーダーシップ 228
- 2 | メンバーシップ 228
- 3 | フォロワーシップ 228

3 心理的安全性 229
4 チームマネジメント 229
5 意見等の対立への対応（コンフリクトマネジメント等） 229
- 1 | コンフリクト 229

Ⓑ 業務管理 230

1 時間管理 230
2 物的資源の管理 230
- 1 | 物品管理 230
3 医療・看護提供にかかる費用（コスト）の意識 230
4 所属組織における業務の基準・手順 231

Ⓒ 業務改善 232

1 問題・課題解決の手法 232
2 業務改善のフレームワーク等の活用 232
- 1 | 看護業務効率化の実施の流れ 232
- 2 | 5S 233
3 PDCAサイクル（計画：Plan, 実施：Do, 評価：Check, 改善：Action（Act）） 233

第Ⅳ部　専門性の開発能力

❶ 看護の専門性の強化と社会貢献

Ⓐ 看護職として社会に貢献する責務 236
1 健康問題の背景にある社会課題への理解 236
2 地域社会・国際社会から求められる役割を果たす重要性 236
3 グローバルヘルス 237
4 SDGs（持続可能な開発目標） 237

Ⓑ 保健・医療・福祉の制度・政策 238
1 日本の医療・介護・福祉制度 238
- 1 | 社会保障制度 238
- 2 | 医療保険制度 239

3｜介護保険制度		240
4｜診療報酬・介護報酬について		240
2 看護の制度・政策		241
3 地域包括ケアシステム		241
Ⓒ 保健・医療・福祉の最新の動向		243
1 保健・医療・福祉に関連する近年の統計（人口動態等）		243
2 実践の領域に関連する最新の技術や近年の調査・研究等		243
3 社会や地域におけるニーズの変化		243
Ⓓ 専門職としての活動への参画		244
1 学会の参加・活用		244
2 職能団体の活動		244
3 政策提言活動		245

❷ 看護実践の質の改善

Ⓐ 看護のエビデンス構築と発展にかかわる責務		246
1 エビデンスに基づく医療・看護の実践		246
2 データリテラシー		246
Ⓑ エビデンスに基づく看護実践と改善		246
1 先行研究の活用方法		246
2 看護実践の成果の可視化と評価		246
3 看護実践の質評価の仕組み		247
4 学会発表と論文投稿		247
1｜文章の書き方		247
2｜学会参加の心構え		248
3｜看護研究への取り組み		249
4｜看護研究の倫理的配慮		249
5｜文献検索と活用方法		250
6｜研究計画書の作成		252
7｜研究方法の種類		252
8｜抄録（論文）の構成		253
Ⓒ 他者への学習支援と指導		255
1 成人学習の特徴やプロセス		255
2 フィードバック		255
3 ファシリテーション		255
4 研修の企画・実施・評価		256
5 新人看護職員研修体制と研修計画		257
1｜新人看護職員研修の基本的な考え方		257
2｜新人看護職員としての学ぶ姿勢		257
6 看護基礎教育における到達目標と到達度		258
1｜看護実践能力の到達目標		258

| 2｜新人看護職員研修における組織体制 | 258 |
| コラム　信頼できる先輩，見つかりましたか？ | 261 |

❸ 生涯学習

Ⓐ 自身の生涯学習・能力開発を図る責務 258

❶ 自律的な生涯学習とキャリア形成の重要性	262
1｜看護職の生涯学習ガイドライン	262
2｜看護師のまなびサポートブック	262
3｜生涯学習支援ガイドブック	262
❷ 看護師に求められる能力の水準	263
❸ 自己教育力	263

Ⓑ 自身の能力の開発・維持・向上 266

❶ 生涯学習の方法	266
❷ 経験学習サイクルモデルを使った実践の振り返り（リフレクション）	266
1｜リフレクション	266
2｜経験学習サイクルモデル	266
❸ 越境学習	268
❹ メタ認知	268
❺ 看護職の資格・研修制度（特定行為研修・専門看護師・認定看護師・認定看護管理者）	268
1｜特定行為研修	268
2｜専門看護師	268
3｜認定看護師	268
4｜認定看護管理者	270

Ⓒ キャリアデザイン 271

❶ セルフ・キャリアドック：AMGオリジナルプログラム	271
1｜セルフ・キャリアドック	271
❷ 自律的なキャリア形成の重要性（キャリア・オーナーシップ等）	271
❸ キャリアの棚卸	272
❹ ライフステージに応じた働き方や学び直し	273
1｜各ライフステージの一般的な働き方や学び直しの特徴	273
❺ ポートフォリオ	275
❻ ナースセンター	275

❹ 自身のウェルビーイングの向上

Ⓐ 自身のウェルビーイングを図る責務 276

❶ 看護師自身のウェルビーイングの重要性	276
❷ 健康管理	276
❸ メンタルヘルス	276
❹ 睡眠	277

Ⓑ 健全な職場づくり 278

1 労働安全衛生（関連法令を含む）......278
2 心理的安全性......278
　1｜心理的安全性......278
　2｜心理的安全性が高い職場......278
3 ヘルシーワークプレイス（健康で安全な職場）......279
　1｜ヘルシーワークプレイスとは......279
　2｜ワーク・ライフ・バランス（WLB）......279

Ⓒ セルフケア......279

1 ストレスマネジメント......279
　1｜ストレスマネジメント......279
　2｜セルフケア......279
　3｜ラインケア......281
　4｜職業性ストレス簡易調査票......282
　5｜NIOSHの職業性ストレスモデル......283
2 リラクゼーション......284
3 自己肯定......284
4 レジリエンス......285
コラム　患者は自分の師......285

資料編　看護実践能力に基づく学習項目
......287

参考文献

索引

編集・執筆者一覧

本書の特徴と使用方法

1 本書の特徴

　本書は，2022年3月に上尾中央医科グループ（以下，AMG）が編集した『看護クリニカルラダーレベルの到達のための学習ガイドブック』を改訂したものです。

　大きく見直しが必要になった背景には，2023年に日本看護協会（以下，JNA）から「看護職の生涯学習ガイドライン」「看護師のまなびサポートブック」「生涯学習支援ガイドブック」が公表されたことが挙げられます。これまで，「ニーズをとらえる力」「ケアする力」「意思決定を支える力」「協働する力」の4つの能力を中心に「JNA看護クリニカルラダー」として示されていたものから，新たに「専門的・倫理的・法的な実践能力」「臨床実践能力」「リーダーシップとマネジメント能力」「専門性の開発能力」の「4つの看護実践能力及び14の構成要素」へと大きく見直されました。これにより，看護師に求められる能力がより明確になったと同時に，新たな4つの看護実践能力を獲得するための，仕組みの見直しが必要になりました。

　従来の「JNA看護クリニカルラダー」が，「看護実践能力習熟段階［クリニカルラダー］」として生まれ変わり，それと同時に，「看護実践能力に基づく学習項目」も新たに示されたことを機に，本書の改訂に踏み切ったというわけです。看護職一人ひとりが主体的，かつ継続的に学習に取り組める教材として活用できるように構築しています。

　本書の構成は，「看護実践能力に基づく学習項目」に準拠して構築しています。4つの看護実践能力として「専門的・倫理的・法的な実践能力」「臨床実践能力」「リーダーシップとマネジメント能力」「専門性の開発能力」を置き，その内容として「14の構成要素」が含まれるように構築しています。一部，「専門性の開発能力」の構成要素の1つである「生涯学習」に位置付けられている「キャリアデザイン」については，2021年度よりAMGで取り入れてきた「AMGセルフ・キャリアドック」の一環で行ってきた「キャリア研修」の内容をそのままスライドさせています。この部分に関しては，当グループオリジナルのプログラムとして運用してきていますので，本書の内容もオリジナルの内容となっています。

2 使用方法

　「看護実践能力に基づく学習項目」にある学習項目，および知識の例として示されている「知識や考え方」「関連するガイドラインや資料」を参考に，表中の内容に準拠する形で構築していますので，自己学習の際のヒントとして活用していただけると思います。本書では，

習熟段階ごとに学習内容を振り分けず，1つの学習項目に必要な内容をすべて網羅するようにしていますので，習熟段階に応じて学習する内容を吟味しながら活用していただくようお願いいたします。

「臨床実践能力」では，従来の「ニーズをとらえる力」「ケアする力」「意思決定を支える力」「協働する力」の4つの能力は，内容を大きく変更することなく掲載しています。特に，「ケアする力」で求められる援助技術項目は，新人看護職員研修ガイドラインの項目に準拠させて表記するようにしています。一部の技術については援助の手順を割愛していますので，必要な際には，eラーニングシステムと併せて活用してください。

また，文中に「実践（OJT）ケアをしながら学んでみよう！」と明記されている部分がありますが，この内容については，臨床の場で指導に当たるナースと共に，同じ場面を共有しながら経験して欲しいと考えているものです。活字から，また映像からだけでは身につけることが難しいと思われる内容には，「実践（OJT）ケアをしながら学んでみよう！」と明記しましたので，ぜひOJTを通じて学習を進めて欲しいと思っています。

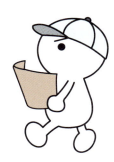

第 I 部 専門的・倫理的・法的な実践能力

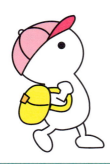

1 アカウンタビリティ（責務に基づく実践）

A 看護師の責務と職業倫理

1 看護職としての社会的責任

　看護は，あらゆる年代の個人，家族，集団，地域社会を対象としている。さらに，健康の回復，疾病の予防，苦痛の緩和を行い，生涯を通して最期まで，その人らしく人生を全うできるよう，その人のもつ力に働きかけながら支援することを目的としている。

　看護職は，免許によって看護を実践する権限を与えられた者である。看護の実践にあたっては，人々の生きる権利，尊厳を保持される権利，敬意のこもった看護を受ける権利，平等な看護を受ける権利などの人権を尊重することが求められる。同時に，専門職としての誇りと自覚をもって看護を実践する。

　看護職は患者のケアのみならず，社会全体の健康や福祉の向上にも貢献することを期待されている。社会的責任を自覚し，誠実に職務を全うすることで，より良い医療・看護を提供することが期待されている。

　看護実践の責務について，日本看護協会は『看護業務基準』のなかで**図1**に示している。

　看護にかかわる主要な用語（アドボカシー，看護職の責務，チームワークと協力，ケアリング）について**表1**に示す。

1-1-1 全ての看護実践は，看護職の倫理綱領に基づく	1-2-1 人の生命及び尊厳を尊重する立場に立って行動する	1-3-1 安全で，安心・信頼される看護を提供する

図1 ● 看護実践の責務
（日本看護協会（編）：看護に活かす基準・指針・ガイドライン集2022．p4，日本看護協会出版会，2022．をもとに作成）

表 1 ● 看護にかかわる主要な用語

用語	定義・説明
アドボカシー（adovocacy）	● 権利擁護や代弁などを指す。看護職は患者の代弁者（アドボケーター）として，患者の権利や価値観・信念に基づいた適切な意思決定ができるよう，意思決定支援の役割を担う
看護職の責務	● 保健師助産師看護師法に基づく，免許や業務に関する法的責務と，日本看護協会が定めた「看護職の倫理綱領（2021年）」に基づく，道徳的責務がある ● 「ICN看護師の倫理綱領（2012年）」では，「健康を増進し，疾病を予防し，健康を回復し，苦痛を緩和する」[1]が，看護師の基本的責任と示されている
チームワークと協力	● 看護職は医療チームの一員として，他の専門職と連携・協働し，相互の信頼関係を構築しながらチームワークを円滑に保ち，患者に対して質の高い看護サービスを提供する
ケアリング	● ケアリングは「世話をする」「面倒を見る」「思いやる」といった行動を指し，人々の相互関係の中に広く見られるものである。人々が共存するために不可欠のものであり，看護の中核となる重要な概念でもある[2] ● ケアリングにおいて，ケアを提供する人は，その相手を大切に思い，成長や自己実現に向けて，専心する。そしてそのプロセスを通じて，ケアを提供する人自らも成長を遂げる。ケアリングは社会が人間らしさを保持していく上でなくてはならないものであり，看護の道徳的理念といわれるゆえんでもある[2]

(国際看護師協会：ICN看護師の倫理綱領　2012年版．日本看護協会，2013．／日本看護協会：看護にかかわる主要な用語の解説―概念的定義・歴史的変遷・社会的文脈．p14，2007．／日本看護協会：改訂版　看護にかかわる主要な用語の解説．p12，2023．を参考に作成)

2 看護職の倫理綱領（日本看護協会2021年）

　日本看護協会の「看護職の倫理綱領」[3]は看護職の行動指針であり，自己の実践を振り返る際の基盤を提供するものである。また，看護の実践について専門職として引き受ける責任の範囲を社会に対して明示するものである。以下に16の条文が示されている[3]。

1．看護職は，人間の生命，人間としての尊厳及び権利を尊重する。
2．看護職は，対象となる人々に平等に看護を提供する。
3．看護職は，対象となる人々との間に信頼関係を築き，その信頼関係に基づいて看護を提供する。
4．看護職は，人々の権利を尊重し，人々が自らの意向や価値観にそった選択ができるよう支援する。
5．看護職は，対象となる人々の秘密を保持し，取得した個人情報は適正に取り扱う。
6．看護職は，対象となる人々に不利益や危害が生じているときは，人々を保護し安全を確保する。

7．看護職は，自己の責任と能力を的確に把握し，実施した看護について個人としての責任をもつ。

8．看護職は，常に，個人の責任として継続学習による能力の開発・維持・向上に努める。

9．看護職は，多職種で協働し，よりよい保健・医療・福祉を実現する。

10．看護職は，より質の高い看護を行うために，自らの職務に関する行動基準を設定し，それに基づき行動する。

11．看護職は，研究や実践を通して，専門的知識・技術の創造と開発に努め，看護学の発展に寄与する。

12．看護職は，より質の高い看護を行うため，看護職自身のウェルビーイングの向上に努める。

13．看護職は，常に品位を保持し，看護職に対する社会の人々の信頼を高めるよう努める。

14．看護職は，人々の生命と健康をまもるため，さまざまな問題について，社会正義の考え方をもって社会と責任を共有する。

15．看護職は，専門職組織に所属し，看護の質を高めるための活動に参画し，よりよい社会づくりに貢献する。

16．看護職は，様々な災害支援の担い手と協働し，災害によって影響を受けたすべての人々の生命，健康，生活をまもることに最善を尽くす。

3　権利擁護

　看護職における権利擁護は，患者の個人的な価値観や信念に基づいた意思決定をサポートすることである。看護職はケアの受け手の意思と権利を尊重し，その意思と権利が医療の過程で考慮されるよう努めなければならない。これには，情報提供やケアの受け手本人の意識的な参加を促すことも含まれている。権利擁護は，ケアの受け手の尊厳と自己決定権を守る基本的な役割である。

　看護アドボカシーのための行動指針を**表2**に示す。

4　守秘義務

　看護職における守秘義務とは，ケアの受け手のプライバシーを保護し，信頼関係を確立して，安心して治療を受けられる環境を提供することである。守秘義務はケアの受け手の安全と尊厳を守るための基本的な倫理的要件とされている。

表2 ● 看護アドボカシーのための行動指針

①患者の尊厳，権利を尊重した看護を提供する（ナース自らが侵害しない）

人権の尊重，公平，守秘義務，安全，配慮など

②患者の尊厳，権利を護る方法を知らせ，情報提供と支援をする

・患者に権利があることを知らせる
・患者が必要としている医療情報を提供する
・自己選択・決定の重要性を知らせる
・自己選択・決定を支援する

③患者の尊厳，権利が侵害された場合は，代弁したり，弁護・保護する行動をする

・患者が主張できないことを看護師が代弁する
・危険にさらされる可能性があるときは，適切な方法で検討，保護する

①②は2者関係，③は3者関係となる

（石本傳江：看護アドボカシーとは何か―その意義と課題. 臨牀看護 32 (14)；2056, 2006. を一部改訂）

［文献］
1) 国際看護師協会：ICN 看護師の倫理綱領 2012年版. 日本看護協会. 2013.
2) 日本看護協会：改訂版 看護にかかわる主要な用語の解説. p12. 2023.
3) 日本看護協会：看護職の倫理綱領. 2021.
4) 日本看護協会（編）：看護に活かす 基準・指針・ガイドライン集2022. p72. 日本看護協会出版会. 2022.

MEMO

B 実践する看護の説明と結果への責任

1 説明と同意（インフォームド・コンセント / アセント）

1│インフォームド・コンセント

インフォームド・コンセントとは，ケアの受け手が自らの治療に関する重要な決定を行う前に，ケアの受け手が病状や治療について十分に説明を受け，納得したうえで自由意志に基づいて同意することを指している。これによりケアの受け手の自己決定権が尊重され，医療従事者とケアの受け手との信頼関係がより深まる。また，医療行為の透明性を高め，ケアの受け手の安全と満足度を向上させることもできる。

医療従事者は，ケアの受け手の意向を踏まえ，説明された内容をどのように受けとめたのか確認することが求められる。ただ単に，病状を告げ，同意書を取ることを指しているのではない。ケアの受け手や関係する多職種と十分に話し合いを行ったうえで，皆で合意形成するプロセスである。ケアの受け手にとって気がかりな点を重視し，皆で話し合いを行う場になっていることが重要である。看護職には，**表4**に示したインフォームド・コンセントの基本要件が満たされるように援助することが求められる。

表4 ● インフォームド・コンセントの基本要件

①ケアの受け手の理解・意思決定能力
②診断，複数の治療法とそのリスクや予後などについての情報開示
③情報の理解
④強制や圧迫などが存在しない中での，ケアの受け手の自由意思
⑤同意があげられている

（日本看護管理学会学術活動推進委員会（編）：看護管理用語集. p47, 2013. より）

2│インフォームド・アセント

インフォームド・アセントとは，主に判断能力が不十分なケアの受け手が理解できる範囲で治療の内容やリスクについて説明することで，自らの状況や治療方法をできる限り理解したうえで選択できるよう支援することを指している。医療従事者は，ケアの受け手が自分の医療に関する情報を十分に理解し，自発的に意思表示できるように支援する重要な役割を担っている。

3 | インフォームド・コンセント / アセントにおける看護職の役割

　看護職の役割は，表4に示したインフォームド・コンセントの基本要件が満たされるように，ケアの受け手を取り巻く環境を整えること，個々のケアの受け手の権利が守られるように倫理的な調整を図ること，ケアの受け手の自己決定のために，その意思決定支援を行うこと，などが挙げられる。

　インフォームド・コンセントの場において，ケアの受け手の理解の促進には，繰り返し時間をかけてかかわることが望ましい。看護職は，ケアの受け手やその家族との信頼関係を築いたうえで，インフォームド・コンセントに対する受けとめ方の確認を進めることが重要である。医療従事者とケアの受け手や，その家族のもつ情報には格差があることを踏まえ，状況に応じた援助を進めることが看護職に求められている役割である。

2　看護記録の必要性と書き方

1 | 看護記録とは

　看護記録は患者の状態とともに，看護職員の看護行為の目的や必要性の判断，実施した一連の過程を表したものである。

2 | 看護記録の目的

- 看護実践を証明する
- 看護実践の継続性と一貫性を担保する
- 看護実践の評価および質の向上を図る

3 | 看護記録の原則

- 看護実践の一連の過程を記載する
- 適時に記録する
- 保健医療福祉サービスの提供に係る専門職・非専門職や看護を必要とする人と内容を共有できるように記載する

4 | 看護記録記載時の注意点

❶ 正確性の確保

- 事実を正確に記載する
- 記載した日時と記載した個人の名前を残す
- 記載内容の訂正をする場合，訂正した者，内容，日時がわかるように行う

- 訂正する前の記載は読み取れる形で残しておく
  - 追記をする場合は，いつの，どの箇所への追記であるかがわかるようにする

❷ 責任の明確化

看護職は自身の記載についての責任を負うことから，看護記録に自身の看護実践を記載することが基本である。

❸ 看護記録記載の代行

看護師以外の職員が記録の記載の一部を代行する場合も，記録の主体は看護師にあることを踏まえ，記載された内容を必ず確認し，承認の署名を行う。

❹ 看護記録に使用する用語や略語

看護記録に用いる用語や略語は，施設内で統一されたものを用いることが望ましい。なお，施設内で用語や略語を定める際は，国による保健医療情報分野の標準規格や医学系学術団体が発行するガイドラインなどに掲載されている略語や用語辞典などを参考にする。

5 ｜ 看護記録の取り扱い

- 事実の証明としての看護記録
- 守秘義務の遵守
- 個人情報の保護と取り扱い
- 看護記録の管理
  - 看護記録は，看護を必要とする人への医療・介護サービスの提供，医療・介護保険事務，入退院などの病棟管理に係る者以外が閲覧することのないよう管理する
  - 看護記録の閲覧または記載の後は，速やかに保管場所へ収める。電子カルテでは記録者は自らのIDでシステムにログインし，離席時にはログオフする
- 看護記録の開示
  - 診療情報の提供などに関する指針では，「医療従事者等は，患者等が患者の診療記録の開示を求めた場合には，原則としてこれに応じなければならない」[1]とされている

［文献］

1) 厚生労働省：診療情報の提供等に関する指針．平成15年9月12日医政発第0912001号，別添，平成22年9月17日医政発0917第15号．

C 自身の能力の判断に基づき行動する責任

1 看護師に求められる能力の水準，能力評価・アセスメントの指標

1 AMG キャリアラダーシステム

　ラダーとは，「はしご」「はしご状のもの」「手段」「(地位の) 階段」の意味があり，段階的に登ることやその手段を意味する。一方，キャリアとは「職業的な，(生涯の) 職業，経歴，履歴」などの意味をもち，自己実現に向けた生涯を見通した連続性のある広い概念である。

　AMG キャリアラダーシステムは，実践能力を育成する「看護実践能力習熟段階（クリニカルラダー）」と，管理能力を育成する「マネジメントラダー」に加えて，特殊性のある専門領域で看護実践能力を補うための「透析看護ラダー」「内視鏡看護ラダー」「手術看護ラダー」によって構成されている。AMG キャリアラダーシステムについて図1に示す。

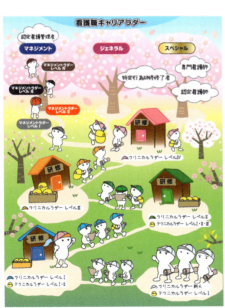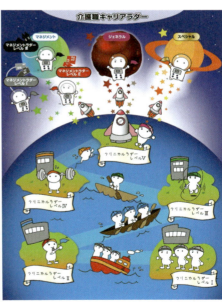

図1 ● AMG キャリアラダーシステム

2 看護実践能力習熟段階 [クリニカルラダー]

　日本看護協会より示された「看護実践能力習熟段階」を基に，これまで AMG で活用して

きた AMG 看護クリニカルラダーを改編し，「AMG 看護実践能力習熟段階」［クリニカル ラダー］を作成した。

　能力を，それぞれ「専門的・倫理的・法的な実践能力」「臨床実践能力」「リーダーシップとマネジメント能力」「専門性の開発能力」の４つに分類し，習熟段階を，新人・レベルⅠ・レベルⅡ・レベルⅢ・レベルⅣの５段階とした。看護実践能力習熟段階［クリニカル ラダー］（病院・高齢者介護施設・訪問看護）について**表5**に示す。

表5 ● 看護実践能力習熟段階［クリニカル ラダー］（病院・高齢者介護施設・訪問看護）

看護実践能力習熟段階［クリニカル ラダー］一覧（病院）

新 旧	新人	Ⅰ Ⅱ	Ⅱ Ⅲ	Ⅲ Ⅳ	Ⅳ Ⅴ
	必要に応じて助言を得て実践する	標準的な実践を自立して行う	個別の状況に応じた判断と実践を行う	幅広い視野で予測的に判断し実践する。ロールモデルになる	より複雑な状況において創造的な実践を行い，組織や分野を超えて参画する
専門的・倫理的・法的な実践能力	倫理的・法的規範に基づき助言を得て実践する	倫理的・法的規範に基づき実践する	個別の状況において，倫理的・法的規範に基づく実践を行い，規範からの逸脱に気づき表明する	倫理的・法的判断に基づく認識した課題や潜在的リスクに向け行動しロールモデルを示す	より複雑な状況において倫理的・法的判断に基づく行動し，倫理的かつ法律を遵守した実践のための体制型構築し組織や分野を超えて参画する
アカウンタビリティ （責務に基づく実践）	自分の役割や能力の範囲を認識し，助言を得て行動・説明し実践への責任を持つ	自分の役割や能力の範囲を認識し，自立して行動・説明し実践への責任を持つ	状況に応じ自ら判断して行動・説明し実践への責任を持ち，自身の課題に気づき他者に共有する	責任を果たすことについて，同僚や組織の課題・リスクに気づき，解決に向けて行動できる	より複雑で，多様な場面において責任を果たせる
	① 助言を得ながら，自分の役割や能力の範囲を認識できる	① 自分の役割や能力の範囲を認識できる	① 状況に応じて自ら判断して行動し，その内容について説明できる	① 同僚や組織が果たすべき責任を理解できる	① 複雑で，多様な場面において責任を果たせる
	② 助言を得ながら行動・説明し実践への責任を持つことができる	② 自分の役割に応じて行動・説明し実践への責任を持つことができる	② 状況に応じて自ら行った実践への責任を持つことができる	② 同僚や組織が果たすべき責任に関する課題やリスクについて気づくことができる	② 組織や分野を超え，責任を果たすために参画できる
			③ 責任を果たすための自身の課題に気づくことができる	③ 同僚や組織が持つ課題やリスクの解決に向けて行動できる	
			④ 自身の課題を客観的に捉え，他者と共有できる		
倫理的実践	倫理指針等と目の前の実践を助言を得て結びつけて理解し，行動する	倫理指針等と目の前の実践を結びつけて理解し，行動する	個別の状況において自ら判断し倫理的に行動するとともに，倫理的問題が生じている可能性に気づき他者と共有する	顕在・潜在的な倫理的問題について問題提起し，同僚に働きかけモデルを示す	より複雑で多様な顕在的・潜在的な倫理的問題について，解決のために組織や分野を超えて参画する
	① 助言を得ながら，倫理指針等と目の前の実践を結びつけて理解できる	① 倫理指針等と目の前の実践を結びつけて理解できる	① 個別的な状況においても，自身で判断し倫理的に行動できる	① 顕在・潜在的な倫理的問題について問題提起できる	① より複雑かつ多様な顕在的・潜在的な倫理的問題について問題提起できる
	② 助言を得ながら倫理指針に基づき行動できる	② 倫理指針に基づき行動できる	② 倫理的問題が生じている可能性に気づき，他者と共有できる	② 顕在・潜在的な倫理的問題について，同僚に働きかけモデルを示せる	② 倫理的問題の解決のため組織や分野を超えて参画する
法的実践	法令を遵守し，取るべき行動・取ってはいけない行動を知り，助言を得て行動する	法令を遵守し，取るべき行動・取ってはいけない行動を知り行動する	個別の状況においても法令を遵守し行動するとともに，法令に違反する可能性がある行動に気づき組織に	法令に違反するリスクがある同僚や組織の状況に対し気づ組織	より複雑な状況においても法令を遵守し，法令に違反するリスクがある行動や状況に対し

専門性の開発能力	助言を得て専門職としての自身の質の向上を図る	専門職としての自身の質の向上を図る	自身の質の向上を継続するとともに，組織の質の向上や組織の新人・学生の指導に関わる	幅広い視野と予測に基づき自身と組織の質を高く高め，組織に看護の専門職組織の活動に関わる	未来を志向し，看護の専門職として，組織や看護・医療を超えて社会の変革・創造や人材の組織的発展に貢献する
看護の専門性の強化と社会貢献	助言を得て看護の専門職としての自覚と社会から求められている役割を認識し行動する	看護の専門職としての自覚と社会から求められている役割の認識に基づき行動する	保健・医療・福祉に関わる専門職としての自覚をもって行動し，組織の新人・学生のロールモデルとなる	保健・医療・福祉の制度や政策に広く視野を持って専門職組織（職能団体や学会等）の活動を通じて提言活動や看護学の発展に関わる	専門職組織（職能団体や学会等）に参画し，未来を見据えた制度・政策の改革・決定や，組織や看護・医療を超えた能力開発に関わる
	① 助言を得ながら，看護の専門職として自覚できる	① 看護の専門職として自覚できる	① 保健・医療・福祉に関わる専門職としての自覚を持って行動できる	① 保健・医療・福祉の制度や政策に応い視野を持てる	① 専門職組織（各種学会等）の活動に参画し，組織や看護・医療を超えた発展開発に関われる
	② 助言を得ながら，看護の専門職として社会から求められている役割を認識し行動できる	② 看護の専門職として社会から求められている役割を認識し自立して行動できる	② 保健・医療・福祉に関わる専門職として，組織の新人・学生のロールモデルとなることができる	② 専門職組織（各種学会等）の活動を通じ，看護学の発展に関わることができる	② 学会等で得られた研究結果を臨床の看護に応用できる
	③ 助言を得ながら，職能団体（看護協会・看護連盟）の活動を知ることができる	③ 看護の専門職として職能団体の活動に関心を持つことができる	③ 保健・医療・福祉に関わる専門職として，職能団体の活動を理解することができる	③ 専門職組織である職能団体（看護協会・看護連盟）の活動に主体的に参加する姿勢を持てる	③ 看護専門職組織である職能団体（看護協会・看護連盟）の活動に参画し，提言活動に係ることができる
	④ 院内・院外の看護研究発表会に参加し，研究の目的や会	④ 自身のケアにおける疑問点について研究的視点で捉えよ	④ 自己の研究テーマについて，研究計画に沿って進	④ 看護研究から得られた成果や知見を看護実践の場	④ 看護研究に必要な基礎知識を自らが深め看護

10

3 | 看護マネジメントラダー

看護マネジメントラダーは，能力を，それぞれ「組織管理・経営能力」「質管理・質向上能力」「人材育成・キャリア開発促進能力」「危機管理能力」「政策立案・推進能力」「創造する能力」の6つに分類し，ラダーレベルを，Ⅰ：主任，Ⅱ：係長（科長），Ⅲ：科長・副部長　Ⅳ：看護部長の4段階とした。到達目標は，日本看護協会より示されている「看護マネジメントラダー」に則っているが，ラダーレベルⅠ～Ⅳの職位の設定と，一部到達目標の内容については，AMG独自の内容も含んでいる。看護マネジメントラダーについて**表6**に示す。

表6 ● 看護マネジメントラダー

		Ⅰ：主任	Ⅱ：係長(科長)	Ⅲ：科長・副部長	Ⅳ：看護部長
到達目標		自部署の看護管理者とともに看護管理を実践できる	自部署の看護管理を実践できる	トップマネジメントを担う一員として看護管理を実践できる	病院・施設の管理・運営に参画するとともに地域まで視野を広げた看護管理を実践できる
組織管理・経営能力		自部署の方針の策定に参画し、自部署全体に浸透させることができる	看護・介護看護部門の方針を理解した上で、自部署の方針を策定し、自部署全体に浸透させることができる	看護・介護看護部門の方針の策定に参画し、看護・介護看護部門に浸透させることができる	病院・施設の経営に関するミッションに照らして課題を明確にし、病院・施設の経営層の一員として改善策を考え、行動することができる
		① 病院・施設の理念と基本方針、看護部・介護看護部目標を理解しスタッフに提示、説明できる	① 病院・施設の理念と基本方針、看護部・介護看護部目標を理解し自部署の目標をスタッフに周知、徹底ができる	① 看護・介護看護部門の組織分析と、部門目標の立案に参画でき、スタッフや関連部門に周知ができる	① 看護・介護看護部門の組織分析と、部門目標を立案し、部門内や関連部門に周知ができる
		② 会議や委員会等において自分の考えや意見を述べることができる	② 会議や委員会等に参加し役割に応じた発言をするとともに内容をスタッフに周知、徹底ができる	② 看護・介護看護部門内の課題を把握し、各部署の目標が部門目標と整合しているか監査できる	② 看護・介護看護部門内の課題を把握し、各部署の目標が部門目標と整合しているか監査できる
		③ 自部署の目標達成度の評価をスタッフに伝達できる	③ 自部署の目標達成度の評価をスタッフに説明できる	③ 看護・介護看護部門内の課題を把握し、各部署の目標と立案に向けた管理・指導ができる	③ 看護・介護看護部門内の課題を把握し、各部署の目標立案に向けた管理・指導ができる
		経営的な視点をもって自部署の人的資源、物的資源、経済的資源、情報資源を把握できる	経営の視点をもって自部署の人的資源、物的資源、経済的資源、情報資源を評価し、整備することができる	経営の視点をもって各部署の人的資源、物的資源、経済的資源、情報資源の整備を支援し、看護・介護看護部門の資源確保・運営に参画することができる	人的資源、物的資源、経済的資源、情報資源を整備し、運営することができる
		① 看護管理者とともに自部署の課題を明確にし、課題をふまえた年度目標立案ができる	① 自部署の分析を行い職場・介護看護部門の課題をふまえた自部署の立案ができる	① 看護・介護看護部門の年度目標及び進捗状況を把握し、目標達成に向けて参画できる	① 病院・施設及び看護・介護看護部門の年度目標及び進捗状況を把握し、目標を達成できる
		② 自部署の年度目標をもとに定期的に管理者の支援を受けながら進捗状況の確認ができる	② 自部署の年度目標及び進捗状況を把握し、目標を達成できる	② 収支予測やスタッフ過不足状況をふまえ、施設基準を遵守するための募集、採用、異動等の計画作りや提案ができる	② 病院・施設及び看護・介護看護部門年度目標の評価を行い、新たな課題把握や次年度目標につなげることができる
					③ 収支予測やスタッフ過不足状況をふまえ、施設基準を遵守するための募集、採用、異動等の年間事業計画が立案できる
		個々のスタッフの立場や意見を理解し、反応を予測しながら調整・交渉することができる	必要な根拠を客観的に示しながら他部署・他部門と調整・交渉することができる	あらゆる状況において、組織内外の関係者と調整・交渉することができる	あらゆる状況において、組織内外の関係者と調整・交渉することができる

2 倫理的実践

A 基本的人権の尊重

1 基本的人権

　基本的人権とは，すべての人間が生まれながらにして持っている，侵すことのできない権利のことを指している。日本国憲法において，これを永久の権利として保障している。以下，**表1**に示す。

表1 ● 日本国憲法（一部抜粋）

第三章　国民の権利及び義務 第十条　日本国民たる要件は，法律でこれを定める。 第十一条　国民は，すべての基本的人権の享有を妨げられない。この憲法が国民に保障する基本的人権は，侵すことのできない永久の権利として，現在及び将来の国民に与へられる。 第二十五条　すべて国民は，健康で文化的な最低限度の生活を営む権利を有する。 ②　国は，すべての生活部面について，社会福祉，社会保障及び公衆衛生の向上及び増進に努めなければならない。

2 健康（ウェルビーイング）とは

　WHO憲章では「健康とは，肉体的，精神的及び社会的に完全に良好な状態であり，単に疾病又は病弱の存在しないことではない。」"Health is a state of complete physical, mental and social well-being and not merely the absence of disease or infirmity."と定義している。

3 自己決定権

　自己決定権とは，個人が自分自身の意思で決定を行う権利のことを指す。
第Ⅱ部-③-Ⓐ「看護・医療の方針等を話し合うプロセス」（p178）参照。

4 | 性と生殖に関する健康と権利（リプロダクティブヘルス・ライツ）

1 | リプロダクティブヘルス・ライツとは

　内閣府男女共同参画局では，リプロダクティブヘルス・ライツを「人間の生殖システム，その機能と（活動）過程のすべての側面において，単に疾病，障害がないというばかりでなく，身体的，精神的，社会的に完全に良好な状態にあることを指している。したがって，リプロダクティブヘルスは，人々が安全で満ち足りた性生活を営むことができ，生殖能力をもち，子どもを産むか産まないか，いつ産むか，何人産むかを決める自由をもつことを意味する」と定義している。

2 | 看護職の役割

　看護職の役割は，個々の健康と権利を総合的にサポートすることである。看護職は，患者が健康で満足のいく性と生殖に関する生活を送るためのケアを提供し，自由な意思決定が尊重される環境を作るために積極的に働きかけることが必要である。

B 多様性の理解と推進

1 多様な文化・価値観の尊重

　看護職が多様な文化や価値観を尊重することによって，患者の民族，宗教，性別，年齢，性的指向などの背景を理解し，これらに基づき適切な医療・看護を提供することが可能になる。患者一人ひとりのニーズに対応するとともに，すべての患者に対して公平かつ公正なケアを提供することが可能になり，患者との信頼関係を構築するためにも不可欠である。

2 共生社会

　総務省は，「外国人住民の増加・多国籍化，在留資格『特定技能』の創設，多様性・包摂性のある社会実現の動き，デジタル化の進展，気象災害の激甚化といった社会経済情勢の変化」を踏まえ，「地域における多文化共生推進プラン」（2006年3月）の改訂版（新プラン）を2020年9月に公表した。次頁の**図1**に示す。

　共生社会を理解することにより，包括的で公平，倫理的なケアを提供することが可能になるとともに，地域コミュニティとの連携や持続可能な医療システムの構築にも貢献することができる。

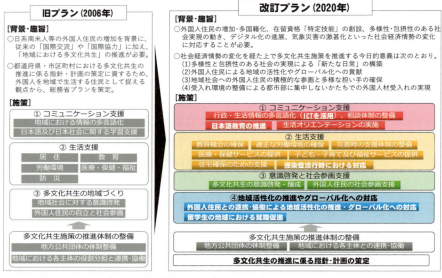

図1 ● 「地域における多文化共生推進プラン」改訂のポイント
(総務省自治行政局国際室:「地域における多文化共生推進プラン」の改訂について. https://www.bunka.go.jp/seisaku/kokugo_nihongo/kyoiku/taikai/r02/pdf/92746701_03.pdf. より)

3 ソーシャルインクルージョン（社会的包摂）

社会のすべてのメンバーが平等に参加できるようにするための取り組みを指している。
具体的には，障害者，少数民族，低所得者層などを支援し，教育，仕事，医療，コミュニティ活動にアクセスできるようにすることが含まれる。

4 ダイバーシティ・エクイティ＆インクルージョン（DE&I）

ダイバーシティ・エクイティ＆インクルージョンは，ダイバーシティ（多様性），エクイティ（公平性），インクルージョン（包摂性）を重視したアプローチで，職場や社会での公平な機会を促進し，すべての人々が尊重される環境を作るための取り組みを指している。平等と公平について図2に示す。

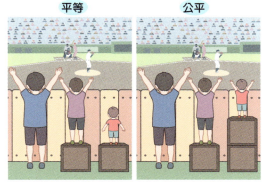

図2 ● 平等と公平

平等の場合は,全員に同じ高さの踏み台を提供するが,個々の状況によっては得られる結果が変わる。公平の場合は,個人の状況に応じて高さの違う踏み台を与えることにより,全員が同じ結果を得ることができる。

5 LGBTQ

　LGBTQは,性的指向や性自認が多様な人々を表す言葉である。Lはレズビアン(女性同性愛者),Gはゲイ(男性同性愛者),Bはバイセクシュアル(両性愛者),Tはトランスジェンダー(性別移行者),Qはクィアまたはクエスチョニング(性的なラベルに収まらない人や自身の性的指向を探求している人)を指している。

MEMO

C 医療・看護実践における倫理

1 生命倫理・医療倫理に基づく4つの原則

❶ 自律尊重原則
- ケアの受け手が自分で決定できるよう，重要な情報提供，疑問への丁寧な説明などの援助を行う
- ケアの受け手の決定を尊重し従うことを，医療専門職およびケアの受け手の家族など，ケアの受け手にかかわる周囲の人々に対して求める

❷ 善行原則
- ケアの受け手に対して善をなすこと。ケアの受け手のために最善を尽くすこと

❸ 無危害原則
- 人に対して害悪や危害を及ぼすべきではない
  - ・危害を引き起こすのを避ける
  - ・害悪や危害を及ぼすべきではない

❹ 正義原則
- 社会的な利益や負担は正義の要求と一致するように配分されなければならない
  - ・形式的な正義：類似した状況にあるケアの受け手は，同様の医療を受けられるべき
  - ・実質的な正義：あるケアの受け手集団に利用可能な医療レベルを決める際には，そのケアの受け手集団の違いに応じて決められるべき

MEMO

D 倫理的課題への気づきと行動

1 倫理的な課題や葛藤への気づき（倫理的感受性）

1 身体拘束の倫理的視点

❶「緊急やむを得ない場合」に該当する3要件[1]

3つの要件をすべて満たし，要件の確認などの手続きがきわめて慎重に実施されていることが必要である。身体拘束の3要素を**表1**に示す。

表1 ● 身体拘束の3要件

①切迫性	ケアの受け手または他の利用者の生命，または身体が危険にさらされる可能性が著しく高い場合
②非代替性	身体拘束以外に代替する介護方法がないこと
③一時性	身体拘束が一時的なものであること

【留意点】
- 「緊急やむを得ない場合」の判断は，担当の職員個人またはチームで行うのではなく，施設全体で判断することが必要である
- 身体拘束の内容，目的，時間，期間などを本人や家族に対して十分に説明し，理解を求めることが必要である
- 身体拘束に関する記録が必要である

❷ 身体拘束禁止の対象となる具体的な行為[1]

①徘徊しないように，車いすやいす，ベッドに体幹や四肢をひも等で縛る

②転落しないように，ベッドに体幹や四肢をひも等で縛る

③自分で降りられないように，ベッドを柵（サイドレール）で囲む

④点滴・経管栄養等のチューブを抜かないように，四肢をひも等で縛る

⑤点滴・経管栄養等のチューブを抜かないように，または皮膚をかきむしらないように，手指の機能を制限するミトン型の手袋等をつける

⑥車いすやいすからずり落ちたり，立ち上がったりしないように，Y字型拘束帯や腰ベルト，車いすテーブルをつける

⑦立ち上がる能力のある人の立ち上がりを妨げるようないすを使用する

⑧脱衣やおむつはずしを制限するために，介護衣（つなぎ服）を着せる

⑨他人への迷惑行為を防ぐために，ベッドなどに体幹や四肢をひも等で縛る

⑩行動を落ち着かせるために、向精神薬を過剰に服用させる
⑪自分の意思で開けることのできない居室等に隔離する
❸ **身体拘束がもたらす多くの弊害**[2]
　①身体的弊害
　　● 関節の拘縮、筋力の低下といった身体機能の低下や圧迫部位の褥瘡の発生などの外的弊害
　　● 食欲の低下、心肺機能や感染症への抵抗力の低下などの内的弊害
　　● 転倒や転落事故、窒息などの大事故を発生させる危険性
　②精神的弊害
　　● 本人は縛られる理由もわからず、生きる意欲を奪われる
　　● 不安、怒り、屈辱、あきらめなどの精神的苦痛、認知症の進行やせん妄の頻発
　　● 家族に与える精神的苦痛、罪悪感や後悔
　③社会的弊害
　　● 身体拘束による心身機能の低下は、その人のQOLを低下させるだけでなく、さらなる医療的処置を生じさせ、経済的にも影響をもたらす

2　倫理的な決断と行動（協力・対話など）

①日常の看護提供を振り返り、「看護業務基準」（2016年改訂版→2021年改訂版）や「看護職の倫理綱領」を用いて、自身の役割や責任を関連づけて理解する。
②倫理的ジレンマから、倫理的問題や課題を検討する。ジョンセンの四分割表について図3に示す。

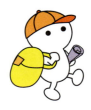

医学的適応（仁恵・無危害）	患者の意向（自律性尊重）
①診断と予後 ②治療目標の確認 ③医学の効用とリスク ④無益性	①患者さんの判断能力 ②インフォームド・コンセント 　（コミュニケーションと信頼関係） ③治療の拒否 ④事前の食思表示（living will） ⑤代理決定 　（患者にとっての「最善の利益」とは何か）
QOL（幸福追求）	周囲の状況（効用と公正）
①QOL の定義と評価 　（身体, 心理, 社会, スピリチュアルな側面から） ②誰がどのような基準で決定するのか 　・偏見の危険 　・何が患者にとって最善か ③QOL に影響を及ぼす因子	①家族や利害関係者 ②守秘義務 ③経済的側面, 公共の利益 ④施設の方針, 診療形態, 研究教育 ⑤法律, 慣習 ⑥宗教 ⑦その他

チェック・シートの使い方
STEP1　認識分類：問題だと思われる点を，4 分割表を用いてできるだけあげてみる。
STEP2　調査検討：分類された問題点を見つめながら，疑問点や不明な点を調査検討する。
STEP3　具体的対応：4 項目全体を見渡して，何を，どうすればよいか，具体的な対応策を考える。

図3 ● ジョンセンの四分割表

（Jonsen AR, Siegler M, Winslade WJ（著），赤林朗，大井玄（監訳）：臨床倫理学. p215, 新興医学出版社, 1997. より）

［文献］
1) 厚生労働省：身体拘束ゼロの手引き. 2001.
2) 身体拘束廃止・防止の取組推進に向けた検討委員会：介護施設・事業所等で働く方々への身体拘束廃止・防止の手引き. 令和5年度老人保健健康増進等事業, 介護施設・事業所等における身体拘束廃止・防止の取組推進に向けた調査研究事業, 2024.

MEMO

3　法的実践

A　看護師の役割，および業務の関連法令

1　保健・医療・福祉の関連法令

　国民の健康，医療提供体制，福祉サービスの質と安全を確保するための枠組みを提供している。これらの法令は，国民の健康や福祉を守り，質の高い医療や福祉サービスを提供するための基盤を形成している。それぞれの法令は互いに関連し合い，包括的な保健医療福祉システムを構築している。保健・医療・福祉に関連する法令を表1に示す。

表1 ● 保健・医療・福祉の関連法令

健康増進法	・国民の健康増進を図るための基本的な法律である ・健康診査，保健指導，健康教育，健康増進事業などに関する基本的な指針を定めている
医療法	・医療提供体制の整備を目的とした法律で，病院や診療所の開設，運営，医療提供体制の基準を規定している ・説明の義務は，医療法第1条の4第2項において，「医師，歯科医師，薬剤師，看護師その他の医療の担い手は，医療を提供するに当たり，適切な説明を行い，医療を受ける者の理解を得るよう努めなければならない」と示されている
介護保険法	・高齢者や障害者のための介護サービスを提供するための保険制度を規定した法律である ・介護保険料の徴収，介護サービスの提供基準，利用者の権利などを定めている
精神保健及び精神障害者福祉に関する法律（精神保健福祉法）	・精神障害者の医療と福祉に関する基本的な法制度を提供する法律である ・精神科医療機関の基準，精神障害者の権利保護，地域社会での支援などを含む
感染症法（感染症の予防及び感染症の患者に対する医療に関する法律）	・感染症の予防と感染症患者の医療に関する基本的な法制度を規定する法律である ・感染症の分類，予防措置，医療提供体制の整備，緊急対応などを定める
母子保健法	・母親と子供の健康を守るための法律で，妊娠，出産，育児に関する支援や保健指導，検診制度などを規定する

20

表1 ● （つづき）

老人福祉法	・高齢者の福祉を保障するための法律で，老人ホームの設置基準，在宅福祉サービスの提供，老人福祉施設の運営などを定める
社会福祉法	・社会福祉全般に関する基本的な法制度を提供する法律で，社会福祉法人の設立，運営，社会福祉サービスの基準などを定める
高齢者虐待防止法	・高齢者虐待の防止と適切な対応を図るための法律である。虐待の定義，通報義務，対応措置などを規定する
ごみの分別・医療廃棄物：リサイクル法	・リサイクル法は，ごみの適切な分別およびリサイクルを促進するための法律で，特に，医療廃棄物の取り扱いには厳格な規則が設けられており，感染リスクの防止と環境保護を目的としている。廃棄物の減量化，資源の有効活用が進められ，持続可能な社会の実現を目指すことができる

2 医療福祉関係職種の業務

各職種の専門性と責任，業務内容に関する法令を**表2**に示す。

表2 ● 保健・医療・福祉の関係職種の業務

職種	根拠法規	業務（法文の表現をもとにまとめた）	業務独占	名称独占
医師	医師法	医師でなければ，医業をなしてはならない	○	○
薬剤師	薬剤師法	薬剤師でない者は，販売又は授与の目的で調剤してはならない	○	○
保健師	保健師助産師看護師法	保健指導に従事することを業とする		○*2
助産師	保健師助産師看護師法	助産又は妊婦，じょく婦若しくは新生児の保健指導を行うことを業とする	○	○*2
看護師	保健師助産師看護師法	傷病者若しくはじょく婦に対する療養上の世話又は診療の補助を行うことを業とする	○	○*2
准看護師	保健師助産師看護師法	（医師，歯科医師又は看護師の指示を受けて，）傷病者若しくはじょく婦に対する療養上の世話又は診療の補助を行うことを業とする	○	○
看護補助者	なし	看護師長及び看護職員の指導の下に（略）業務を行う		
臨床検査技師	臨床検査技師等に関する法律	人体から排出され，又は採取された検体の検査として厚生労働省令で定める生理学的検査を行うことを業とする	○*1	○
診療放射線技師	診療放射線技師法	放射線を人体に対して照射（撮影を含み，照射機器又は放射性同位元素（その化合物及び放射性同位元素又はその化合物の含有物を含む。）を人体内にそう入して行なうものを除く。以下同じ。）することを業とする	○	○

表2 ●（つづき）

理学療法士	理学療法士及び作業療法士法	理学療法（身体に障害のある者に対し，主としてその基本的動作能力の回復を図るため，治療体操その他の運動を行なわせ，及び電気刺激，マッサージ，温熱その他の物理的手段を加えること）を行なうことを業とする	○*1	○
作業療法士	理学療法士及び作業療法士法	作業療法（身体又は精神に障害のある者に対し，主としてその応用的動作能力又は社会的適応能力の回復を図るため，手芸，工作その他の作業を行なわせること）を行なうことを業とする	○*1	○
言語聴覚士	言語聴覚士法	音声機能，言語機能又は聴覚に障害のある者についてその機能の維持向上を図るため，言語訓練その他の訓練，これに必要な検査及び助言，指導その他の援助を行うことを業とする	○*1	○
視能訓練士	視能訓練士法	両眼視機能に障害のある者に対するその両眼視機能の回復のための矯正訓練及びこれに必要な検査を行なうことを業とする	○*1	○
臨床工学技士	臨床工学技士法	生命維持管理装置（人の呼吸，循環又は代謝の機能の一部を代替し，又は補助することが目的とされている装置）の操作（生命維持管理装置の先端部の身体への接続又は身体からの除去であつて政令で定めるものを含む。以下同じ。）及び保守点検を行うことを業とする	○*1	○
義肢装具士	義肢装具士法	義肢及び装具の装着部位の採型並びに義肢及び装具の製作及び身体への適合を行うことを業とする	○*1	○
救急救命士	救急救命士法	救急救命処置（その症状が著しく悪化するおそれがあり，又はその生命が危険な状態にある傷病者が病院又は診療所に搬送されるまでの間に，当該重度傷病者に対して行われる気道の確保，心拍の回復その他の処置であって，当該重度傷病者の症状の著しい悪化を防止し，又はその生命の危険を回避するために緊急に必要なもの）を行うことを業とする	○*1	○
管理栄養士	栄養士法	傷病者に対する療養のため必要な栄養の指導，個人の身体の状況，栄養状態等に応じた高度の専門的知識及び技術を要する健康の保持増進のための栄養の指導並びに特定多数人に対して継続的に食事を供給する施設における利用者の身体の状況，栄養状態，利用の状況等に応じた特別の配慮を必要とする給食管理及びこれらの施設に対する栄養改善上必要な指導等を行うことを業とする		○

表2 ● （つづき）

社会福祉士	社会福祉士及び介護福祉士法	専門的知識及び技術をもつて，身体上若しくは精神上の障害があること又は環境上の理由により日常生活を営むのに支障がある者の福祉に関する相談に応じ，助言，指導，福祉サービスを提供する者又は医師その他の保健医療サービスを提供する者その他の関係者との連絡及び調整その他の援助を行うことを業とする		○
介護福祉士	社会福祉士及び介護福祉士法	専門的知識及び技術をもつて，身体上又は精神上の障害があることにより日常生活を営むのに支障がある者につき心身の状況に応じた介護を行い，並びにその他の援助を行うことを業とする		○
公認心理師	公認心理師法	保健医療，福祉，教育その他の分野において，心理学に関する専門的知識及び技術をもって，心理に関する支援を要する者などへの支援を行うことを業とする。		○

＊1：業務独占は，保健師助産師看護師法第31条第1項および第32条の規定にかかわらず，診療の補助として行う業務
＊2：2006年の法改正により名称独占が規定された（保健師も保健指導に限定しない一般的な名称独占とされた）。

（石田昌宏：保健医療福祉制度を支える職種．井部俊子（監），看護管理学習テキスト　第3版　第1巻　ヘルスケアシステム論2022，p66，日本看護協会出版会，2022．を一部改変）

B 看護業務基準

　看護業務基準は，看護職に従事する人々が提供すべきケアの質と範囲を定めるものである。看護実践の内容と方法を**表3・4**に示す。

表3 ● 1-2 看護実践の内容

1-2-1 看護を必要とする人を，身体的，精神的，社会的，スピリチュアルな側面から支援する
1-2-2 看護を必要とする人の意思決定を支援する
1-2-3 看護を必要とする人が変化によりよく適応できるように支援する
1-2-4 主治の医師の指示のもとに医療行為を行い，反応を観察し，適切に対応する
1-2-5 緊急事態に対する効果的な対応を行う

（日本看護協会：看護業務基準2021年改訂版．2021．より作成）

表4 ● 1-3 看護実践の方法

1-3-1 看護実践の目的と方法について説明し，合意に基づいて実践する
1-3-2 看護実践に必要な判断を専門知識に基づいて行う
1-3-3 看護を必要とする人を継続的に観察し，状態を査定し，適切に対処する
　　　＊准看護師は看護師の立案した計画に基づき，看護師の指示のもと，看護を必要とする人に対する支援を行う
1-3-4 チーム医療において自らとメンバーの役割を理解し，協働する
1-3-5 看護実践の一連の過程を記録する

（日本看護協会：看護業務基準2021年改訂版．2021．より一部改変して作成）

個人情報の保護・管理の関連法令

1 個人情報の保護・情報管理等に関連する法律

「個人情報」とは，生存する「個人に関する情報」であって，当該情報に含まれる氏名，生年月日，その他の記述等により，特定の個人を識別することができるもの，または個人識別符号が含まれるものをいう。

「個人に関する情報」は，氏名，住所，性別，生年月日，顔画像等個人を識別する情報に限られず，ある個人の身体，財産，職種，肩書等の属性に関して，事実，判断，評価を表す全ての情報であり，評価情報，公刊物等によって公にされている情報や，映像，音声による情報も含まれ，暗号化等によって秘匿化されているか否かを問わない。

個人情報保護の8原則を**表5**に示す。

表5 ● 個人情報保護におけるOECD8原則

原則	要点
①目的明確化の原則	収集目的を明確にし，データ利用は収集目的に合致するべき
②利用制限の原則	データ主体の同意がある場合，法律の規定による場合以外は目的以外に利用してはならない
③収集制限の原則	適法・公正な手段により，かつ，情報主体に通知又は同意を得て収集されるべき
④データ内容の原則	利用目的に沿ったもので，かつ，正確，完全，最新であるべき
⑤安全保護の原則	合理的安全保護措置により，紛失，破壊，使用，修正，開示等から保護するべき
⑥公開の原則	データ収集の実施方法等を公開し，データの存在，利用目的，管理者等を明示するべき
⑦個人参加の原則	自己に関するデータの所在および内容を確認させ，または異議申立てを保障するべき
⑧責任の原則	管理者は諸原則実施の責任を有する

（日本情報経済社会推進協会：OECD8原則．https://www.jipdec.or.jp/library/word/csm0kn0000000egq.html（2025年1月閲覧）より）

D 情報の取り扱い

1 デジタル機器・情報管理システム・SNS（ソーシャル・ネットワーキング・サービス）の適切な利用

デジタル機器やSNSは，セキュリティと倫理を守りつつ利用する必要がある。個人情報の無断共有は避け，情報の正確性を確認し，安全かつ責任ある利用が必要である。

医療情報システムの安全管理について図1に示す。

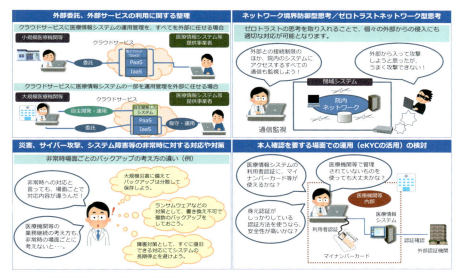

図1 ● 医療情報システムの安全管理
(厚生労働省：医療情報システムの安全管理に関するガイドライン　第6.0版（令和5年5月）．より)

1 デジタル機器の利用方法

デジタル機器や情報管理システム，SNSの適切な利用方法は，個人のプライバシーを守り，セキュリティを確保するために非常に重要である。デジタル機器の利用方法について**表6**に示す。

表 6 ● デジタル機器の利用方法

目的を明確にする	・デジタル機器を使用する目的を明確にし，その目的に合った機器を選ぶ
セキュリティ対策	・ウイルス対策ソフトをインストールし，定期的に更新する ・パスワードは強力なものを設定し，定期的に変更する
データのバックアップ	・重要なデータは定期的にバックアップを取り，複数の場所に保存する
適切な使用環境	・デジタル機器は適切な温度と湿度の環境で使用する ・長時間の使用は避け，適度に休憩を取る
ソフトウェアの更新	・ソフトウェアやアプリケーションは最新のバージョンに更新し，セキュリティホールを防ぐ
プライバシーの保護	・個人情報を入力する際は，信頼できるサイトやアプリのみを使用する ・公共の Wi-Fi を利用する際は，VPN を使用して通信を暗号化する

2│情報管理システムの利用方法

　情報管理システム（information management system：IMS）は，組織内で情報を効率的に収集，保存，管理，そして配布するためのシステムを指す。情報管理システムの主な機能について表 7 に示す。

表 7 ● 情報管理システムの主な機能

データの収集	・情報管理システムは，さまざまなソース（情報源）からデータを収集する。例えば，電子カルテ内のシステム，データベースなどがある
データの保存	・収集されたデータは，適切なデータベースやストレージシステムに保存される
データの修理	・データは分類，整理され，ユーザーが必要な情報に迅速にアクセスできるようにする。データの検索，フィルタリング，タグ付け，バージョン管理，アクセス権限の設定が含まれる
データの分析	・データ分析ツールと統合され，収集されたデータを分析し，レポートやダッシュボード（図や表を可視化し，一覧で確認できるようにする）を作成する
データの共有と配布	・組織内外の関係者に対して，必要な情報を安全かつ効率的に共有する
セキュリティとコンプライアンス	・データの機密性を保護し，法規制や業界標準に準拠するためのセキュリティ機能（暗号化，アクセス制御，監査ログなど）を提供する

3│SNS の適切な利用方法

　SNS とは，social networking service（ソーシャル・ネットワーキング・サービス）の略称であり，インターネット上で人と人とがつながることを目的としたサービスである。
　使用上のポイントを表 8 に示す。

表 8 ● SNS の適切な利用方法

プライバシー設定を確認する	・SNS を利用する際は，プライバシー設定を確認する。個人情報の漏洩を防ぐ
個人情報を公開しない	・住所や電話番号，メールアドレスなどの個人情報は公開しないようにする
パスワードの管理	・強力なパスワードを設定し，定期的に変更する。同じパスワードを複数のサービスで使い回さないようにする
フィッシング詐欺に注意	・不審なリンクやメッセージには注意し，個人情報を入力しないようにする
ネット上のマナーを守る	・他人を誹謗中傷するような投稿は避け，適切な言葉遣いを心がける。著作権の尊重，他者への配慮などに留意する
情報の真偽を確認する	・SNS 上には誤情報が含まれることもあるため，情報を鵜呑みにせず，信頼できるソース（情報源）からの情報かどうかを確認する
適度な利用	・SNS の利用時間をコントロールし，生活とのバランスを保つ

2 法律および倫理的な判断に基づく情報の取り扱い

1 情報管理の三原則

原則を守ることで，情報の安全性と信頼性を確保する。

● **機密性**：情報が不正にアクセスされ，漏洩しないように保護する。内部統制として，アクセス制御や暗号化技術を用いて，情報にアクセスできる人を限定する

● **完全性**：情報が正確であり，改ざんされていないことを保証することである。情報が正確で最新の状態であることを維持するために，データの変更履歴を追跡し，定期的にバックアップを行う

● **可用性**：必要なときに情報にアクセスできる状態を維持することである。システムの冗長化やバックアップサイトの設置などにより，情報が常に利用可能な状態を保つ

2 法律に基づく情報の取り扱い

情報の取り扱いに関する法律は，共通している原則や規制がある。主な法律とその要点を以下に示す。

❶ 個人情報保護法

個人情報保護法は，個人の権利や利益を守るために，個人情報の適正な取り扱いを規定する。

❷ 知的財産権法

● **著作権**：他者の著作物（テキスト，画像，音楽，ソフトウェアなど）を無断で使用しない。

利用する場合は，著作者の許可を得るか，引用のルールを守る必要がある

- **商標権**：登録された商標を無断で使用しない。商標権者の権利を侵害しないよう注意する
- **特許権**：特許で保護された技術や製品を無断で利用しない。特許権者の権利を尊重する

3 | 倫理的な判断に基づく情報の取り扱い

　情報を法律および倫理的に適切に取り扱うことは，個人や組織が信頼を築き，社会的責任を果たすために不可欠である。法律に準拠するだけでなく，倫理的な観点からも情報の取り扱いを慎重に行い，透明性，公平性，尊厳の尊重を常に意識する。

① **透明性と正直さ**：情報を提供する際は，相手に誤解を与えないように，情報を正確かつ誠実に伝える
② **公平性**：必要な人々が公平にアクセスできるようにする
③ **プライバシーと尊厳の尊重**：他者の尊厳を傷つけるような情報の使用や，感情的な損害を与える可能性のある情報の拡散は避ける。個人情報やプライベートな情報を公開する際には，本人の同意を得る必要がある
④ **社会的責任と倫理的な影響**：情報を発信する際，その情報が社会にどのような影響を与えるかを考慮する。

3 医療 DX

　医療 DX（デジタル・トランスフォーメーション）とは，保健・医療・介護の各段階（疾病の発症予防，受診，診察・治療・薬剤処方，診断書等の作成，診療報酬の請求，医療介護の連携によるケア，地域医療連携，研究開発など）において発生する情報やデータを，全体最適された基盤（クラウドなど）を通して，保健・医療や介護関係者の業務やシステム，データ保存の外部化・共通化・標準化を図り，国民自身の予防を促進し，より良質な医療やケアを受けられるように，社会や生活の形を変えることをいう。医療 DX について**図 2**，医療 DX の主な要素について**表 9** に示す。

[文献]
1）厚生労働省：医療 DX について．https://www.mhlw.go.jp/stf/iryoudx.html（2024年9月閲覧）

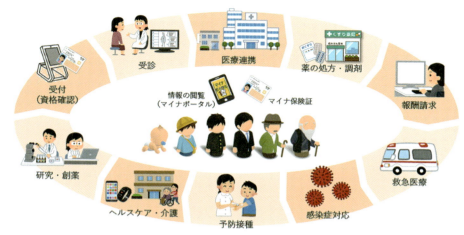

図2 ● 医療 DX について（厚生労働省）[1]

表9 ● 医療 DX の主な要素

項目	概要	利点
電子カルテ（EHR/EMR）	・患者の診療記録を電子的に保存し，病歴，投薬情報，検査結果，画像データなどを一元管理する	・患者情報へのアクセスが容易になり，情報の共有が迅速に行え，診療の効率が向上する
遠隔医療（テレメディシン）	・デジタル通信技術を利用して，患者と医師が物理的に離れた場所で診療や相談を行う仕組み	・過疎地や移動が困難な状況において利便性がある ・医師の診療時間の効率化や感染症リスクの低減にもつながる
AIと機械学習	・AIを活用して，医療データを分析し，診断，治療計画の策定，予後予測などに役立てる	・AIは大量のデータを迅速に解析し，診断精度の向上や診療の効率化を図ることができる（画像診断における病変の検出や，ゲノムデータを基にした個別化医療の提供など）
ウェアラブルデバイスと IoT	・ウェアラブルデバイスや IoT（モノのインターネット）を活用して，患者の健康状態をリアルタイムでモニタリングし，データを収集・管理する技術	・患者のバイタルサインや日常の活動データをリアルタイムで取得できる
ビッグデータとデータ解析	・医療データ（患者情報，検査結果，画像データなど）を収集し，解析する技術	・ビッグデータを活用することで，疾患の分析や治療効果の評価，予防医療の推進が可能になる
バーチャルリアリティ(VR)および拡張現実（AR）	・VR や AR 技術を利用して，外科手術のシミュレーションやリハビリテーションの支援，教育やトレーニングに活用する技術	・治療の手技やトレーニングなどスキル向上を図る

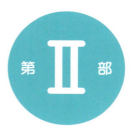

第Ⅱ部 臨床実践能力

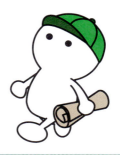

1 ニーズをとらえる力

● **看護過程**

看護過程は5つの構成要素に分けられることが多い。①アセスメント，②看護診断，③計画，④実施，⑤評価の一連のサイクルを形成している。以下，**図1**に示す。

以下，①アセスメント，②看護診断について説明する。

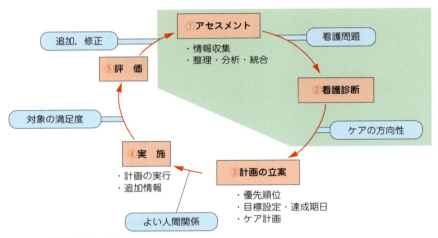

図1 ● 看護過程のサイクル
(渡辺トシ子（編）：ヘンダーソン・ゴードンの考えに基づく実践看護アセスメント—同一事例による比較第3版．p15, ヌーヴェルヒロカワ，2011．より)

A 対象者との信頼関係の構築

1 自己理解と他者理解

自己理解とは，自分自身の感情，思考，行動パターンを知り，受け入れることである。

他者理解とは，他人の感情，考え，立場を理解し共感する能力であり，相互理解の基盤となる。

2 信頼関係構築のためのコミュニケーション

❶ 言語的コミュニケーション（communication）
　発信者が言葉を使って相手と会話することをいい，この場合，発信者の声に出した言葉の意味と発信者の声に出した言葉の意味と発信者の心情が相手に伝わること。

❷ 非言語的コミュニケーション（nonverbal communication）
　非言語的コミュニケーションとは，言葉以外の手段によるコミュニケーションをいう。

❸ メラビアンの法則
　コミュニケーションにおける言語，聴覚，視覚の影響の割合を示した心理学の法則である。心理学者アルバート・メラビアンによって提唱された。以下，図2に示す。

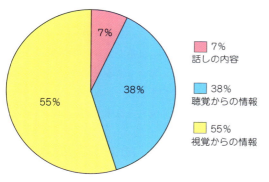

図2 ● メラビアンの法則
（鈴木誠一郎：メラビアンの法則とは 「第一印象が大切」は誤解 実験をわかりやすく解説．https://smbiz.asahi.com/article/14874957．（2024年9月閲覧）をもとに作成）

❹ コミュニケーションを円滑に進めるための注意点
①明確なメッセージ：あいまいな表現や回りくどい言い方は避け，具体的な言葉を使う
②非言語コミュニケーション：表情やジェスチャーなどの非言語的なサインを読み取り，自分の非言語的な表現にも気を配る
③フィードバックの重要性：相手の話を聞いた後は，適切なフィードバックを行う
④適切なタイミング：話すタイミングや内容は，状況に応じて適切に選ぶことが重要である
⑤感情のコントロール：冷静に対話する
⑥相手の立場を尊重：相手の意見や感情を尊重し，共感的に理解する姿勢をもつ

3 ラポール形成

　ラポールとは，相手との間に築かれる信頼関係のことを指している。ラポールが形成されると，安心して自己開示ができる関係性を築くことにつながる。

[文献]

1) 鈴木誠一郎：メラビアンの法則とは 「第一印象が大切」は誤解 実験をわかりやすく解説. https://smbiz.asahi.com/article/14874957. (2024年9月閲覧)

B 情報収集の方法

1 ニーズ把握のためのコミュニケーション技法

❶ コミュニケーション機能を把握する

● ケアの受け手のコミュニケーション機能に応じ，対話の方法を検討する

例）聴覚障害，視覚障害，言語障害，言語の違い

❷ ケアの受け手の非言語的コミュニケーションの特徴を把握する

● 表情：表情から感情や心理状態などを知ることができる

● 視線：文化によってもさまざまであるが，視線をそらす場合は不安・不信感を抱いていることがある。また，会話に興味がない場合，緊張している場合もある

● 身体の動き：うなずきは，会話に対する興味の表れや受容を表している。頭をかく，腕や足を組む，貧乏ゆすり，落ち着きがないなどは，不安や苛立ちを意味することがある

❸ 表現の方法を把握する

ケアの受け手が，自分の気持ちを適切に表現できないときは，押し黙ったり，看護師に怒りをぶつけたり，暴力を振るおうとする場合がある。このとき，行動を観察するだけでなく，ケアの受け手が何を表現しようとしているのか注意する。ふさわしくない行動をとるに至ったプロセス（話題や会話の流れなど）も同時に観察することで，ケアの受け手の気持ちの表現方法なども探る。

2 面談の技法（傾聴含む）

1 質問の種類

❶ オープンクエスチョン（Open Question）[1]

対象者が自由に話せるタイプの質問である。具体的な答えがないため，話したい内容を自由に話すことができる。相手が自由に話せることで，深い対話や多角的な情報収集に役立つ。

例）「今日はどうされましたか？」

❷ クローズドクエスチョン（Closed Question）[1]

答えが限定されている質問である。クローズドクエスチョンは素早く，明確な回答を得たい場合に有効である。

例）「ハイ」「イイエ」で答えられる質問や年齢を聴く

2 | 傾聴

傾聴は，相手の話しに耳を傾けて熱心に聴くことで，相手の想いや考えを理解するコミュニケーションスキルである[2]。自分の聴きたいことを聴くのではなく，相手が話したいことや，伝えたいことを受容的・共感的な態度で真摯に"聴く"行為や技法を指している。

[文献]
1) 井上隆裕：質問技法とは―傾聴・カウンセリングでの質問の仕方. https://be-counselor.com/keicho/question.（2024年1月閲覧）
2)「アドバンテッジ JOURNAL」編集部：傾聴とは？意味や三原則. 具体的な実践方法をわかりやすく解説. https://www.armg.jp/journal/323-2/.（2024年1月閲覧）

C アセスメント（身体面）

1 臨床病態生理

1 | 呼吸器系の解剖生理

（1）胸郭の骨・呼吸筋の解剖
- 胸郭は，胸骨，第1〜12胸椎，第1〜12肋骨から構成されている
- 剣状突起と肋骨弓の内側，上部腰椎から起始するのが横隔膜であり，胸腔と胸膜の境になっている（図3）
- 肺実質は，右肺が上葉，中葉，下葉の3葉に分かれ，左肺は上葉，下葉の2葉に分かれている。左右の肺は肺区域を有し，左肺は8肺区域，右肺は10肺区域となっている（図4）

（2）気管・気管支・肺胞の解剖
- 気管は，鼻腔，口腔，咽頭，喉頭を上気道，気管，気管支，細気管支を下気道と呼ぶ
- 気管は約10〜12cm の長さで左右に分岐し，気管分岐部での分岐角度は，左45°，右25°となっている。右気管支は左気管支に比べ分岐角度が小さく短く太いため，誤嚥すると右気管支に入りやすい（図5）
- 気管は第4〜6胸椎の高さで左右の気管支に分かれ，さらに分岐して主気管支，細気管支，終末気管支となって，呼吸細気管支，肺胞嚢，肺胞に達する（図6）

（3）呼吸の調節機能
- 呼吸は，延髄の呼吸中枢によって呼吸数やリズムなどの調整が行われている
- 呼吸運動は，横隔膜と肋間筋などの働きにより，胸郭が可動することで行われる
- 横隔膜が動くと胸郭が上下に動き，肋間筋が動くと胸郭は前後左右に動く

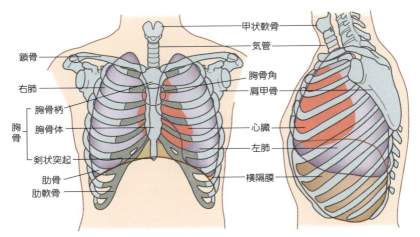

図3 ● 胸郭の骨・呼吸筋の解剖①

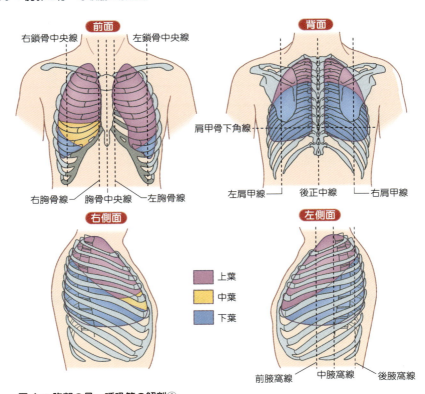

図4 ● 胸郭の骨・呼吸筋の解剖②

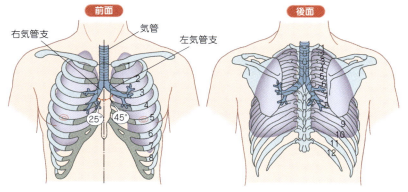

図5 ● 気管・気管支の解剖

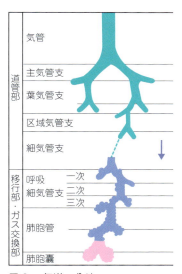

図6 ● 気道の分岐

- 呼吸運動には，横隔膜の働きで胸郭を動かす腹式呼吸と，肋間筋の働きで胸郭を動かす胸式呼吸とがあり，通常は，両方の働きによって行われる胸腹式呼吸が多い
- 呼吸困難がある場合には，換気量増大時の呼吸活動に関与し呼吸運動を支える補助呼吸筋が動員され，努力呼吸となる

（4）呼吸数の正常値と呼吸パターン

- 頻呼吸：発熱や疼痛などの身体的苦痛やストレス，パニックなど，精神的苦痛に伴ってみられる場合がある
- 過換気：酸素の過剰摂取と二酸化炭素の過剰排出により，手指の独特なこわばり，末梢の

しびれを伴う

● 徐呼吸：頭蓋内圧亢進や麻酔薬使用時，重症者の呼吸停止直前や死亡直前にみられる場合があり，呼吸の深さは変わらず，呼吸回数が減少しているため，低酸素血症となり生命の危機的状態に陥る場合がある。呼吸回数を**表1**，呼吸パターンを**表2**に示す。

表1 ● 呼吸回数（成人）

正常	1分間に12〜20回
異常	頻呼吸：1分間に25回以上
	徐呼吸：1分間に9回以下

表2 ● 呼吸パターン

呼吸パターン			特徴	主な疾患・症状
正常				
異常	過呼吸			
	クスマウル呼吸		深大性のゆっくりとした呼吸が発作性に出現する。	糖尿病性ケトアシドーシス
	チェーン・ストークス呼吸		呼吸の深さが周期的に変化。数秒〜数十秒の無呼吸のあと，浅表性呼吸から徐々に深大性の呼吸になり，また浅表性呼吸，無呼吸となる。	脳内出血や脳腫瘍などの頭蓋内圧亢進，尿毒症など
	ビオー呼吸		深大性かつ速拍な呼吸が見られたかと思うと，突然呼吸停止する。規則性はない。	脳腫瘍，頭部外傷など
	失調性呼吸，鼻翼呼吸，下顎呼吸など		鼻翼呼吸：鼻腔を広げ，咽頭を下げるような呼吸。	重篤な呼吸障害
			下顎呼吸：口腔や下顎を必死に広げて呼吸する。	死亡直前，重篤患者の呼吸停止直前

(5) 体循環と肺循環

心臓は，自動的な電気的刺激による心筋の伸縮と，それに伴う4つの弁の開閉により，休むことなく体内の血液を循環させている。体内での血液循環は，心臓を中心に体循環（大循環）と，肺循環（小循環）に分かれている[1]（図7）。

❶ 体循環

左心室の収縮によって駆出された動脈血（酸素や栄養分を豊富に含んだ血液）は，大動脈弓で脳に向かう動脈と，四肢および腹部に向かう動脈に分かれ，肺以外の全身各組織に送られ，各臓器や組織に酸素と栄養素を供給している。そして，各臓器から産成された代謝産物を含む静脈血（酸素や栄養分に乏しい炭酸ガスを多く含んだ血液）が，毛細血管や静脈を通り右心房に戻る。

❷ 肺循環

体循環によって回収された静脈血を，右心系では右心房・右心室から肺へと送り，肺胞で炭酸ガスを放出し，酸素を受け取り，動脈血を左心房に回収する。

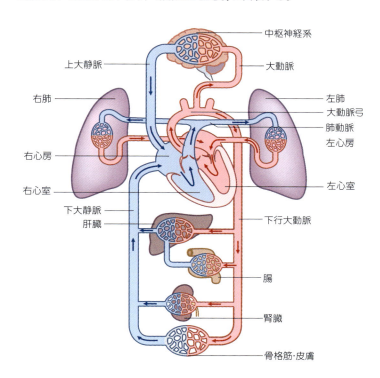

図7 ● 体（大）循環と肺（小）循環

2 | 循環器系の解剖生理

(1) 心臓の解剖

　心臓は上部の心房，下部の心室に分かれている。さらに心房中隔，および心室中隔によって左右の2室に分かれ，右心房，左心房，右心室，左心室の4室から構成されている。

　血液の逆流防止のために4つの弁が存在し，右房室弁を三尖弁，左房室弁を僧帽弁，肺動脈入口を肺動脈弁，大動脈入口を大動脈弁と呼ぶ。これら4つの弁は，心室内の血流量を調節する役割をもっている（図8）。

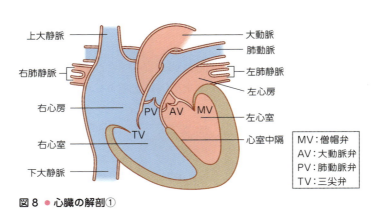

図8 ● 心臓の解剖①

(2) 冠状動脈の解剖

　心臓の心筋には常に酸素や栄養を供給する必要がある。この栄養や酸素は，心臓を囲むように巡っている冠状動脈を流れる動脈血によって運ばれる。

　冠状動脈は左右2本あり，左冠状動脈は，心臓の前側を栄養する前下行枝，後ろ側を栄養する回旋枝に分かれる。右冠状動脈は，心臓の下側を栄養している。冠状動脈は，左前下行枝，左回旋枝，右冠状動脈の3本ある（図9）。

MEMO

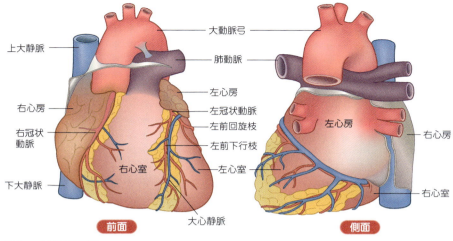

図9 ● 心臓の解剖②

（3）脈拍・血圧の基準値

　脈拍とは，心収縮で駆出された血液によって生じた波動が，中枢から末梢へと動脈系に伝搬されることで起こる動脈壁の振動をいう。脈拍は年齢によって基準値が異なる。脈拍数の基準値を表3に示す。

　血圧は，心臓の収縮とともに大動脈に送り出され，押し出された血液によって大動脈の血管壁にかかる圧力をいう。収縮期血圧または最高血圧という。大動脈に弾力性がないと，圧力を逃がすことができず，そのまま受けることになるため，血圧は上昇する。血圧の基準値を図10に示す。

表3 ● 年齢による脈拍数の基準値

年齢	脈拍数（毎分）
新生児	120～160
幼児	90～100
小児	85～95
成人	70～75
老年	60

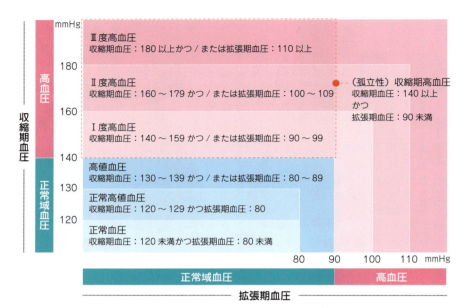

図10 ● 血圧値の分類（成人血圧）
（A&D：血圧のおはなし．https://www.aandd.co.jp/products/hhc/blood_pressure03.html．より）

（4）心電図の基本波形

特殊な心筋の電気的興奮を体表面から検出するものが心電図である。

- 心電図の波形（**図11**）
    - P波：心房の興奮
    - QRS波：心室の興奮
    - T波：心室の興奮がさめる

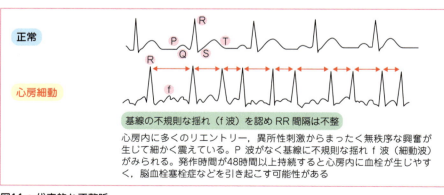

図11 ● 代表的な不整脈

WPW 症候群

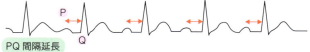

PQ 短縮，QRS 幅広く，デルタ波あり

デルタ波，PR 間隔の短縮，QRS 幅の増大

Ⅰ度房室ブロック

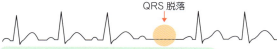

PQ 間隔延長

PQ 間隔が 0.21 秒以上に延長

Ⅱ度房室ブロック（Mobitz Ⅱ型）

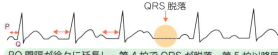

第 3 拍まで PQ 正常，第 4 拍で突然 QRS が脱落

PQ 間隔の延長なく，突如 QRS の脱落。完全房室ブロックへの移行の可能性が高い

Ⅱ度房室ブロック（Wenckebach 型）

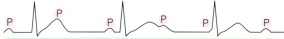

PQ 間隔が徐々に延長し，第 4 拍で QRS が脱落，第 5 拍以降同様の周期を繰り返す

PQ 間隔が徐々に延長し，QRS 波が脱落

Ⅲ度房室ブロック

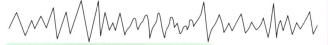

P と QRS は無関係で完全房室解離を示す．PP＜RR で徐脈を呈する

心房が興奮しても心室へ伝わらない（連続して伝わらない）。めまいや意識消失，けいれんなどが起きる（アダムス・ストークス発作）

心室細動（VF）

QRS の幅や大きさ，RR 間隔は全く不定である

ヒス束分岐部よりも末梢の心室の一部に異常性興奮が連続して起こる。心房と心室は無関係に興奮。幅広い QRS 波，RR 間隔は不定。

心室頻拍（VT）

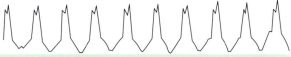

P は時々みえるが房室解離。RR＜PP で QRS 幅の広い頻脈を呈する

波形は 150〜200 回 / 分で，振幅も基線も不規則である。心室が細かく震え，血液を拍出できないため，数秒でめまいや意識消失を起こす

図11 ●（つづき）

3 | 消化器系の解剖生理

(1) 腹部臓器の解剖
- 腹部は，肋骨の下にある横隔膜直下から骨盤腔内全体を指す
- 肝臓や胃・結腸・小腸は，周囲を腹膜に囲まれているのに対して，十二指腸や膵臓，直腸は前面だけが腹膜に覆われ，後面は筋膜に固定されている（**図12**）

(2) 腹部臓器を養う血管
- 口から肛門までの消化管や，肝臓・胆嚢・膵臓・脾臓などの臓器は，腹部大動脈から分岐する腹腔動脈，上腸間膜動脈，下腸間膜動脈によって栄養が供給されている
- 上記の各臓器から戻る静脈血は，いったんすべてが肝臓に集められ，代謝・解毒されたのち，肝静脈から下大静脈へと流れ込む（**図13**）

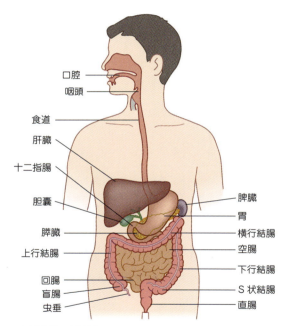

図12 ● 腹部臓器の解剖①

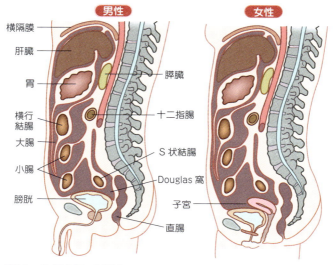

図12 ● 腹部臓器の解剖②

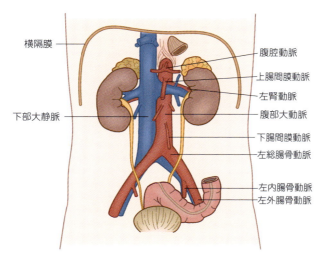

図13 ● 腹部臓器を養う血管

4 | 中枢神経系の解剖生理

脳の解剖について**図14**に示す。

(1) 意識障害とは
- 脳が障害されることで，意識・呼吸・循環状態に急激な変化をもたらす
- 意識障害とは，大脳全体の機能低下や，生命維持中枢の機能低下が生じていることを意味しており，生命の危機を知らせる徴候の1つである
- 意識鮮明の状態とは，はっきりと眼を開けていて，会話の内容に混乱がなく，目的に向かって行動できることをいう
- 意識障害の原因は，頭蓋内疾患だけでなく，代謝性疾患や呼吸器系・循環器系の疾患など，さまざまである

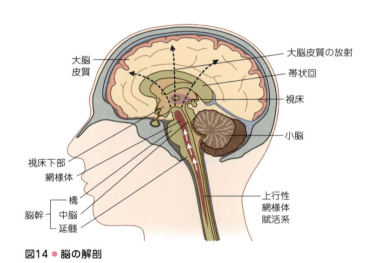

図14 ● 脳の解剖

(2) 意識障害の程度
- 意識障害は一般的に，傾眠，昏迷，半昏睡，昏睡に分類される。意識障害の程度を**表4**に示す。

(3) 意識レベルの判定
- グラスゴー・コーマ・スケール（GCS），ジャパン・コーマ・スケール（JCS）は169〜170頁を参照

表4 ● 意識障害の程度

意識清明	・覚醒した状態：こちらの質問に反応できる
傾眠	・軽度の意識障害：すぐにうとうとするが，軽い刺激で覚醒する ・簡単な質問には答えることができる
昏迷	・身体を動かすなどの中等度の刺激や大きな音，光に対して反応がみられるが，すぐに意識がなくなる ・質問には返答困難
半昏睡	・ほとんど睡眠状態：強い刺激に対して回避するような反応がある
昏睡	・自動運動はみられない：強い刺激に対して反射的な反応がある

(上谷いつ子（編）：病態を見抜き，看護にいかすバイタルサイン．p151，中央法規，2019．より)

（4）筋力検査

● 脳や神経疾患の症状の進行を評価するために，徒手筋力テスト（manual muscle testing：MMT）がある。MMTは，主に筋の収縮力を評価するもので，治療や訓練などの方針を決定する際に用いる

● MMTを表5に示す

表5 ● 筋力の評価（MMT）

5 （筋力100%）	・正常，強い抵抗を加えても，完全に運動できる ・自動運動があり疲労がない
4 （75%）	・ある程度の抵抗に抗して自動運動可能
3 （50%）	・重力を除外すれば，可能域で運動できる
2 （25%）	・筋収縮をふれる，重力を除くと自動運動可能
1 （10%）	・上肢：下肢：筋収縮のみ。運動は起こらない
0 （0%）	・筋収縮もない

＊正常な筋力の範囲は3〜5

(広畑和志 他（編）：標準整形外科学．p87，医学書院，1979．より一部改変)

（5）瞳孔の観察

● 瞳孔不同や対光反射の消失は，脳浮腫などが起きている可能性がある。瞳孔とともに，意識レベルの判定，麻痺などの神経所見を観察する。瞳孔異常の例を図15に示す。

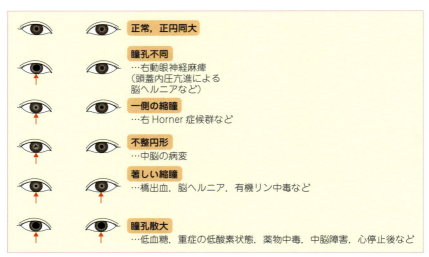

図15 ● 瞳孔異常の例

5 | 体温調節のメカニズム

(1) 体温とは
- 体温とは身体内部の温度であり，身体は至適温度のもとで物質代謝を行っている
  代謝の触媒をする酵素の働きは，わずかな体温変化の影響を受けやすい
  この体温は，狭い範囲での調整が行われるようなメカニズムになっている
- 体温は，血液・リンパ液・組織内液などが正常に循環するために必要な温度である

(2) 体熱の産生と放散
- 視床下部の体温調節中枢には，セットポイントと呼ばれる基準値（概ね37.0℃）があり，自律神経系，内分泌系，体性神経（感覚神経・運動神経）を介して熱の産生と放散を調節している。セットポイント上昇時の身体の変化について**表6**に示す。

表6 ● セットポイント上昇時の身体の変化

年齢	セットポイント	身体の変化
解熱期	原因が取り除かれるとセットポイントは速やかに正常値に近くなるので，このレベルへ体温を下げるために発汗・皮膚血管の拡張・熱放散のシステムを働かせることになる。	・皮膚血管拡張 ・発汗 ・基礎代謝
極期	セットポイントまで上昇すると，悪寒戦慄・四肢冷感・顔面蒼白などの症状は消失する。	・全身熱感 ・末梢血管拡張による顔面紅潮
発熱期	何らかの原因により体温調節中枢のセットポイントが突然高く設定される。すると，そのレベルにまで体温を上げるために，筋肉の震え・皮膚血管の収縮・鳥肌・エピネフリン分泌などで熱の産生を高め，放散を防ぐ現象が起きる。	・四肢冷感 ・顔色不良 ・悪寒戦慄 ・立毛（鳥肌） ・基礎代謝

2　看護における臨床判断

　看護における臨床判断は，患者の状態を評価し，適切な看護ケアを提供するための重要なプロセスである。臨床判断は，看護師が患者の症状や反応を観察し，収集した情報を基に整理・分析・統合を行い，計画を立てることを指している。

　以下に，バイタルサインの異常に関連する症状とその原因を**図16～20**に示す。

①呼吸の異常に関連する症状とその原因（**図16**）

②循環の異常に関連する症状とその原因（**図17**）

③消化・吸収の異常に関連する症状とその原因（**図18**）

④意識障害に関連する症状とその原因（**図19**）

⑤体温の変動に関連する症状とその原因（**図20**）

　図の読み方（**図20**を除く）は以下のとおり。

- オレンジ：系統別の代表疾患群
- ブルー：代表的な疾患および障害
- その他：症状の発生機序
- ワンポイントアドバイス：状態に応じた必要な観察項目および想定される処置・検査

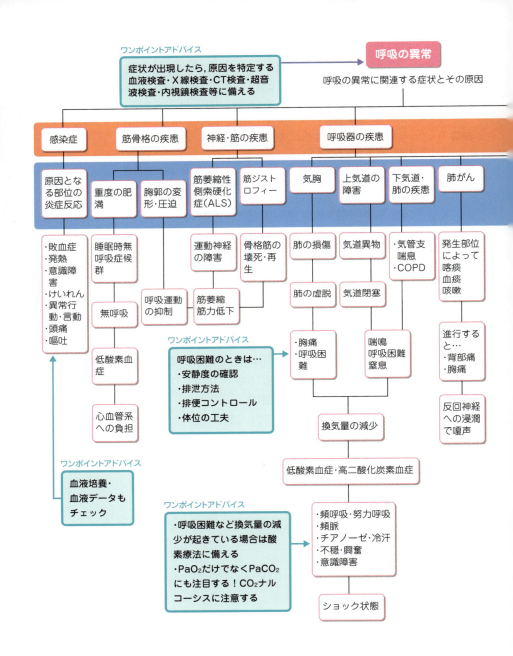

図16 ● 呼吸の異常に関連する症状とその原因

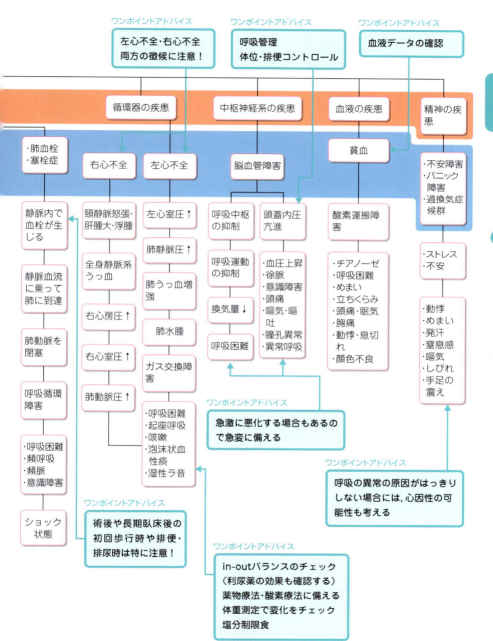

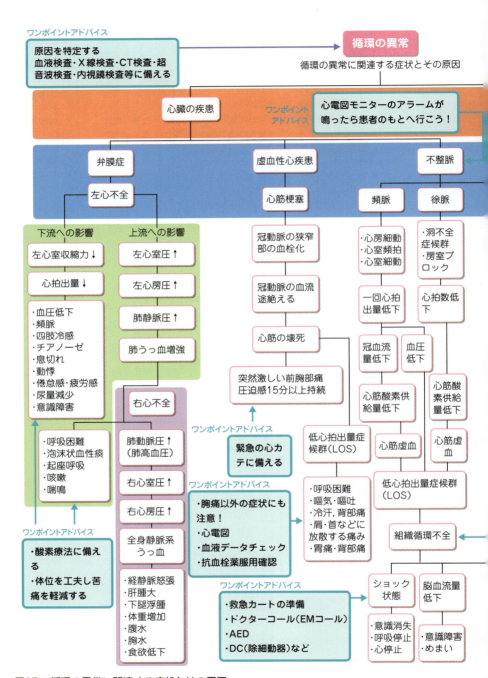

図17 ● 循環の異常に関連する症状とその原因

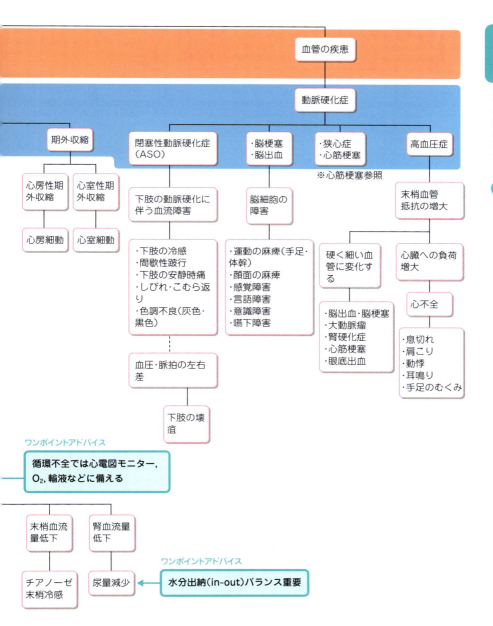

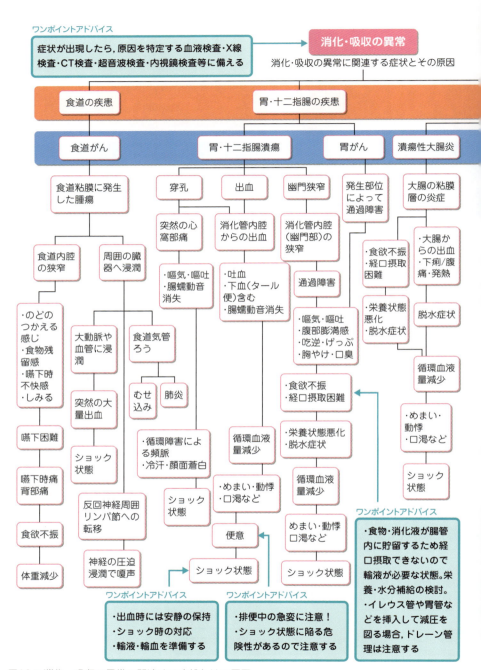

図18 ● 消化・吸収の異常に関連する症状とその原因

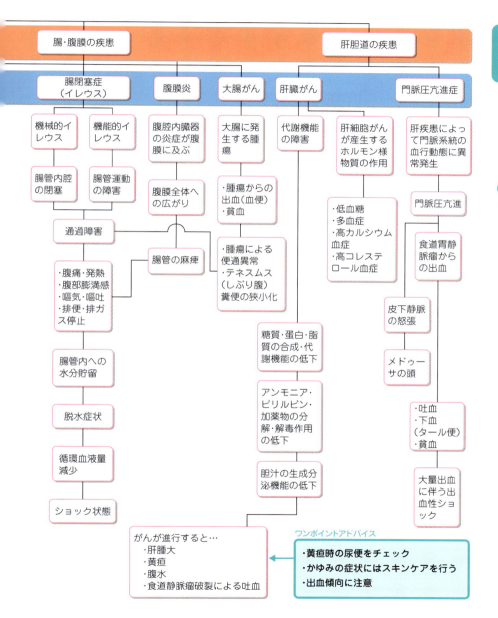

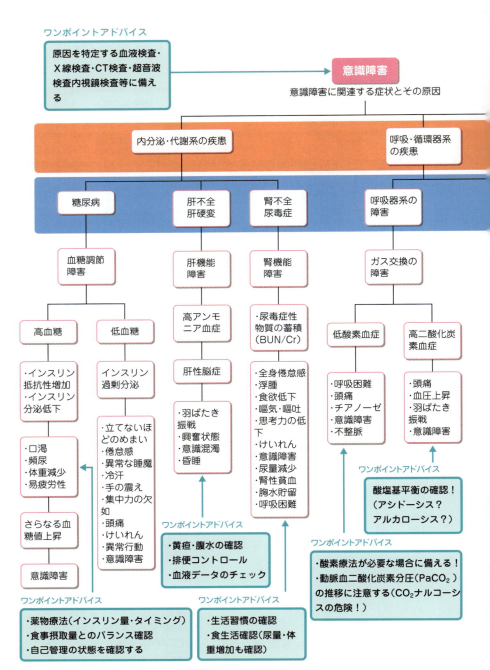

図19 ● 意識障害に関連する症状とその原因

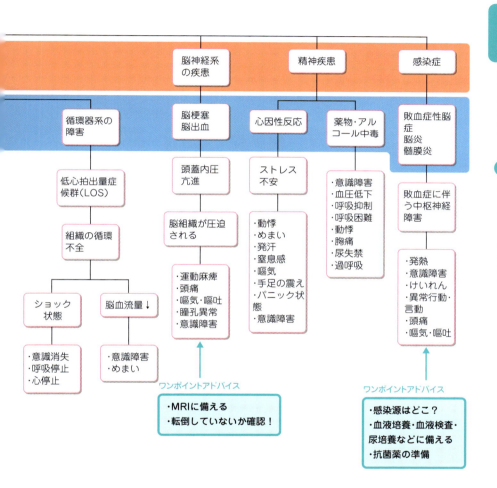

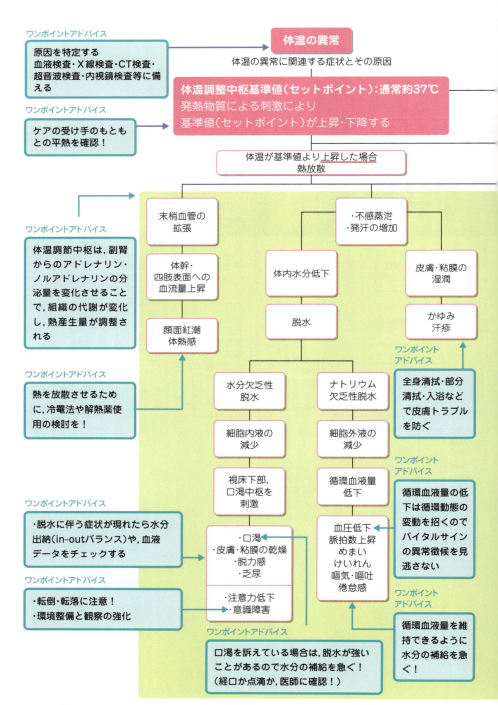

図20 ● 体温の変動に関連する症状とその原因

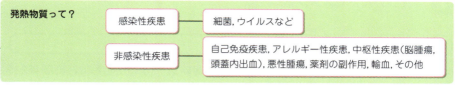
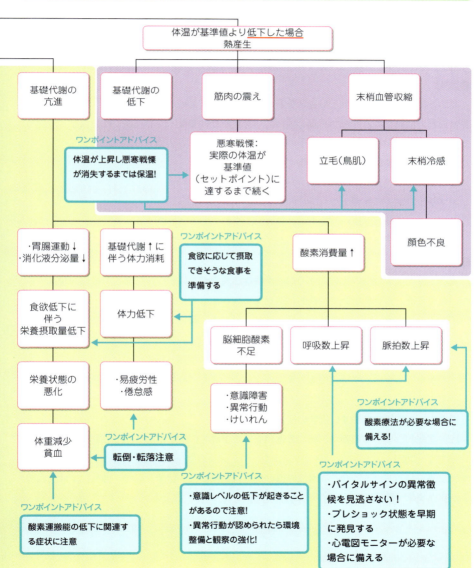

3 **フィジカルアセスメント**

1│フィジカルアセスメントとは

- 問診・視診・触診・打診・聴診などの身体診査を用いて，ケアの受け手の客観的情報を得ることである
- 主観的情報と客観的情報を統合してケアの受け手の状態を査定することをいう

2│身体診査技法（physical examination）のための基礎的技術

❶ 問診

問診とは，ケアの受け手との会話を通じて，主訴をはじめとして，既往歴・家族歴・生活習慣などの情報を得る方法である。さらに，身体面だけでなく，心理面や社会面なども含めて生活背景を把握し，ケアの受け手の問題点を明確にする方法である。

①対象者と看護職の信頼関係を築く：ラポールの形成

②環境設定

③プライバシーの保護

④質問内容の検討（オープンクエスチョン・クローズドクエスチョンの使い方など）

⑤傾聴技法の活用（うなずき・相づち，言い換え，繰り返し，沈黙など）

❷ 視診

視診とは，ケアの受け手の身体の形態や機能に異常がないか，疾患などの徴候が現れていないかなどを，視覚を用いて系統的に注意深く観察する方法である。

①視診を行う際には，異常部位の❶大きさ，❷形状，❸色，❹位置，❺左右対称性に留意する

- 全身の外観→栄養状態→全身のバランス→表情や意識→行動の順に観察する

②表情や会話を通じて認知機能の異常がないか，また，身体などから衛生状態なども観察する

[視診によって気づきやすい症状の例]

- 肝硬変などによって門脈が閉鎖すると門脈圧が上昇し，臍を中心として放射状に静脈が怒張する（**図21**）
- 腹水が貯留している場合，腹水は腹部の最も低い位置に貯留するので，仰臥位では側腹部が突出する（**図22**）

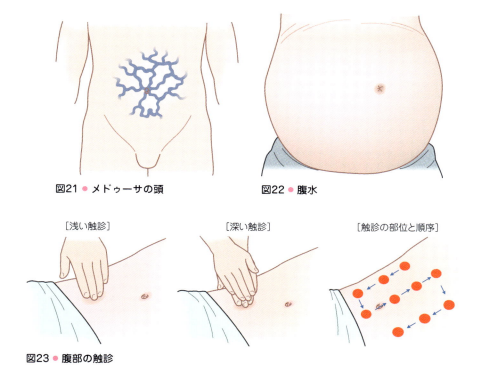

図21 ● メドゥーサの頭

図22 ● 腹水

［浅い触診］　［深い触診］　［触診の部位と順序］

図23 ● 腹部の触診

❸ 触診

　触診とは，手で直接ケアの受け手に触れて，皮膚表面やその内部の状態を把握する方法である。

　腹部全体の触診は，腹部の4区分あるいは9区分を用いて，「浅い触診」と「深い触診」に分けて，異常の有無を確認する。

- 実施に際しては，ケアの受け手の表情や身体の反応などを観察し，痛みを感じる場合には，痛みの程度や性状を観察しながら徐々に進める
- 触診する際には，温度・湿度・運動（静止・振動）・組織の性質（硬い，液体が満ちている）・圧痛の有無などを観察する
- 「浅い触診」では，腹壁の緊張，圧痛の有無，表在性の腫瘤や腹腔内の大きな腫瘤の有無を観察する
- 「深い触診」では，圧痛の有無や腹腔内の腫瘤の有無を観察する（図23）

❹ 打診

　打診法とは，ケアの受け手の身体表面を叩いて振動を与え，生じた音を聴き取って内部の状態を知る方法である。

- 叩いたときに出る音だけでなく，指に受ける感覚も重要な情報となる（図24）

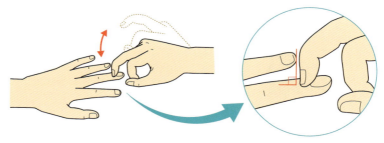

図24 ● 打診方法
(中村美知子(編):ナースのためのフィジカルアセスメント―看護過程・看護診断に活用する.
第2版, p19, 廣川書店, 2001. より)

- 腹部の4区分あるいは9区分を打診し,疼痛の有無や打診音の異常の有無を確認する

5 聴診

　聴診とは,聴診器を用いてケアの受け手の身体内部から発生する音を聴き,その状態を推測する方法である.主に,呼吸音,心音,血管音,腸蠕動音を聴取する.

- 呼吸音の聴診(**表7**)
  ・起座位:横隔膜を内臓で圧迫しない体位である
  ・深呼吸:聴き取りにくい場合は,深呼吸を促す
  ・左右の対称性を確認するため,左右順番に聴取する.また,気管支を含めて背部・胸部両側の聴取を行う(**図25**)
  ・異常な呼吸音が出現している場合には,原因や早急な処置の必要性などを速やかに判断し,対応をする.異常な呼吸音と考えられる原因を**表7**に示す

- 心音の聴診:①右第2肋間→②左第2肋間→③左第3肋間→④左第4肋間→⑤心尖部の順序で聴取する(**図26**)

- 血流音の聴診
  ・シャント音:血流音が聴取される.シャント音は,心拍に同調し,低音で規則的に強い音から弱い音に変化する.シャント閉塞がある場合は異常な血流音が聴取される

- 腹部(腸管の蠕動音)の聴診
  ・腸管の蠕動音,腹部大動脈の拍動音などを聴取し,腹部症状を観察する
  ・腸管内のガスの移動・液体の移動時に発生する腸管の蠕動音は,腸管の炎症や食物刺激,イレウス,腹膜炎などで変化する
  ・腹壁の1か所に聴診器を軽く当て,1分程度の時間をかけて聴診する.腸蠕動音は腹部全体に響くため,複数カ所で聴診する必要はない(**図27**)
  ・腸管の蠕動が正常の場合には,5〜15秒間に1回の割合で聴取できる
  ・振水音は,イレウスや胃幽門部狭窄などで,消化管内に大量の液体とガスが発生している場合に聴取されることがある(**図28**)

表7 ● 呼吸音

				考えられる原因
呼吸音（気道・肺胞を換気する気流の音）	肺胞音の減弱・消失			高度の肥満，気道狭窄，肺気腫，無気肺，胸水，気胸，血胸など
	肺胞音の増強			過呼吸，気道の部分的狭窄，肺うっ血，間質性肺炎など
	呼気延長			気管支喘息発作，肺気腫など
	気管支呼吸音			肺炎，肺水腫，肺うっ血など
	気管支狭窄音			喀痰や異物，腫瘍などによる気管狭窄など
副雑音	ラ音	連続性ラ音	低音性連続性ラ音（類鼾音）	気管支喘息，閉塞性肺疾患の急性増悪，気管支拡張症，喀痰貯留，気管・気管支狭窄，挿管チューブのカフ漏れなど
			高音性連続性ラ音（笛声音）	発作中の気管支喘息，腫瘍による気管・気管支狭窄など
			スクウォーク（呼気性の連続ラ音）	肺炎など
		断続性ラ音	細かい断続性ラ音	肺炎，うっ血性心不全，間質性肺炎，肺線維症，パラコート肺など
			粗い断続性ラ音（水泡音）	肺水腫，肺炎，うっ血性心不全，気管支拡張症，胸腔ドレーン内の液体貯留，成人呼吸促拍症候群など
	他	胸膜摩擦音		皮下気腫，胸膜炎など

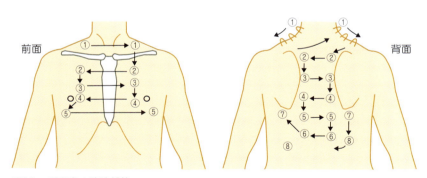

図25 ● 呼吸音の聴診部位

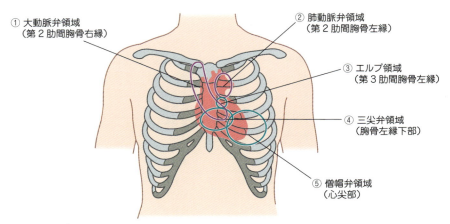

図26 ● 心音の聴診部位

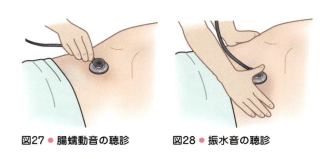

図27 ● 腸蠕動音の聴診　　図28 ● 振水音の聴診

4 正常・異常の判断

1 緊急性の判断

　プレショック状態とは，ショックに陥る前の段階で見られる不調の徴候を指す。早期に発見し適切に対処することで，ショック状態を未然に防ぐことが可能である。
　プレショック状態を早期に発見し，適切な処置を行うことが重要であり，ショック状態に陥るリスクを減少させることができる（図29）。

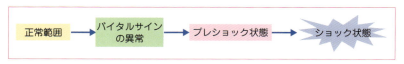

図29 ● 正常・異常の判断の必要性

❶ ショック診断基準

血圧低下：収縮期血圧90mmHg以下に加えて，以下の3項目以上の場合を**ショック**とする

- 心拍数100回/分以上
- 微弱な脈拍
- 爪床の毛細血管のrefilling遅延（圧迫解除後2秒以上）
- 意識障害（JCS Ⅱ桁以上，GCS 10点以下），または不穏・興奮状態
- 乏尿・無尿（0.5mL/kg/時以下）
- 皮膚蒼白と冷汗，または39℃以上の発熱

❷ プレショック状態時に現れる異常徴候

- 意識状態：不穏・興奮・多幸・無関心
- 脈拍：増加
- 呼吸：促拍・増加
- 血圧：維持
- 皮膚：蒼白・冷汗・湿潤・立毛（鳥肌）
- 代謝：アシドーシス

実践（OJT） ケアをしながら学んでみよう！

- ▶ 脈拍数・呼吸数や血圧などは，医療機器が示す数値でそのまま状態を判断せず，自分自身の五感を使って再度測定し，数値の信頼性を高める。
- ▶ 皮膚に触れることで，皮膚の温度や力の入り方，皮膚の湿潤，冷感，熱感，乾燥の有無，浮腫などを観察できる。
- ▶ ケアの受け手に直接会うことで，表情や視線，顔色など，いつもとの違いを観察できる。現在の状態は，自分が前回観察したときの状態と同じなのか，違っているのかを比較する。看護記録などから情報収集を行い，現在の状態を判断する。
- ▶ 重点的な観察ポイントは，これまで各勤務帯で記録されている看護記録を参考にする。
- ▶ 「何か変だな？」と，普段との違いに気づけるように，ケアの受け手の平常時と比較して観察する。

---

2 安静臥床に対する観察の重要性

　長期にわたり安静臥床を強いられた場合，身体の各機能は抑制され，全身の機能に影響（バイタルサインの変化を含む）を与えることになる。安静臥床を継続すると，循環血液量の減少に伴い，心拍数や呼吸数はやや減少し，血圧は基準値よりも低下した値が示される。体温は代謝率の低下により低体温になりやすい（**図30**）。

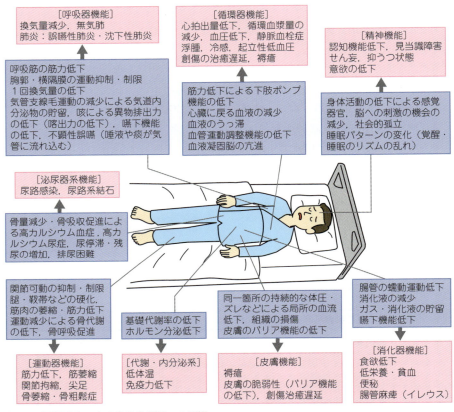

図30 ● 長期臥床による身体各機能への影響
(嶋﨑初美：意識障害の把握と看護．上谷いつ子（編）：病態を見抜き，看護にいかす　バイタルサイン．p150，中央法規，2019．より）

5 検査結果のアセスメント（臨床検査・画像検査等）

成書を参照。

［文献］
1) 箕輪良行，陣田泰子（監）：動画でナットク！フィジカルアセスメント—早期発見からセルフケアへ．p67，中央法規，2006．
2) 嶋﨑初美：意識障害の把握と看護．上谷いつ子（編）：病態を見抜き，看護にいかす　バイタルサイン．p150，中央法規，2019．
3) 安藤郁子（編）：根拠と写真で学ぶ看護技術2観察・処置を支える援助．p99，中央法規，2011．

D アセスメント（心理・精神面）

1 認知機能評価

　認知とは，推理・判断・記憶などの機能を含み，情報を能動的に収集し処理することである。ケアの受け手の認知機能を観察する場合には，観察者は，主観的な解釈にならないように注意する。

1 見当識障害

　見当識とは，現在自分が置かれている状況を正しく認識する能力をいう。見当識に障害があるか否かは，以下のような質問をしながら反応を観察する。

　例）「最近，物覚えが悪くなったと思うことがありますか」
　　　「物をどこかに置き忘れてしまったとき，どうすればよいかわからなくなったことがありますか」

　質問しながら慎重に観察を行い，さらに観察が必要な場合は，以下のような質問を行い，反応を観察する。

　例）「今は何時ですか」
　　　「ここはどこですか」
　　　「今日は何月何日ですか」
　　　「（医師や看護師，家族を指さして）この人は誰ですか」
　　　「（身近にあるものを指さして）これは何ですか」
　　　「今朝，ごはんを食べましたか」

　これらの質問にあいまいな回答しかできなければ，ケアの受け手の家族（ケアの受け手と一緒に生活をしている人）にふだんの様子を聞いて判断材料にするとよい。たまたま，そのときに答えられなかっただけかもしれないので，的確に判断する場合には，家族の話と自らが観察した内容の両方を参考にする。

2 記憶

　記憶の観察では，最近のことが記憶されているかどうかを確認する。

　例）「今朝，ごはんを食べましたか」

　記憶障害の程度を評価する場合は，ケアの受け手一人から情報を得ようとしても不明点が残ることがあるので，家族からも情報を収集することが望ましい。

2　精神状態のアセスメント

1 ┃ 健康状態・疾患・症状・治療への理解

❶ 外観の変化

　ボディイメージとは，自分の身体について，自分自身が思い描く姿である。ボディイメージにおける出来事は本人に大きなダメージを与える。

①手術後の身体の変化を受け入れられない

　　例）乳房切除，ストマ造設，麻痺，脱毛，下肢切除など

②身体の変化について他人がどうみているのかを過度に気にする

❷ 機能の喪失

　外観の変化のみならず，歩行困難や生殖機能の喪失などがある。

2 ┃ 精神的に不安定な反応や症状

❶ 集中力の有無

　集中力がない状態では，次のような様子がみられる。

- 会話が混乱する
- 話の流れについていけない
- 看護師が話している言葉の内容や意味を考えようとせず，自分の頭に浮かんだことを口走る

❷ 情緒不安定な様子

　情緒不安定な場合は，気持ちの揺れ，過剰な反応，無感動，短気，不安な様子などがみられることがある。情緒不安定な様子を，安易に性格上の問題として決めつけないように心がける。

3　心理的発達のアセスメント

　心理的発達とは，人間の心理が周囲の人々との相互作用を通して，成長していく過程を指す。

　エリクソンの発達段階理論は，人間の生涯を心理社会的な課題に分けて8つの段階に示す。それぞれの段階で直面する課題を克服することが，健全な発達と成長に重要だとされている。エリクソンが提唱した8つの発達段階とそれに伴う課題を**表8**に示す。

表 8 ● 心理・社会的危機

		1	2	3	4	5	6	7	8
老年期	Ⅷ								統合 対 絶望・嫌悪 英知
成人期	Ⅶ							生殖性 対 停滞 世話	
前成人期	Ⅵ						精密 対 孤立 愛		
青年期	Ⅴ					同一性 対 同一性混乱 忠誠			
学童期	Ⅳ				勤勉性 対 劣等感 適格				
遊戯期	Ⅲ			自主性 対 罪悪感 目的					
幼児期初期	Ⅱ		自律性 対 恥・疑惑 意志						
乳児期	Ⅰ	基本的信頼 対 基本的不信 希望							

(E. H. エリクソン（著），村瀬孝雄・近藤邦夫（訳）：ライフサイクル，その完結　増補版．p.73　みすず書房，2001．より)

[文献]

1) 井部俊子（監），手島恵（編）：看護管理学習テキスト 第3版 第3巻 人材管理論．p16．日本看護協会出版会，2024．

E　アセスメント（社会面）

1　生活のアセスメント

1 | 日常生活行動に関する基本的なニーズ

以下の①〜⑦の基本的なニーズについては，第Ⅱ部-❷「ケアする力」（74頁〜）を参照する。

①環境，日内変動，温度，湿度，採光

②食事，食物の摂取による影響，喫煙，飲酒，嗜好，習慣，嚥下力，アレルギー，経口，経腸

③排泄，排便，排尿

④活動，休息，体位，長期臥床，睡眠

⑤清潔，衣生活援助，入浴

⑥呼吸，循環，体温

⑦苦痛，安楽，精神的ストレス，疼痛，感染

2　家族アセスメント

❶ 家族等の構成・関係・キーパーソン

ケアの受け手には，さまざまな背景があり，入院生活の場面以外の配慮を行う。

❷ 家族等のサポート

ケアの受け手が，家族等の支援だけで健康な社会生活を維持していけるかを確認する。ケアの受け手や家族等が必要とする支援の内容を確認し，情報を得ておくことで，手続きを円滑に進めることができる。

❸ 経済的な情報（経済状況，医療費負担状況）

ケアの受け手が利用できる社会資源を確認する。

❹ 社会的役割（職業，就業状況）

ケアの受け手から十分な情報が得られない場合には，家族や同僚の話を手がかりに，徐々に本人から情報収集を進める。

ケアの受け手の疾患の原因が職業・環境に関連しているか確認する。

ケアの受け手の仕事に対する考え方や思いについて知る。

❺ 他者との関係・交流

地域特有の考え方や風習などについての情報は，ケアの受け手を理解するのに欠かせないものである。また，自宅周辺の環境を聞くことにより，退院後の生活をイメージすることが

できる。

3 社会資源のアセスメント

患者のニーズと社会的課題を特定し，適切な地域資源を調査・評価する。

介護保険では，介護サービスを受けるにあたり，「どの程度介護が必要か」という判定（要介護認定・要支援認定）を受けなければならない。「介護が必要な人に，状態に応じて必要な分だけサービスを提供する」という判断が必要になる。介護保険のサービスの内容を図31に示す。

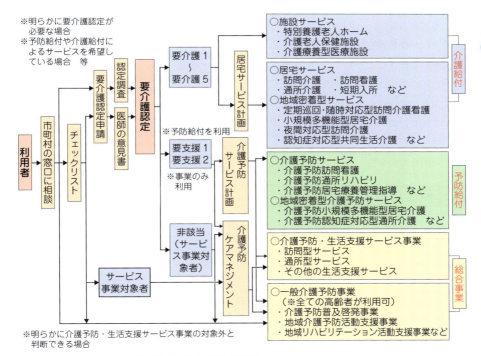

図31 ● 介護サービスの利用手続き（厚生労働省資料）

F アセスメント（スピリチュアル）

1 死生観や信条のアセスメント

1 ｜ 価値観とは

　何に価値があると認めるかに関する考え方である。価値（善・悪，好ましいこと・好ましくないことなど）を判断するとき根底となるものの見方をいう。

　「自己概念」とは，「自分は何者であるか」「どういう存在であるか」という自己イメージのことである。

　以下は，価値観を知るポイントである。

①趣味や好きなこと

②大切にしているものや価値観，習慣

③気がかりや関心／気持ちの状態

④これまでの人生の経過

⑤生活状況

⑥周囲との関係性

2 ｜ 価値観のとらえ方

①ケアの受け手のもつ価値観を受けとめるためには，ケアの受け手と看護職が心理的に接触している必要がある

②看護職は，ケアの受け手の思いを，肯定も否定もせずにそのまま受けとめる受容的な態度を心がける

③看護職は，ケアの受け手の思いを共感的に理解するように心がける

④傾聴を心がける

2 文化・宗教の理解

　文化や宗教の理解は，患者の背景や価値観を尊重し，個別のニーズに応じたケアを提供するために重要である。

　例）文化的背景の尊重：特定の食事制限がある患者に対して，適切な食事を提供する。

　　　宗教的信念の尊重：祈りの時間を確保するために，治療スケジュールを調整する。

3 スピリチュアルペイン

スピリチュアルペインとは，身体的な痛みや心理的な苦痛とは異なり，存在や人生の意味，価値観，信念に関する深い苦悩を指す。

G アセスメントの統合

1 多様な情報の統合と理解

ケアの受け手の個別性に配慮し，身体面，心理・精神面，社会面，スピリチュアルの4側面から全体像をとらえる。4側面の統合について表9に示す。

表9 ● 4側面の統合

側面	S, O	A	看護問題（診断）	関連性
身体面（疾患・障がい・生活）	S: O:			心理・精神面，社会面との関連性は重要であり症状悪化時は心理・精神面への配慮が必要である
心理・精神面	S: O:			スピリチュアルとの関連性は強く，ケアの受け手のこれまでの背景を十分に考慮した介入をする
社会面	S: O:			身体面の状態をみながら入院前後の変化を考慮した介入をする
スピリチュアル	S: O:			心理・精神面，社会面との関連性を考慮した傾聴や身体面への介入が必要である

S：主観的情報，O：客観的情報，A：アセスメント

2 全人的アプローチ

「全人的アプローチ」は，患者の身体面だけでなく，心理・精神面，社会面，スピリチュアルな側面にも包括的にアプローチする方法である[1]。

[文献]
1) 高林拓也，松月みどり，黒澤昌洋：看護を基盤とした診療看護師（NP）による全人的アプローチ．日本NP学会誌 3 (2)：30-39, 2019.

2 ケアする力

A 看護過程

　看護過程は5つの構成要素に分けられることが多い。①アセスメント，②看護診断，③計画の立案，④実施，⑤評価の一連のサイクルを形成している。
　ここでは，③計画の立案，④実施，⑤評価について説明する。以下，**図1**に示す。

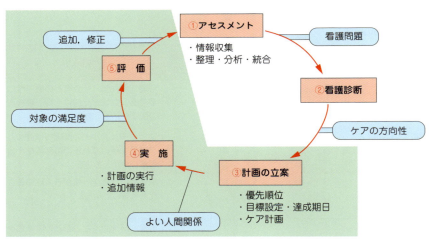

図1 ● 看護過程のサイクル
（渡辺トシ子（編）：ヘンダーソン・ゴードンの考えに基づく実践看護アセスメント―同一事例による比較 第3版．p15，ヌーヴェルヒロカワ，2011．を一部改変）

B 看護記録

　看護記録とは，患者・利用者の療養状況や看護実践を行う一連の過程を記録したものである。看護記録は医療法などにおいて義務づけられている（p7参照）。
　看護記録の目的および基本を以下，**表1**に示す。

表1 ● 看護記録の目的および基本

看護記録の目的	看護実践を証明する
	看護実践の継続性と一貫性を担保する
	看護実践の評価および質の向上を図る
看護記録の基本	看護実践の一連の過程を記録する
	適時に記録する
	保険医療福祉サービスの提供に係る専門職・非専門職や看護を必要とする人と内容を共有できるように記録する

(日本看護協会：看護記録に関する指針．pp2-3, 2018. をもとに作成)

1 看護記録の様式

看護記録には基本情報，看護計画，経過記録，要約などがある。以下，**表2**に示す。

表2 ● 看護記録の様式

様式	定義	特徴
基礎情報（データベース）	看護を必要とする人の病歴や現在の治療，使用薬剤，アレルギー，さらに，身体的，精神的，社会的，スピリチュアルな側面の情報等を記載したもの	・入院までの経過やこれまでの患者の生活状況，患者・家族が不安や問題と感じていることに関する情報，看護問題の特定や看護計画立案の基礎情報となる ・ヘンダーソン，ロイ，ゴードン等の，理論家の概念枠組みを用いたデータベースを用いる場合がある
看護計画	看護を必要とする人の健康問題と期待する成果，期待する成果を得るための個別的な看護実践の計画を記載したもの	・看護問題と看護目標（期待される結果）および具体的な介入が記載される ・看護計画立案時には，患者の医療への積極的参加を促すために看護計画について説明し理解と同意を得る
経過記録	看護を必要とする人の意向や訴え，健康問題，治療・処置，看護実践等の経過を記載したもの	・叙述的記録とフローシートがあり，治療・処置・ケアの内容と患者の反応（主観的・客観的情報）および評価という一連の過程を記載する
要約（サマリー）	看護を必要とする人の健康問題の経過，情報を要約したもの	・退院や転院の際に，ケアの継続性・一貫性を保証するために必要に応じて作成する

(上野真弓：看護情報．太田加世（編），看護管理ファーストブック　改訂第2版，p171．学研メディカル秀潤社，2019. より)

2　看護記録の留意点

表3によい記録とわるい記録を，過去に裁判で問題になった記録を**表4**に示す（p7参照）。

表3 ● よい記録とわるい記録

よい記録	わるい記録
①事実が正確に書かれている記録 ②事実が客観的に書かれている記録 ③事実が簡潔に書かれている記録 　（誰が見てもわかる記録） ④経時記録のある記録 ⑤書きっぱなしでない記録 　（記録と行動が連動している） ⑥しっかりと訂正された記録	①まとめ書きされた記録 ②もれのある記録 ③わかりにくい記録 ④これから行う処置やケアが書かれている記録 ⑤自分がみていない患者について書いた記録

（友納理緒：ナースのための法律相談・判例解説．pp10-11，日本看護連盟，2021．をもとに一部改変して作成）

表4 ● 過去に裁判で問題になった記録

①行ったケアなど十分に記録がされていない
②改ざんがある
③ほかの記録と記載が一致していない
④事実が客観的に記載されていない
⑤ずさんな記載がされている
⑥看護師の知識が未熟すぎて記録が信用できない

（友納理緒：ナースのための法律相談・判例解説．p8，日本看護連盟，2021．より）

3　看護記録の監査と評価

　看護記録の監査の目的は，記録の適正性や完全性を確認し，看護の質を向上させることである。方法としては，定められた基準やガイドラインに基づき，記録が適切に維持されているかを評価する。

4　クリニカルパス

　クリニカルパスとは，特定の疾患や治療における標準的な診療手順をスケジュール化した計画のことである。クリニカルパスの一例を**図2**に示す。

●バリアンス

　バリアンスとは，特定の疾患や治療における標準的な診療手順をスケジュール化した計画から逸脱した状態を示す。

図2 ● クリニカルパス（イメージ）

ステップ名称	手術前日	手術当日（予術前）		術後1日目	術後2日目	退院日
	1日目	2日目		3日目	4日目	5日目
		手術前	手術後			
アウトカム						
観察項目						
検査結果						
目標 1	疾患及び症状が手術の必要性を理解し、術前に同意している。術前の指導が整う	疾患及び症状が手術の必要性を理解し、術前に同意している。術前の指導が整う		・組織が確実で血行ができる・ソフト部術後理解ができない	・術後は歩いて生活できる	退院に不安がない
2						
3						歩行または坐れること
4						
治療・処置	体表に医表 強調ストッキング着用	体表に医表 強調ストッキング着用	発熱時他：水剤一錠指示参照	⑥わ・チーム出血 膵臓検査（1回目： ）（2回目：	門脈検査	
薬剤	血腫管理指導 持参薬の確認 セノンソドF2T 経口剤			退院指導（薬剤科） 栄養実務者 m）アテブロニック（25 mg）3T 3×1分		制限なし 食事
注射・点滴		①ソルデム3A 500mℓ ②ディーン 500mℓ （例）ファモチジン 1A セファゾリン1g ・ 生食 100mℓ（術中使用）	①ソルデム3A 500mℓ ②①ソルデム3A 500mℓ ②①ソルデム3A 500mℓ （例）セファゾリン1g 生食100m			
リハビリ						
検査	制限なし	制限なし	ケット工工器	回診より歩行可	制限なし	制限なし
安静・清潔	2 1時以降 絶飲食	絶飲食	絶飲食	制限なし	制限なし	退院
排泄	制限なし			退院	退院	退院
食事・排泄			・安静度について	・自宅について ・生活の注意点 ・機器について		・退院指導（栄養科）・退院処方・退院…
教育・指導	入院時オリエンテーション 術前オリエンテーション 術前チェックリスト作成 必要物品確認 パスタオル		それぞれパターンによって違う			

第Ⅱ部　臨床実践能力　2　ケアする力

C 看護技術

1 新人看護職員研修ガイドラインにおける【環境調整技術】

1 療養・病室の環境調整

❶ 目的
- 療養生活における物的・人的・生活環境を整える

❷ 必要物品
①環境測定用具（温度計・湿度計）
②個々のケアの受け手に必要とされる用具および生活用品
③粘着クリーナー
④ディスポーザブル手袋
⑤ビニール袋
⑥環境清拭クロス

2 ベッドメイキング

❶ 目的
①衛生管理
②感染予防
③褥瘡予防
④気分爽快
＊シーツ交換の際，ストッパー・ベッド柵・枕灯・ナースコールなどベッド周囲の点検・
　整備を含めて行う

❷ 適応
①定期交換
②シーツや寝具類に汚染があった場合

❸ 必要物品
①シーツ（必要に応じて）
②掛け布団
③包布
④枕
⑤枕カバー

⑥ランドリーボックス

⑦毛布

2 新人看護職員研修ガイドラインにおける【食事援助技術】

1 | 食生活支援

①栄養状態のアセスメントができる（体格指数（BMI），血液データ，摂取エネルギー量
など）

②水分の電解質バランスのアセスメントができる

③食欲のアセスメントができる

④摂食・嚥下力のアセスメントができる

⑤摂食行動のアセスメントができる

⑥食生活変更の必要性，患者の認識・行動のアセスメントができる

2 | 食事介助

❶ 目的

①必要な栄養所要量を安全に摂取・確保できる

②残存機能を活かし，自助具を使いながら食事をすることができる

❷ 適応

①摂食・嚥下障害の場合

②認知力低下・精神疾患などの場合

③失認・失行・視野障害・失損・骨折・麻痺の場合

❸ 必要物品

①食事用エプロン

②手拭きタオル

③食器（はし・スプーン・フォーク・吸い飲み・ストロー自助具など）

④フェイスシールド（必要時）

⑤ディスポーザブルエプロン・マスク・手袋（必要時）

3 | 経管栄養法

❶ 目的

①栄養補給

②水分補給

第Ⅱ部 臨床実践能力

2 ケアする力

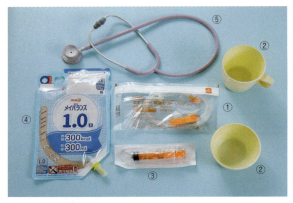

写真1 ● 経管栄養法の必要物品

❷ 適応
　①脳血管障害，認知症などにより自発的に摂取できない場合
　②神経筋疾患などにより嚥下不能な場合
　③嚥下障害があり，経口摂取できない場合
❸ 必要物品（写真1）
　①経管栄養セット
　②水入れ・カップ
　③シリンジカテーテルチップ1〜2本
　④経管栄養剤
　⑤聴診器

3　新人看護職員研修ガイドラインにおける【排泄援助技術】

1│自然排尿・排便援助

（1）排尿援助（尿器）
❶ 目的
　● ケアの受け手の排泄能力を最大限に引き出し，自立性を高める
❷ 適応
　● 床上排泄をしている場合
❸ 必要物品
　①尿器（女性用・男性用）
　②トイレットペーパー

③ディスポメディカルシーツ

④陰部用タオル（使い捨ておしぼり）

⑤手拭きタオル

⑥バスタオル

⑦ディスポーザブル手袋

⑧ディスポーザブルエプロン

⑨ビニール袋

（2）排便援助（便器）

❶ 目的
- ケアの受け手の排泄能力を最大限に引き出し，自立性を高める

❷ 適応
- 床上排泄をしている場合

❸ 必要物品
①便器

②トイレットペーパー

③ディスポメディカルシーツ

④陰部用タオル（使い捨ておしぼり）

⑤手拭きタオル

⑥バスタオル

⑦ディスポーザブル手袋

⑧ディスポーザブルエプロン

⑨ビニール袋

＊⑦と⑧は直接介助時，後片付け時に使用する

（3）ポータブルトイレ

❶ 目的
- 通常の排泄姿勢で，安楽に排泄できる

❷ 適応
- 片麻痺や筋力低下により，立位が可能でも，1人では歩けない場合

❸ 必要物品
①ポータブルトイレ

②トイレットペーパー

③ビニール袋（必要に応じて）

④ディスポーザブル手袋

⑤ディスポーザブルエプロン

(4) 導尿
❶ 目的
①排尿障害に対する処置
②残尿量の測定
③検査,手術の前処置
❷ 適応
①排尿障害（尿閉,残尿など）のある場合
②尿検査で無菌尿が必要な場合
❸ 必要物品（写真2）
①尿器
②滅菌綿球,消毒液
③滅菌鑷子
④水溶性潤滑剤
⑤ディスポーザブル滅菌手袋
⑥ディスポーザブルエプロン
⑦導尿カテーテル
⑧滅菌ガーゼ
⑨バスタオル（不要な露出を避けるため）
⑩ビニール手袋
⑪ハルンカップ
⑫滅菌スピッツ

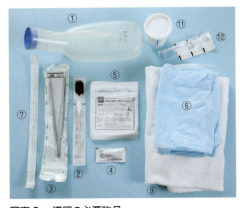

写真2 ●導尿の必要物品

❹ 手順

①ケアの受け手に声をかけ同意と協力を得る

②ケアの受け手の状態から実施可能か判断する

③必要物品を準備する

④カーテンでプライバシーを守る

⑤ディスポーザブルエプロンを着用する

⑥不安がないよう声かけをする

⑦最終排尿時間, 膀胱部の緊満の程度, 腹部膨満感, 尿意の有無, 泌尿器疾患の既往など
を確認する

⑧ケアの受け手の姿勢を仰臥位にし, バスタオルなどを使用し不必要な露出を避ける

⑨陰部汚染時は陰部洗浄を行う

⑩ディスポーザブル滅菌手袋または滅菌鑷子を使用し, 陰部を消毒する

女性の場合

● 指で陰部を開いて保持し, 腹側から肛門へ, 中心から外側へ向かって消毒を行う。
綿球は一拭きごとに新しいものに取り替える

● 陰唇を開いた手はカテーテルの挿入後まで離さない

男性の場合

● 陰茎を保持し, 尿道口を中心に外側へ向かってらせんを描くように消毒する

⑪カテーテルの挿入

女性の場合

● カテーテルの先端から5cmのところを鑷子で持ち, 水溶性潤滑剤をつけ, 尿道口に
4〜6cm挿入する

男性の場合

● 陰茎を腹部に対して垂直にするよう保持し, カテーテルに水溶性潤滑剤を多めにつ
け, 陰茎をやや上方に引っ張り気味にしながら15〜20cm挿入する

⑫排尿

● 挿入できたら尿器にカテーテルのもう一端を入れ排尿を確認し, 下腹部(膀胱上部)
を軽く手で圧迫しながら排尿を促す

⑬カテーテルの抜去

女性の場合

● 排尿が済んだことを確認後, カテーテルをまっすぐ抜去する

男性の場合

● カテーテル挿入時と同様に陰茎を腹部に対して垂直に保持し, カテーテルをつまみ
ながら抜去する

⑭使用物品を片付ける

❺ 記載事項

● 尿量・性状

2 膀胱内留置カテーテル挿入と管理

（1）膀胱内留置カテーテル挿入

❶ 目的

①尿閉の改善

②意識障害，重症腎機能障害，術中・術後に尿量管理が必要な場合

③創部汚染防止

❷ 適応

①尿閉が持続する場合

②尿量測定が必要な場合

③創部汚染防止が必要な場合

❸ 必要物品

閉鎖式膀胱内留置カテーテル（セットタイプ）の場合（写真3）

①ディスポーザブルエプロン

②バスタオル（不要な露出を避けるため）

③ビニール袋

④フォーリーカテーテル

⑤水溶性潤滑剤

⑥蓄尿袋（ウロバッグ）

⑦滅菌水入りシリンジ10 mL

⑧鑷子

⑨綿球

⑩消毒液

⑪シーツ

⑫ガーゼ

⑬ディスポーザブル滅菌手袋

閉鎖式膀胱内留置カテーテル（セットタイプ）以外の場合（写真4）

①ディスポーザブルエプロン

②バスタオル（不要な露出を避けるため）

③ビニール袋

④バルーンカテーテル

⑤蓄尿袋

⑥滅菌綿球

⑦消毒液
⑧滅菌水入りシリンジ10 mL
⑨水溶性潤滑剤
⑩滅菌ガーゼ
⑪鑷子
⑫ディスポーザブル滅菌手袋

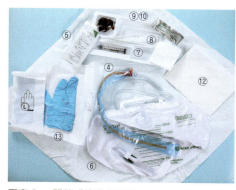

写真3 ● 閉鎖式膀胱内留置カテーテル（セットタイプ）

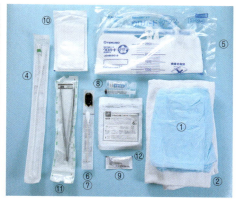

写真4 ● セットタイプ以外の必要物品

❹ 手順

① ケアの受け手に声をかけ同意と協力を得る
② ケアの受け手の状態から実施可能か判断する
③ 必要物品を準備する
④ スクリーンやカーテンで仕切り，バスタオルなどを使用し不必要な露出を避け，両下肢を十分覆うことにより羞恥心を軽減する
⑤ 適切な体位でリラックスできるように工夫する

女性の場合の体位
● 両膝を立てて軽く両下肢を外転し，看護職側の膝を外側に倒し外陰部が露出されやすい体位とする

男性の場合の体位
● 下肢を伸展したまま軽く外転する

⑥ 陰部汚染時は陰部洗浄を行う
⑦ 陰部の消毒を行う

女性の場合
- 母指と第2指で陰唇を十分に開いて外尿道口を確認し，消毒綿で前から後ろに向かって拭き下ろす

男性の場合
- 亀頭周辺を消毒綿で拭いたあと，外尿道口を一方向に拭く

⑧カテーテルを挿入する

(1) カテーテルの先端に水溶性潤滑剤を塗り，尿道を損傷しないようにカテーテルを静かに挿入する

(2) カテーテル挿入時はゆっくりと口呼吸すると痛みが少なく，カテーテルを挿入しやすいことを説明する

女性の場合
- 6～8cm挿入する

男性の場合
- 陰茎を垂直近くに保持し，少しずつ送りこむように20cm挿入すると膀胱へ達する

(3) 尿の流出を確認後，さらに2cmほどカテーテルを挿入し，規定量の滅菌蒸留水を注入してバルーンを膨らませる

(4) 確実に固定するため，カテーテルを抵抗のあるところまで軽く引く

(5) カテーテルと蓄尿袋（ウロバッグ）を無菌的に接続する

(6) カテーテルは緩みをもたせて固定する

(7) 毎日，固定位置を変える

女性の場合
- 大腿部に固定する

男性の場合
- 左右どちらかの腹壁に固定する

⑨尿の流出や，膀胱内への尿の逆流を防ぐため，バッグの位置は膀胱より高くしない

⑩蓄尿袋（ウロバッグ）は床につかないように，ベッド柵に固定する

⑪ルートの屈曲・ねじれがないことを確認し，ケアの受け手の寝衣や掛け物を整える

⑫物品の後片付けをする

（2）膀胱内留置カテーテル抜去

❶ 目的
- 持続的に導尿をする必要がなくなった場合

❷ 適応
①尿閉が改善された場合

②尿量測定が不必要になった場合

③創部が改善された場合
④膀胱内留置カテーテル交換時

❸ 必要物品（写真5）
①シリンジ10 mL
②ディスポーザブル手袋
③ディスポーザブルエプロン
④ビニール袋
⑤バスタオル

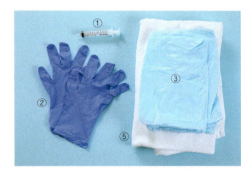

写真5 ●膀胱内留置カテーテル抜去時の必要物品

❹ 手順
①ケアの受け手に声をかけ同意と協力を得る
②ケアの受け手の状態から実施可能か判断する
③必要物品を準備する
④スクリーンやカーテンで仕切り，バスタオルを足にかけプライバシーに配慮する
⑤ディスポーザブル手袋をつける
⑥カテーテルを固定しているテープをはがす
⑦シリンジでカテーテル内の蒸留水を完全に抜く
⑧ゆっくりカテーテルを抜いていく
⑨蓄尿袋（ウロバッグ）内の尿量と性状を確認する
⑩蓄尿袋（ウロバッグ）内の尿を破棄し，使用したものはビニール袋にまとめて処分する
⑪カテーテル抜去後の自尿の確認を忘れずに行う
⑫使用物品を片付ける

(3) 浣腸
❶ 目的
①下剤などを服用したにもかかわらず排便困難な場合に，治療として排便を促し，腹部膨

満感を緩和する

②手術や検査の前処置として，結腸および直腸内を空にする

❷ 適応
①結腸内に便塊があり，自然排便が期待できない場合

②バリウムが注入される場合

> グリセリン浣腸

❸ 必要物品（写真6）
①ディスポーザブルのグリセリン浣腸液（50％液）

②水溶性潤滑剤

③トイレットペーパーまたはティッシュペーパー

④差し込み便器

⑤ディスポーザブル手袋

⑥ディスポーザブルエプロン

⑦綿毛布またはバスタオル（不要な露出を避けるため）

⑧処置用シーツ

⑨必要時は紙おむつおよび便器

⑩ビニール袋

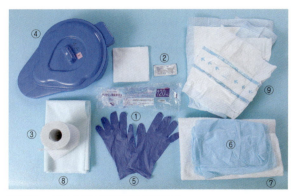

写真6 ● グリセリン浣腸時の必要物品

❹ 手順
①ケアの受け手に声をかけ同意と協力を得る

②ケアの受け手の状態から実施可能か判断する

③必要物品を準備する

④カーテンやバスタオルなどでプライバシーを守る（露出を最小限にする）

⑤大腸の走行に沿って浣腸液が直腸から結腸へスムーズに流れるように，ケアの受け手の姿勢は左側臥位または左を下にしたシムス位にし，肛門部を露出させる

⑥処置用シーツを敷く
⑦カテーテルに水溶性潤滑剤をつける
⑧腹圧を軽減するために口呼吸を促しながら，左手の母指と示指で肛門を開き，右手でカテーテルを4～6cm挿入する
⑨ボトル部を徐々に握って，薬液を注入する
⑩ティッシュペーパーを肛門部に当て，静かにカテーテルを抜去する
⑪そのまま3～10分間，肛門部を圧迫するように押さえて我慢してもらう
⑫必要時，排便の介助をする
⑬排便の観察をする
⑭体位，寝衣，環境を整える
⑮使用物品を片付ける

(4) 摘便

❶ 目的
- 排泄されずに直腸下部に停滞した硬便を，肛門から指を挿入して取り出す

❷ 適応
①下剤服用や浣腸によっても，排便に至らない場合
②創傷や衰弱，高齢などで十分にいきめない場合
③脊髄損傷で下直腸神経麻痺がある場合

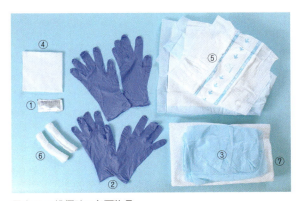

写真7 ● 排便時の必要物品

❸ 必要物品（写真7）
①水溶性潤滑剤
②ディスポーザブル手袋

③ディスポーザブルエプロン

④ガーゼ

⑤紙おむつまたは尿取りパッド

⑥陰部用タオル（使い捨ておしぼり）

⑦バスタオル（不要な露出を避けるため）

⑧ビニール袋

❹ **手順**

①ケアの受け手に声をかけ同意と協力を得る

②ケアの受け手の状態から実施可能か判断する

③必要物品を準備する

④バスタオルなどを使用し，肌の露出を最小限にする

⑤綿毛布下でケアの受け手の下着を下げ，左側臥位にする

● 必要に応じて安楽物品を用いる

⑥腰の下に，紙おむつまたは尿取りパッドを敷く

⑦ディスポーザブル手袋を装着する

⑧ガーゼに水溶性潤滑剤を出し，示指に十分量つける

⑨肛門部を確認する

● 肛門から便塊が見えないときは，肛門周囲を輪状にマッサージするとよい

⑩ケアの受け手に口呼吸を促し，力まないよう説明する

⑪「はー」と息を吐いてくださいと声をかけ，呼気に合わせて，示指を静かに肛門から
3～5cm挿入する

⑫指で直腸内の便の硬さ，位置を確認する

⑬直腸壁に沿って指をゆっくり回し，壁に付着している硬便をはがす

⑭肛門部に近い便塊から，少しずつほぐしながら腸粘膜，肛門を傷つけないように肛門外
へかき出す

⑮硬便を取り出したあとは，残便が自然に出てくることがあるので，おむつやパッドなど
を当てて様子をみる

⑯直腸内の便塊の有無，便意の有無を確認する

⑰使用物品を片付ける

4　新人看護職員研修ガイドラインにおける【活動・休息援助技術】

1 | 歩行介助

❶ 目的
①ケアの受け手を安全，安楽に移乗，移動させる
②常に自立を支援し，ケアの受け手それぞれの習慣を尊重する
③残存機能に適した介助方法を選択する
④ケアの受け手の意欲を刺激し，活動範囲を広げる

❷ 適応
①自立歩行が安全にできないケアの受け手
②移動する手段

❸ 必要物品
①動きやすい衣服
②歩きやすい靴
③必要な場合，補助具（松葉杖，T字杖，4点杖，歩行器（**写真8**）など）

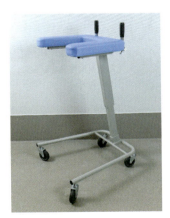

写真8 ● 歩行器

2 | 移動の介助（車いす）

❶ 目的
①ケアの受け手を安全，安楽に移乗，移動させる
②常に自立を支援し，ケアの受け手それぞれの習慣を尊重する
③残存機能に適した介助方法を選択する

④ケアの受け手の意欲を刺激し，活動範囲を広げる
❷ 適応
- 歩行困難もしくは，歩行を制限されている場合

❸ 必要物品
①車いす
②膝掛け（バスタオルなど）
③クッション，上着，靴下など（必要に応じて）

> 実践（OJT） ケアをしながら学んでみよう！

- 20〜30°に置くのは，移動の際に向こう側のアームレストがつかみやすく移動時間を短くするためである
- 麻痺がある場合は健側をベッド側にする（図3参照）

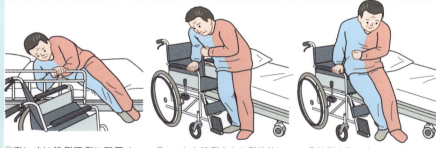

①車いすは健側頭側に配置する。ベッド柵を起き上がり動作に活用する。

②いったん健側向きの側臥位になってから起き上がり，端座位となる。

③健側上肢で車いすのアームレストをつかみ，腰を浮かせて健足を軸にして向きを変え，車いすに移乗する。

図3 ● ベッドから車いすへの移乗

3 移送の介助（ストレッチャー）

❶ 目的
①ケアの受け手を安全，安楽に移乗，移動させる
②常に自立を支援し，ケアの受け手それぞれの習慣を尊重する
③残存機能に適した介助方法を選択する
④ケアの受け手の意欲を刺激し，活動範囲を広げる

❷ 適応
①立位・座位がとれず，安静を要する場合
②意識レベルの低い場合

❸ 必要物品

　①ストレッチャー

　②掛毛布

　③枕

　④移乗用トランスボード（スライディングボード）

4 | 体位変換

❶ 目的

　①褥瘡の予防

　②関節の拘縮，変形の予防

　③循環障害，神経麻痺の予防

　④喀痰喀出を促す

　⑤苦痛の緩和

　⑥楽な姿勢を保つ

❷ 適応

　①麻痺や意識障害により，自力では体位変換できない場合

　②長期間同一体位で深部組織（筋，骨，関節）に疼痛が生じた場合

　③筋力低下や筋の廃用性萎縮のおそれがある場合

　④関節の屈曲や変形がある場合

　⑤気道内分泌物の貯留と呼吸困難がある場合

　⑥嚥下障害があるケアの受け手の食事介助時

　⑦診察，検査および治療の遂行上，必要がある場合

❸ 必要物品

　● ポジショニングクッション

5 | 廃用性症候群予防・関節可動域（ROM）訓練

❶ 目的

　● 安静臥床，運動不足などの身体の不活動性によって生じる心身の障がいを予防するため，日常生活動作（ADL）を促す

❷ 適応

　● 長期臥床

❸ 必要物品

　● 日常生活動作に必要なもの（時計，整容物品，ラジオなど）

6 | 入眠・睡眠への援助

❶ 目的

①睡眠・覚醒リズムを保つ

②量・質ともに満足な睡眠が得られるようにする

❷ 適応

①睡眠に何らかの不満足を感じている場合

②量的に睡眠が不足している場合

③生体のリズムの乱れが生じている場合

❸ 必要物品

● 対象に適した寝具

7 | 体動・移動に注意が必要なケアの受け手への援助

● 不穏・不動・情緒不安定・意識レベル低下・鎮静中・乳幼児・高齢者などに注意する

5 新人看護職員研修ガイドラインにおける【清潔・衣生活援助技術】

1 | 清 拭

❶ 目的

①身体を清潔に保持し，爽快感を与える

②身体の保清をすることで感染予防をする

❷ 適応

● 入浴を許可されないケアの受け手，および衰弱の激しいケアの受け手の全身あるいは部分的に汚れがある場合

❸ 必要物品

①保温された清拭タオル

②バスタオル（不要な露出を避けるため）

③陰部用タオル（使い捨ておしぼり）

④ディスポーザブル手袋

⑤ディスポーザブルエプロン

⑥ビニール袋

2 | 洗 髪

❶ 目的

①ベッド上安静ケアの受け手の頭髪の清潔保持

②爽快感を与える

❷ 適応

ベッド上安静，日常生活レベルがベッド上であって洗髪が可能なケアの受け手

❸ 必要物品

①ケリーパッド

②ビニールケープ

③洗浄用ボトル

④バスタオル

⑤タオル

⑥ブラシ

⑦シャンプーとリンス

⑧ドライヤー

⑨バケツ

⑩ディスポーザブルエプロン

⑪ディスポーザブル手袋

3 | 口腔ケア

（1）口腔ケア（全介助）

❶ 目的

①う歯，歯周病の予防

②唾液分泌の刺激，口腔内自浄作用の回復

③痰の除去

④口臭の予防・解消

⑤肺炎の予防

⑥口腔内の爽快感

❷ 適応

①意識障害などで，自力での口腔ケアが困難な場合

②開口障害がある場合

③歯ブラシの動きがとれない，または，口に持っていくことができない場合

> 歯ブラシを用いた口腔ケア

❸ **必要物品（写真9）**
　①歯ブラシ
　②歯磨き粉
　③吸引器
　④コップ
　⑤ガーグルベースン
　⑥ディスポーザブル手袋
　⑦タオル
　⑧バイトブロック（必要時）
　⑨保湿剤（必要時）
　⑩吸引カテーテル（10～12Fr）（必要時）

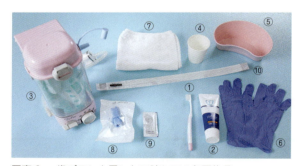

写真9 ● 歯ブラシを用いた口腔ケアの必要物品

> スポンジブラシを用いた口腔ケア

❸ **必要物品（写真10）**
　①スポンジブラシ
　②コップ
　③ガーグルベースン
　④ディスポーザブル手袋
　⑤タオル
　⑥バイトブロック（必要時）
　⑦保湿剤（必要時）

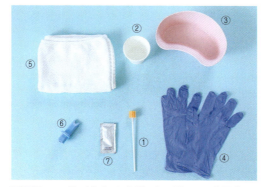

写真10 ● スポンジブラシを用いた口腔ケアの必要物品

(2) 口腔ケア（義歯管理）

❶ 目的
- 義歯の清潔保持

❷ 適応
- 義歯を使用しているが，自己管理ができない場合

❸ 必要物品
①義歯用歯ブラシ（本人用歯ブラシ）
②義歯保管容器
③ガーグルベースン
④ディスポーザブル手袋
⑤コップ
⑥スポンジブラシ
⑦タオル

(3) 口腔ケア（気管挿管中）

❶ 目的
①人工呼吸器関連肺炎（ventilator-associated pneumonia：VAP）の予防
②口腔機能の維持
③爽快感を与える

❷ 適応
- 気管挿管している場合

❸ 必要物品（写真11）
①吸引器

②カフ圧計
③歯ブラシ・スポンジブラシ
④口腔保湿剤・リップクリーム
⑤コップ
⑥ガーグルベースン
⑦ディスポーザブル手袋
⑧バイトブロック
⑨固定用テープ
　●事前に固定できるような長さに準備しておく
　●テープをはずしてケアを行うため，顔のスキンケアや髭剃りの準備も行う
⑩清拭タオル
⑪吸引カテーテル（10〜12Fr）

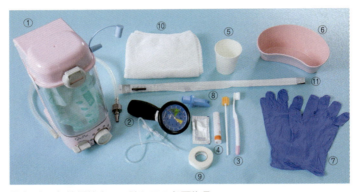

写真11 ● 気管挿管中の口腔ケアの必要物品

❹ 手順

①ケアの受け手に声をかけ同意と協力を得る
②ケアの受け手の状態から実施可能か判断する
③必要物品を準備する
④体位を整える
　（1）基本的には，30°のセミファーラー位とする
　（2）頸部を横へ向けるようにする
⑤カフ圧は適正圧より10mmHg高くする（一般的な内圧は20mmHgである）
⑥看護師2名で行う。ディスポーザブル手袋を装着する（**図4**）
⑦チューブの固定状況・口腔内の観察
　●チューブ固定の長さが挿管時と同じかどうか
　●汚れ・出血・腫脹・色・湿潤・口臭・舌苔・歯のぐらつき

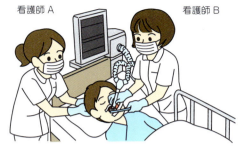

図4 ● 気管挿管中の口腔ケア

⑧気管内・口腔内の吸引を行う
⑨口腔内のケアを行う
　(1) 固定テープを一部はずす
　　● バイトブロックは残した状態で，気管内チューブと反対側の口腔ケアができるようスペースを作る
　　● 入れ歯用バイトブロック使用時はバイトブロックをはずす
　(2) 看護師Aは気管内チューブがずれないよう手で固定
　　● 看護師Bが歯ブラシ・スポンジブラシで歯や舌を磨く
　(3) 看護師Bが固定テープをすべてはずし，看護師Aがバイトブロック・気管内チューブを反対側に移動させ，手で固定。看護師Bが空いたほうの口腔内を磨き，洗浄・吸引する
⑩口唇のケア・顔のスキンケア・髭剃りを行う
　(1) 看護師Aは手でチューブを固定したまま，看護師Bがケアを行う
　(2) 口唇は濡らしたガーゼで清拭する。乾燥時はリップクリームを利用する
　(3) 髭剃りを行う
　(4) テープで隠れている部分の清拭をする
⑪ケア終了後の口腔内を観察する
⑫テープで気管内チューブの固定を行う
　(1) 新しいバイトブロックに交換して固定する
　(2) 看護師Bが固定する。固定し終わるまで看護師Aは手で固定する
⑬口腔内を吸引する
⑭気管内吸引を行う
⑮呼吸音を聴取，経皮的動脈血酸素飽和度（SpO_2）をチェックする
⑯カフ圧を適正圧に戻す（正常値：20〜22mmHg）
⑰体位を元に戻す

⑱使用物品を片付ける

4│入浴介助

（1）機械浴

❶ 目的
- 入浴やシャワー浴によって身体を清潔にすることで，爽快感やリラックス感を味わうとともに，血液循環を促進させる

❷ 適応
- 立位や座位の保持が困難であり，ストレッチャーを利用して入浴をする場合

❸ 必要物品
①バスタオル
②フェイスタオル
③洗体用のタオル
④石けん
⑤防水エプロン
⑥長靴
⑦患者・利用者の着替え
⑧ディスポーザブル手袋

（2）一般浴およびシャワー浴

❶ 目的
①入浴やシャワー浴によって身体を清潔にすることで爽快感やリラックス感を味わうとともに，血液循環を促進させる
②創部の清潔を保つ

❷ 適応
- 入浴の動作が，見守りや一部の介助で行える場合

❸ 必要物品
①バスタオル
②フェイスタオル
③洗浄剤（石けん，液体石けんなど）
④着替え
⑤ビニールテープ（傷の保護や装具装着指示がある場合）
⑥バスマット
⑦防水エプロン

⑧長靴

⑨ディスポーザブル手袋

⑩スポンジなど

5 | 部分浴・陰部ケア・おむつ交換

（1）部分浴

❶ 目的

①清潔の保持

②血液循環の促進

③気分転換や入眠を促す

④感染症の予防

❷ 適応

①入浴やシャワー浴などができない場合

②治療の補助として，血流促進や保清を必要とする場合

③精神的に不安定な状態にあり，リラクゼーション効果を期待したい場合

❸ 必要物品

①洗面器，たらい，バケツ

②湯（40℃程度・60℃以上の2種類），水

③ピッチャー

④防水シーツ

⑤タオル，バスタオル

⑥未滅菌ガーゼ

⑦ボディーソープ

⑧綿毛布，クッション（必要に応じて）

⑨湯温計

⑩ディスポーザブル手袋，ディスポーザブルエプロン

⑪ビニール袋

（2）部分洗浄（陰部洗浄）

❶ 目的

①陰部の清潔保持

②爽快感を得る

③感染予防

❷ 適応

①自分で陰部の清潔が保てない場合

②陰部にスキントラブルがある場合

❸ 必要物品

①陰部用タオル（使い捨ておしぼり）

②洗浄剤（泡タイプのもの，洗い流し不要の洗浄剤など）

③洗浄ボトル・湯（38〜40℃）

④ガーゼ

⑤おむつ

⑥ディスポーザブル手袋

⑦ディスポーザブルエプロン

⑧ビニール袋

（3）おむつ交換

❶ 目的

①清潔で健康な皮膚と粘膜を保つ

②感染予防

③不快感を取り除く

④皮膚・粘膜・分泌物・排泄物の観察の機会となる

❷ 適応

①尿意や便意が表出できない場合

②常時あるいは頻回に尿便の失禁がある場合

③腰殿部の挙上が困難な場合

❸ 必要物品

①おむつ

②尿取りパッド

③陰部用タオル（使い捨ておしぼり）

④ディスポーザブルエプロン・手袋・マスク

⑤ビニール袋

6│寝衣交換などの衣生活支援・整容

（1）整容（髭剃り含む）

❶ 目的

①皮膚の清潔保持

②爽快感を与える

❷ 適応

①髭が伸びている場合

②毛髪を整える場合

❸ 必要物品

①電気カミソリ（本人用）

②ヘアブラシ

③鏡

④タオル

⑤ディスポーザブル手袋

（2）寝衣交換

❶ 目的

● 身体の清潔保持

❷ 適応

①臥床している場合

②麻痺がある場合

③点滴を施行している場合

④ドレーン類が挿入されている場合

❸ 必要物品

● ケアの受け手の状態に合わせた寝衣

実践（OJT） ケアをしながら学んでみよう！

点滴・チューブ類挿入中の場合

①輸液ラインを確認する

②寝衣を脱ぐ

● 寝衣のひも，またはボタンをはずして前を開く

● 輸液ラインの入っていない側の袖を抜く

③輸液ライン側を下にした側臥位をとってもらう

● 脱いだ寝衣は内側に丸めて背の下に入れ込む

● 側臥位を保持できない場合は，2名で介助し，もう1名の介助者が支える

④仰臥位に戻り，輸液ライン側を上にして側臥位をとり，背中にある寝衣を引き出す

⑤クレンメを閉じ，輸液ラインの逆流を防ぐ。輸液ライン側の腕から袖を引き抜く

● 輸液ボトルとラインを持ち，袖をくぐらせる

⑥新しい寝衣を着る

● 輸液ライン側の袖に内側から輸液ボトルを通す

● 袖は扇子折りにして看護師の手首にかけ，反対側の手で輸液ボトルとラインをまとめて持ち，迎え手で把持して，袖をくぐらせる

⑦輸液ボトルを通したあと，輸液ライン側の手を袖に通す。寝衣を整え，ひも，またはボタンで閉める
⑧クレンメを開き，滴下数を調節，点滴を再開する
⑨交換後の寝衣や使用物品を片付ける

6 新人看護職員研修ガイドラインにおける【呼吸・循環を整える技術】

1│酸素吸入法

（1）中央配管

❶ 目的
- 酸素欠乏状態の予防・改善をする

❷ 適応
- 低酸素症の予防・改善が必要な場合

❸ 必要物品（写真12）
①経鼻カニューレまたは酸素マスク
②酸素流量計
③加湿用蒸留水
④接続アダプター

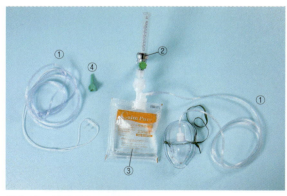

写真12 ● 酸素吸入の必要物品

❹ 手順
①ケアの受け手に声をかけ同意と協力を得る
②ケアの受け手の状態から実施可能か判断する
③必要物品を準備する

(1) 酸素吸入器具を組み立てる
(2) 中央配管のアウトレットに酸素吸入器具を取り付ける（**写真13・14**）

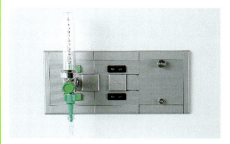
写真13 ● 中央配管のアウトレット

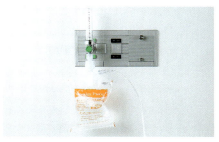
写真14 ● 酸素吸入器具の取り付け

(3) 酸素の流出を確かめる
(4) 医師の指示の酸素流量を確認し，調節する
④経鼻カニューレ・酸素マスクの装着
　●経鼻カニューレの場合（**写真12**）
　●酸素マスクの場合（**写真12**）
⑤接続外れ，チューブのもつれ・詰まり，屈曲の有無を確認する
⑥酸素投与中のケアの受け手の状態を観察する
⑦使用物品を片付ける

（2）酸素ボンベの取り扱い
❶ 必要物品
　①酸素ボンベ
　②酸素ボンベ架台
　③酸素流量計（圧力計付き）
❷ 手順〈流量計の接続手順〉
①酸素ボンベの赤いキャップをはずし，流量計と酸素ボンベ出口を接続し，流量計側のナットを時計回り（右回り）に手で閉める
②流量計を反時計方向（左回り）に回し，閉じておく
③酸素ボンベ上のハンドルを反時計方向（左回り）に回し，ボンベを開ける
④圧力計が100〜150kg/cm^{2}の圧力を示すか確認する
⑤流量計を少し開き，酸素流出を確認したのち，再び閉じて，ボンベ架でベッドサイドに運ぶ

> 実践(OJT) ケアをしながら学んでみよう！

①中央配管：加湿用蒸留水の使用の有無を確認する
- 装着したカニューレやマスクのゴムがきつくならないように注意して装着する（潰瘍形成の要因の１つとなるため）
- 周囲に火気・タバコなど危険物がないか確認し，患者・利用者にも説明する

②酸素ボンベの取り扱い（**写真15**）：ボンベの酸素は高圧なので，圧力調節器を付けて使用する
- 酸素ボンベを使用する際は台車やスタンドを使用する
- 流量計取り付け部から酸素の漏れがないことを確認する
- バルブを開くときは酸素噴射による事故を防ぐために，酸素の出口を人のいない方向に向けて静かに開ける
  (1) 酸素ボンベのハンドルを時計回り（右回り）に回し，閉じる
  (2) 圧力計が０になるのを確認し，流量計（**写真16**）も閉じる

　酸素ボンベの残量［L］の計算
　　ボンベ内容積［3.4L］×圧力計の表示値［Mpa］×10

　酸素ボンベ内使用可能量［L］の計算
　　ボンベ内容積［3.4L］×圧力計の表示値［Mpa］×10×0.8（安全係数）

　使用可能時間［分］の計算
　　使用可能量［L］÷指示流量［L/分］＝使用可能時間［分］

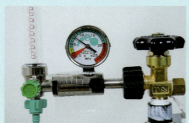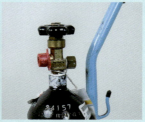

写真15 ● 酸素ボンベと流量計

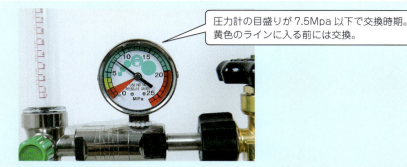

写真16 ● 流量計

（吹き出し）圧力計の目盛りが7.5Mpa以下で交換時期。黄色のラインに入る前には交換。

2｜吸引

(1) 吸引（口腔内・鼻腔内・気管内）

❶ 目的
- 口腔・気道内の分泌物および血液などを吸引し，気道を確保する

❷ 適応
- 自力での咳嗽誘発や上気道貯留物の喀出が困難な場合

口腔内吸引（鼻腔内吸引）

❸ 必要物品
①吸引器一式
②水道水
③吸引カテーテル（10〜12Fr）
④アルコール綿など
⑤ディスポーザブルエプロン・マスク・ディスポーザブル手袋
⑥ゴーグルまたはフェイスシールド
⑦ビニール袋
⑧聴診器
⑨パルスオキシメーター

❹ 手順
①ケアの受け手に声をかけ同意と協力を得る
②ケアの受け手の状態から実施可能か判断する
③必要物品を準備する
④ディスポーザブルエプロンを着用する
⑤吸引用アウトレットに接続し吸引器をセットする（**写真17**）

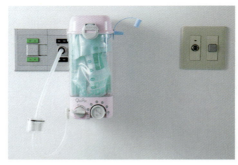

写真17 ● 吸引器のセット

⑥吸引圧を−20〜−26kPaにセットする
⑦ディスポーザブル手袋を装着する
⑧吸引カテーテルを屈曲し，減圧して鼻腔または口腔に挿入し，カテーテルを回しながら素早く吸引する
　● 10〜15秒以内
⑨吸引カテーテルをアルコール綿などで拭き取り，水道水を通し，チューブ内の痰を吸引ビンなどに流す
⑩ケアの受け手の状態を観察する（呼吸音，SpO_2）
⑪吸引後は吸引調節ダイヤルをオフに戻す
⑫ディスポーザブル手袋をはずし，ディスポーザブル手袋と吸引カテーテルを指定の場所に廃棄する
⑬使用物品を片付ける

気管内吸引（挿管・気管切開をしている場合）

❸ 必要物品
　①吸引器一式
　②水道水（吸引器セットのチューブ内の液を流す用）
　③吸引カテーテル（挿管用：50cm）
　④滅菌手袋
　⑤ディスポーザブルガウン・マスク・ディスポーザブル手袋
　⑥ゴーグルまたはフェイスシールド
　⑦ビニール袋
　⑧聴診器
　⑨パルスオキシメーター

❹ 手順

①ケアの受け手に声をかけ同意と協力を得る

②ケアの受け手の状態から実施可能か判断する

③必要物品を準備する

④流水と石けんで手洗いする

⑤吸引用アウトレットに接続し，吸引器を正しくセットする

⑥吸引圧を$-20\sim-26\mathrm{kPa}$にセットする

⑦滅菌手袋を装着する

⑧清潔操作で吸引カテーテルを屈曲し，減圧して挿入する。カテーテルを回しながら，すばやく吸引する

⑨吸引カテーテルを廃棄し，チューブ内の痰を吸引ビンに流す

⑩ケアの受け手の状態を観察する（呼吸音，SpO_2）

⑪吸引後は吸引調節ダイヤルをオフに戻す

⑫ディスポーザブル手袋をはずし，ディスポーザブル手袋と吸引カテーテルを指定の場所に廃棄する

⑬使用物品を片付ける

実践（OJT） ケアをしながら学んでみよう！

吸引（口腔内・鼻腔内・気管内）

● 意識のないケアの受け手の場合でも話しかけながら実施するよう心がける

● 吸引中は低酸素となるため，SpO_2の変動を確認しながら行う

（2）ネブライザー

❶ 目的

● 気道を加湿するとともに，分泌物の粘度を下げ，喀出しやすくする

❷ 適応

● 気道分泌物の増加があり，喀出が困難となっている場合

❸ 必要物品（**超音波式ネブライザー**）（写真18）

①ネブライザー本体

②ジャバラ（ディスポーザブル）

③マウスピースまたはマスク

④薬剤槽

⑤指示された薬液

⑥薬杯

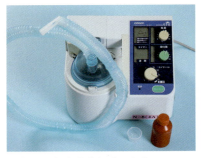

写真18 ● 超音波式ネブライザー

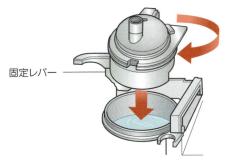

図5 ● セットの方法

❹ 手順

①ケアの受け手に声をかけ同意と協力を得る

②ケアの受け手の状態から実施可能か判断する

③体位を整える

④ネブライザー器具を組み立てる

⑤薬剤槽に指示された薬液を1回投与量入れる

- 薬液は通常150mLまで使用できる
- 5 mL以下で使用するときは，「小容量霧化セット」を使用する

⑥薬剤槽カバーを時計回りでしっかりと取り付け，本体に固定レバーで固定する（図5）

⑦ジャバラ，マウスピースまたはマスクを組み立てる

⑧吸入

（1）自然に呼吸してもらう

（2）ケアの受け手に声をかけ，本体のスイッチを入れる

（3）ゆっくり呼吸をするよう説明する

（4）むせない程度に霧の量，風量を調整する

（5）施行時間をケアの受け手に伝える

⑨使用物品を片付ける

実践（OJT）ケアをしながら学んでみよう！

- ケアの受け手の観察

①実施状況と効果をケアの受け手の状態に合わせた方法で観察する

②吸入後，必要に応じて体位ドレナージを行い，痰の喀出を促す

③必要に応じて吸引を行う

- 座位で行うことで横隔膜が下がり，肺胞に入りやすくなる

3 │ 体温調整

第Ⅱ部 -**①**-**Ⓒ**「アセスメント（身体面）」（p35）参照。

4 │ 体位ドレナージ

❶ 目的
- 貯留している分泌物の動きを利用して，中枢側に移動させること

❷ 適応
- 気道内分泌量が多く，分泌物の喀出が困難な場合

❸ 必要物品
①体位保持用クッション
②吸引用物品
③聴診器

❹ 手順
①ケアの受け手に声をかけ同意と協力を得る
②ケアの受け手の状態から実施可能か判断する
③必要物品を準備する
④肺音を確認し，痰の部位を確認する
⑤体位ドレナージ（**図6**）をとる
⑥咳嗽，ハフィング，必要に応じて吸引を行い，分泌物の喀出を促す
⑦分泌物の貯留状態を確認し，体位ドレナージの効果を評価する
⑧体位，寝衣，環境を整える
⑨使用物品を片付ける

実践（OJT） ケアをしながら学んでみよう！

- ショックなどの循環動態が不安定な場合は，禁忌である
- 聴診，打診から分泌物の貯留を判断する
- 痛みや呼吸困難が生じた場合には，すぐ知らせるよう声をかける
- 体位変換を行う際にはチューブ類などの屈曲や抜去に留意する

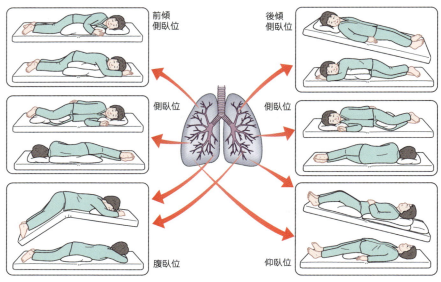

図6 ● 体位ドレナージ

5 人工呼吸器の管理

❶ 目的
- 自発呼吸が困難な場合に強制的に換気を行う

❷ 適応
①呼吸運動障害（気道閉塞や何らかの疾患による無呼吸など）

②ガス交換障害（肺閉塞，無気肺など）

③手術後や重症外傷時，循環状態が不安定な場合（心停止，致死的不整脈，ショックなど）

人工呼吸器の使用開始手順

❸ 必要物品
①人工呼吸器（**写真19**）

②滅菌蒸留水

③排水用の容器（機種により準備）

④閉鎖式吸引チューブ

⑤吸引用物品

＊病院・施設の医療機器マニュアルなど参照。

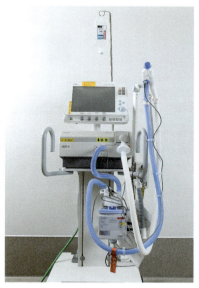

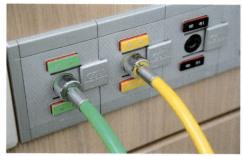

写真20 ● 中央配管
緑色側が酸素，黄色側が圧縮空気。

写真19 ● 人工呼吸器

④ 手順：蛇管（チューブの接続）

①電源プラグをコンセントに差し込む
　（1）非常用電源の赤コンセントを選択する
　（2）加湿器の電源プラグがある場合は，加湿器の電源も差し込む
②中央配管の酸素・圧縮空気にプラグを接続する（**写真20**）
③テストラングを装着する
④人工呼吸器の電源スイッチをオンにする
⑤加湿器用の蒸留水を設置する
⑥加湿器の電源をオンにする
⑦ウォータートラップがある場合は，ウォータートラップの位置・貯水量を確認し，水がたまっている場合は，取り除く
⑧呼吸器の設定を医師に行ってもらう
　● 「人工呼吸器点検シート」などを用いて確認する
　● ショックなどの循環動態が不安定な場合は，禁忌である

ケアの受け手のモニタリング

❸ 必要物品
①パルスオキシメーター

②聴診器

③カフ圧計（自動・手動）

- 人工呼吸器関連肺炎（VAP）予防のため，30～45°のギャッチアップが推奨されている
- ケアの受け手は発声ができず拘束感が強いため，コミュニケーションの方法を工夫し，ストレスを緩和する

❹ 手順
①ケアの受け手に声をかけ同意と協力を得る

②ケアの受け手の状態から実施可能か判断する

③必要物品を準備する

④視診・触診

- 視診：ケアの受け手の表情・鼻翼・口・胸郭の動き，発汗状態，口唇や爪の色
- 触診：手のひら全体を胸郭に当て，呼吸運動に合わせながら，胸郭の動きをみていく

⑤聴診

⑥カフ圧を測定し，気管内チューブを固定する

⑦グラフィックモニターの観察

- 人工呼吸器のグラフィックモニターで，ケアの受け手の呼吸状態や呼吸の同調性をみる

⑧使用物品を片付ける

実践（OJT）　ケアをしながら学んでみよう！

❶ 人工呼吸器の管理
- 加湿器内蒸留水の追加と交換方法の時期を確認する
- 回路，加湿器を定期的に交換する
- 回路のリークを確認する
- ケアの受け手より回路を低い位置にする
- 回路に水分が貯留すると，人工呼吸器とケアの受け手の同調性が悪くなるため，随時取り除く（**表5**）
- 人工呼吸器は非生理的な換気のため，それ自体が直接各臓器にさまざまな影響を与える（**図7**）。また，人工呼吸器を装着することによって起こってくる現象がある
- 呼吸状態や鎮静の状態を評価する

表5 ● 呼吸と同調していない状態

	ファイティング	バッキング
意味	・呼吸器による強制換気とケアの受け手の自発呼吸が合わず，呼吸困難が誘発される状態	・気道分泌物などの貯留により，咳嗽反射が出現し，呼吸器とのリズムが合わない状態
対処	・用手的呼吸に切り替える ・自発呼吸の状態を確認し，呼吸器設定の変更などを医師と相談する	・気道分泌物を除去する

(城野昭美・他：人工呼吸器装着中のケア．看護技術スタンダードマニュアル作成委員会（編），看護技術スタンダードマニュアル．p423，メヂカルフレンド社，2006．より)

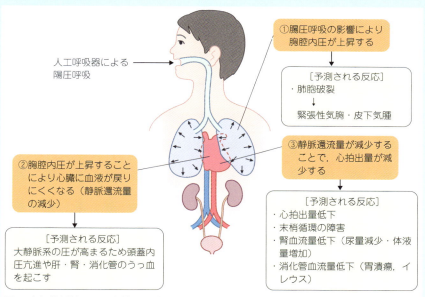

図7 ● 気管挿管による生体の反応

❷ 人工呼吸器装着中の合併症と予防のケア

● 圧外傷・陽圧換気による人体への影響

・気胸，皮下気腫，循環器系への影響により，心拍出量，血圧，腎血流量の低下などが生じるため観察を行う

・気管チューブ固定による皮膚損傷に注意し，観察を行う

・心理的ストレスによる胃腸障害などを含めて観察を行う

・ウィーニングの過程（人工呼吸から自発呼吸へ移行する）では，薬剤による鎮静からの覚醒状態の観察を行う

・人工呼吸器装着による苦痛（呼吸がうまくできない，声が出ないことなど）への配慮を行う

7 新人看護職員研修ガイドラインにおける【創傷管理技術】

1│創傷処置

❶ **目的**
- 創傷治癒を促進する

❷ **適応**
①局所的因子：出血，感染，血行障害，振動，張力，圧迫
②全身的因子：低栄養，代謝障害（糖尿病，肝障害など），ステロイド製剤の長期服用，血液凝固異常など

❸ **必要物品**
①ドレッシング材
②テープ
③消毒または洗浄に使用する物品
④ディスポーザブル手袋
⑤ビニール袋

❹ **手順**
①ケアの受け手に声をかけ同意と協力を得る
②ケアの受け手の状態から実施可能か判断する
③必要物品を準備する
④手洗いを行い，ディスポーザブル手袋を装着する
⑤ケアの受け手のプライバシーを保護し，室温に気をつける
⑥テープやドレッシング材をはがす
⑦創傷の状態を観察する
   （1）感染徴候
   （2）滲出液
   （3）創部離開の有無や程度
   （4）痛みの程度
   （5）周囲皮膚：発赤，びらんの有無
⑧創部の消毒または洗浄を行う（必要時）
⑨ドレッシング材で創部を被覆する
⑩テープをはがす際には，皮膚に垂直にはがさず，皮膚に合わせてはがす
⑪衣類を整え，終了したことを伝える
⑫使用物品を片付ける

116

2 | 褥瘡の予防

❶ 目的

● 圧迫，ずれを排除する

❷ 適応

①可動性，活動性，知覚，認知の低下

②外的要因（湿潤，摩擦，ずれなど）

③内的要因（低栄養，体重減少など）

❸ 必要物品

病院・施設の褥瘡管理マニュアルなどを参照

3 | 包帯法

❶ 目的

● 創傷や疾病などを治療する

❷ 適応

● 被覆・支持・固定・圧迫・牽引・矯正・保湿・安楽など

❸ 必要物品

①包帯：伸縮性包帯，非伸縮性包帯，弾力包帯，三角布，T字帯，腹帯，弾性ストッキングなど

②テープ

❹ 手順

①ケアの受け手に声をかけ同意と協力を得る

②ケアの受け手の状態から実施可能か判断する

③必要物品を準備する

④包帯を巻く

⑤衣類を整え，終了したことを伝える

⑥使用物品を片付ける

実践（OJT） ケアをしながら学んでみよう！

①実施上の原則に基づいて行う

（1）実施する部位に適当な包帯サイズ，種類を選択する

（2）末梢から中枢に向かって一定の圧力で巻く

（3）関節や靱帯などに負担をかけないようにするため，良肢位を保って巻く

（4）循環障害を避けるため末梢側を露出させておく

②帯尾は中枢側に少し出して1回巻いたあと，出した部分を折り返し，その上から重

ねて2～3回巻く

(1) 患部の上で巻き終わらないよう包帯の長さを調節する

(2) 細すぎる包帯は締め付けすぎになり，太すぎる包帯は重なりすぎになる

③弾力包帯や弾性ストッキングによる圧迫は，拡張した毛細血管の径を縮小させ，組織圧を上昇させる。その結果，組織間液の再吸収が促進され，組織間液は減少し，浮腫の軽減，酸素の拡散が良好となる

④圧迫療法により，静脈還流ばかりでなくリンパ還流も改善される。弾力包帯は，6～24時間の間に圧迫力が低下するため，巻きなおす必要がある

8 新人看護職員研修ガイドラインにおける【与薬の技術】

1 経口薬の与薬

❶ 目的
- 内服した薬剤を消化管を通過して吸収させ，体内に取り込ませる

❷ 適応
- 嚥下機能を含め，消化管運動や消化吸収能力に異常がない場合

❸ 必要物品
①指示された薬剤
②処方箋
③コップ（または吸い飲み，薬杯）
④オブラート（必要時）
⑤水

❹ 手順

定時薬の場合

①ケアの受け手に声をかけ同意と協力を得る
②ケアの受け手の状態から実施可能か判断する
③必要物品を準備する
④処方箋の記載内容を2名で確認し，薬剤を準備する。6Rを用いる
- 氏名・時間・薬剤・量・目的・方法を処方箋と照合する
- アレルギーの有無・薬剤禁忌の把握
⑤誤嚥防止のため意識状態，嚥下状態を確認する
⑥薬剤を飲み終えたことを確認する
⑦処方箋の内容を確認し，実施者のサインをする

実践（OJT） ケアをしながら学んでみよう！

● 自己管理が可能かどうかは医師・薬剤師と検討する（アセスメントシートなどを用いる）

2 | 外用薬の与薬

❶ 目的

● 限局した皮膚に薬物を直接投与し，薬効を期待するために実施する

❷ 適応

①消炎，鎮痛，掻痒感の緩和，皮膚潰瘍などの治療

②皮膚への薬剤塗布，塗擦

❸ 必要物品

①指示された薬剤（点眼薬，貼布剤，軟膏など）

②ディスポーザブル手袋

③ガーゼやテープ類（必要時）

❹ 手順

①ケアの受け手に声をかけ同意と協力を得る

②ケアの受け手の状態から実施可能か判断する

③必要物品を準備する

④処方箋の記載内容を 2 名で確認し，薬剤を準備する。6R を用いる

　● 氏名・時間・薬剤・量・目的・方法を処方箋と照合する

　● アレルギーの有無・薬剤禁忌を把握する

⑤軟膏を塗る部分をあらかじめ清潔にし，ディスポーザブル手袋を使用し，軟膏を手に取る

⑥指の腹で塗布する

⑦口腔内への塗布は，嘔吐反射が出現しないように最後に行う

　点眼薬

　● 点眼容器の先が，まつげや目に直接触れないようにする

　● 点眼容器や眼軟膏の先端に触れないように注意する

　● 点眼薬と眼軟膏がある場合，①点眼，②眼軟膏の順番に行う

　貼布剤

　● 貼布剤は皮膚が蒸れやすいのでよく観察し，1 ～ 2 回 / 日，部位や場所を変える

119

3 直腸内与薬（坐薬）

❶ 目的
- 直腸の粘膜から薬剤を吸収させる

❷ 適応
①経口投与ができない場合
②直腸粘膜に異常を認めない場合
③上部消化管の消化吸収能が低下している場合

❸ 必要物品（写真21）
①処方箋
②指示された坐薬
③水溶性潤滑剤
④ディスポーザブル手袋
⑤ガーゼ

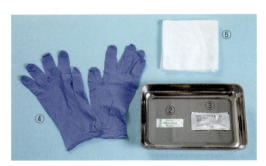

写真21 ● 直腸内与薬（坐薬）の必要物品

❹ 手順
①ケアの受け手に声をかけ同意と協力を得る
②ケアの受け手の状態から実施可能か判断する
③必要物品を準備する
④処方箋の記載内容を 2 名で確認し，薬剤を準備する。6R を用いる
- 氏名・時間・薬剤・量・目的・方法を処方箋と照合する
- アレルギーの有無・薬剤禁忌を把握する

⑤事前に排便を済ませておくように促す
⑥直腸・肛門周囲の状態を観察する
⑦体位を左側臥位，膝は十分に屈曲させる。またはシムス位にする

⑧ディスポーザブル手袋を装着し，薬剤を包装から出し，水溶性潤滑剤をつける
⑨成人の場合は約2.5cm挿入し，挿入後はしばらくガーゼで肛門部を押さえ，薬剤の排出を防ぐ
⑩処方箋の内容を確認し実施者のサインをする
⑪使用物品を片付ける

> **実践（OJT）** ケアをしながら学んでみよう！
>
> ● 挿入の際は，「はーと，口から息を吐いてください」など，口呼吸するよう促す
> ● 薬剤を挿入した刺激で便意を催すことがあるが，しばらくするとおさまることをあらかじめ説明しておく

4│皮下注射

❶ 目的
● 皮下内に薬剤を注射する

❷ 適応
● 筋肉注射よりも緩やかな薬効を期待する場合

❸ 必要物品（写真22）
①処方箋
②注射液
③注射器
④注射針（26G）
⑤アルコール綿など
⑥針捨て容器

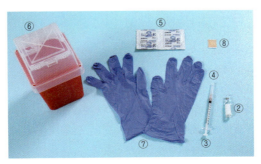

写真22 ● 皮下注射の必要物品

⑦ディスポーザブル手袋
⑧絆創膏

④ 手順

① ケアの受け手に声をかけ同意と協力を得る
② ケアの受け手の状態から実施可能か判断する
③ 必要物品を準備する
④ 処方箋の記載内容を2名で確認し，薬剤を準備する。6R を用いる
- 氏名・時間・薬剤・量・目的・方法を処方箋と照合する
- アレルギーの有無・薬剤禁忌を把握する
- 薬剤の3回確認を行いながら準備する
  (1) 処方箋と薬剤を指さし，声を出して確認する
  (2) 薬液を吸引する。このとき処方箋と薬品を指さし，声を出して確認する
  (3) 処方箋と空アンプルまたはバイアルの薬品名を指さし，声を出して確認する
⑤ 注射部位を選択する（図8）

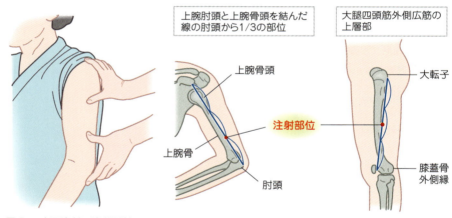

図8 ● 皮下注射の注射部位

⑥ 注射部位をアルコール綿で消毒する（アルコールの禁忌を確認する）
⑦ 注射部位をつまみ上げる
⑧ 皮膚に対して10〜30°の角度で，すばやく針を刺入する（図9）
⑨ ケアの受け手に刺入部位の激痛，しびれがないかを確認する
⑩ 内筒を少し引き，血液の逆流がないことを確認し，注射液をゆっくり注入する
⑪ 針を抜き，刺入部位をアルコール綿で押さえる
⑫ 使用物品を片付ける

●注射針はリキャップせずに，注射器とともに針捨て容器に廃棄する
⑬処方箋の内容を確認し実施者のサインをする

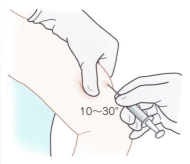

図9 ● 皮下注射の角度

5│筋肉内注射

❶ 目的
● 筋肉内に薬剤を注射する

❷ 適応
● 静脈内注射よりも緩徐な薬効発現を期待する場合

❸ 必要物品（写真23）
①処方箋
②注射液
③注射器（使用する薬剤量に適したもの）
④注射針（22，23G）
⑤アルコール綿など

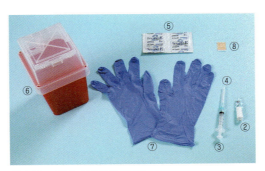

写真23 ● 筋肉内注射の必要物品

⑥針捨て容器
⑦ディスポーザブル手袋
⑧絆創膏

❹ 手順

①ケアの受け手に声をかけ同意と協力を得る
②ケアの受け手の状態から実施可能か判断する
③必要物品を準備する
④処方箋の記載内容を 2 名で確認し，薬剤を準備する。6R を用いる
- 氏名・時間・薬剤・量・目的・方法を処方箋と照合する
- アレルギーの有無・薬剤禁忌の把握
- 薬剤の 3 回確認を行いながら準備する
  (1) 処方箋と薬剤を指さし，声を出して確認する
  (2) 薬液を吸引する。このとき処方箋と薬品を指さし，声を出して確認する
  (3) 処方箋と空アンプルまたはバイアルの薬品名を指さし，声を出して確認する

⑤ケアの受け手を確認する
⑥注射部位をアルコール綿で消毒する（アルコールの禁忌を確認する）
⑦注射器をペンのように持ち，針を皮膚に対して90°の角度ですばやく刺入する（**図10**）
⑧内筒を引き，血液の逆流やしびれがないことを確認する
⑨薬剤を注入する
⑩アルコール綿を用意し，針を抜くと同時にアルコール綿で注射部位を押さえる
⑪注射針はリキャップせずに，注射器とともに針捨て容器に廃棄する
⑫処方箋の内容を確認し，実施者のサインをする
⑬使用物品を片付ける

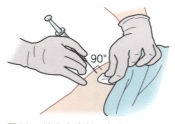

図10 ● 筋肉内注射の角度

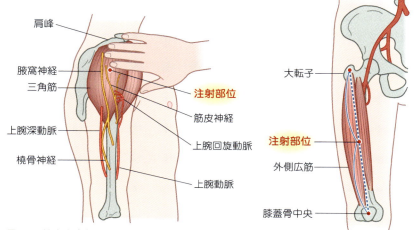

図11 ● 筋肉内注射の部位

筋肉内注射の部位 (図11)
- 上腕三角筋の肩峰から3横指下
- 中殿筋の上方外観
- 大腿外側広筋の中央部

6 皮内注射

- 病院・施設の看護手順などを参照

7 静脈内注射

❶ 目的
- 比較的少ない量の薬剤を，1回で静脈内に直接注入する

❷ 適応
- 静脈内に直接薬液を注入することにより，皮下注射，筋肉内注射よりもさらに迅速かつ確実な薬効を得る場合

❸ 必要物品（写真24）
①処方箋
②注射液
③注射器（薬剤量と血液逆流量を加算した容器の注射器）
④注射針（21〜23G）
⑤アルコール綿など

⑥駆血帯
⑦ディスポーザブル手袋
⑧針捨て容器
⑨固定用テープ
⑩肘枕

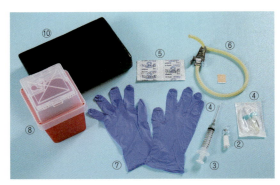

写真24 ● 静脈内注射の必要物品

④ 手順

①ケアの受け手に声をかけ同意と協力を得る
②ケアの受け手の状態から実施可能か判断する
③必要物品を準備する
④処方箋の記載内容を2名で確認し，薬剤を準備する。6Rを用いる
- 氏名・時間・薬剤・量・目的・方法を処方箋と照合する
- アレルギーの有無・薬剤禁忌の把握

⑤ディスポーザブル手袋を装着する
⑥注射器を袋から取り出し，注射針を接続する
⑦薬剤の3回確認を徹底する
　(1) 処方箋と薬剤を指さし，声を出して確認する
　(2) 薬液を吸引する。このとき処方箋と薬品を指さし，声を出して確認する
　(3) ミキシングに使用した注射針はリキャップせずに，注射器とともに針捨て容器に廃棄する
　(4) 処方箋と空アンプルまたはバイアルの薬品名を指さし，声を出して確認する
⑧排尿を済ませ，安楽な体位をとらせる。また清拭やその他の処置は，できる限り済ませておく
⑨ケアの受け手を確認する

⑩ケアの受け手に静脈内注射を行う
⑪静脈内注射を実施する静脈を選ぶ
- よく選ばれる刺入部位は,「橈側皮静脈」「尺側皮静脈」「肘正中皮静脈」「前腕正中皮静脈」である（**図12**）

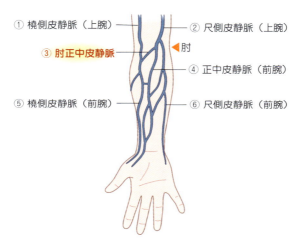

図12 ● 静脈内注射の実施部位

① 橈側皮静脈（上腕）
② 尺側皮静脈（上腕）
③ 肘正中皮静脈　◀肘
④ 正中皮静脈（前腕）
⑤ 橈側皮静脈（前腕）
⑥ 尺側皮静脈（前腕）

⑫ケアの受け手に手を握ってもらい，刺入する部位より中枢を駆血する
⑬注射部位をアルコール綿で消毒する（アルコールの禁忌を確認する）
⑭針の切り口を上方に向け，皮膚を伸展させ，針を刺入する
- 血液の逆流を確認したら，針を確実に血管内に留置するため，5〜10mm針を進める
- 刺入部位の手前から，15〜20°の角度で，血管の真上から刺入する

⑮注射器の内筒を引き，血液の逆流があることを確認する
⑯駆血帯をはずし，ケアの受け手に手を開いてもらう
⑰針の刺入部を固定する
⑱注射器を確実に固定し，薬剤をゆっくり注入する
⑲薬剤の注入が終了したら，針の角度を変えないようにすばやく針を抜き，同時にアルコール綿で注射部位を圧迫する
- 針を格納する（リキャップは行わない）

⑳圧迫止血する
- ケアの受け手に止血方法を説明する
- 3〜5分程度圧迫して止血する

㉑注射針はリキャップせずに，注射器とともに針捨て容器に廃棄する

㉒処方箋の内容を確認し実施者のサインをする

実践（OJT）ケアをしながら学んでみよう！

- 2種類以上の薬剤を混合注射する場合，混合による薬剤の変化がないか確認する
- 出血傾向がある場合，確実に止血されたことを確認する
- 血管外漏出，血管外注入発見時は直ちに注入を中止し，疼痛，腫脹，皮下組織の壊死，感染，静脈炎に注意し，観察を行う。また，他血管を選択し，別ルートで行う

---

8 | 点滴静脈内注射

❶ 目的

①点滴静脈内注射は，大量の薬液を持続的に静脈内に注入する

②一度に静脈内注射をすると危険な薬剤について，血中濃度を一定に保つために選択される

❷ 適応

①体内の電解質バランスの補正

②栄養の補給

③治療に用いる薬剤の投与

④検査に用いる薬剤の投与

⑤急変時の血管へのアクセスルート確保など

❸ 必要物品（写真25）

①処方箋

②注射液

③静脈留置針（サーフロー）または翼状針（18～24G，使用薬剤・血管の太さに合ったもの）

④輸液セット（成人用，小児用，ポンプ用など用途に合ったもの）

- 1 mL＝20滴：成人
- 1 mL＝60滴：小児

⑤延長チューブ

⑥三方活栓・静脈ライン用コネクタ（シュアプラグ）

⑦透明なドレッシング材

⑧固定用テープ

⑨アルコール綿など

⑩駆血帯

⑪ディスポーザブル手袋

⑫点滴スタンド
⑬輸液ポンプ(必要時)
⑭針捨て容器
⑮肘枕

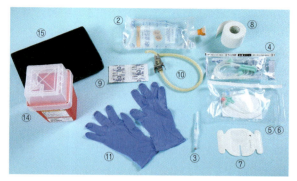

写真25 ● 点滴静脈内注射の必要物品

❹ 手順

①ケアの受け手に声をかけ同意と協力を得る
②ケアの受け手の状態から実施可能か判断する
③必要物品を準備する
④処方箋の記載内容を2名で確認し,薬剤を準備する。6Rを用いる
  ● 氏名・時間・薬剤・量・目的・方法を処方箋と照合する
  ● アレルギーの有無・薬剤禁忌を把握する
⑤ディスポーザブル手袋を装着する
⑥注射器を袋から取り出し,注射針を接続する
⑦薬剤の3回確認を徹底する
  (1) 処方箋と薬剤を指さし,声を出して確認する
  (2) 薬液を吸引する。このとき処方箋と薬品を指さし,声を出して確認する
  (3) 輸液ボトルのふたをはずし,ゴム栓をアルコール綿で消毒する
  (4) アルコールの乾燥を保ち,静かに泡立てないように薬液を注入する
  (5) 注射針はリキャップせずに注射器とともに針捨て容器に廃棄する
  (6) 処方箋と空アンプルまたはバイアルの薬品名を指さし,声を出して確認する
  (7) 輸液セットと延長チューブを清潔に接続する
    ● クレンメを閉じる
    ● 三方活栓の向きを確認する
  (8) 必要な薬剤と輸液セットを接続する
⑧輸液セットを輸液で満たす

(1) クレンメが閉じられていることを確認し、輸液製剤を点滴スタンドにかける
(2) 点滴筒を指でゆっくり押しつぶして離し、点滴筒の半分程度まで輸液製剤をためる
(3) クレンメを開き、延長チューブの先まで輸液を満たす
(4) クレンメを閉じ、輸液セット内の空気をはじいて除去する

⑨穿刺部位より中枢側に駆血帯を締め、静脈が浮き出るのを待ち、穿刺しやすい静脈を決める

⑩ケアの受け手に手を握ってもらい、刺入する部位より中枢を駆血し、注射部位をアルコール綿で消毒する（アルコールの禁忌を確認する）

⑪針の切り口を上方へ向け、皮膚を伸展させ、針を刺入する
- 刺入部位の手前から、15〜20°の角度で、血管の真上から刺入する

> 静脈留置針の場合

(1) 安全カバーを持ち、針先を傷めないようにプロテクターをはずす
(2) 内針の刃面が上になるように安全カバーを持って穿刺する
(3) 血液の逆流を確認したら、内針ハブ先端のタブを押して静脈留置針だけを必要な深さまで進める
(4) 駆血帯をはずし、穿刺針を抜く
(5) 穿刺針を抜いたときに安全カバーをロックする（穿刺針は針捨て容器に廃棄する）
(6) 静脈留置針と延長チューブを接続する
(7) 輸液を流し、穿刺部位が腫脹したり、疼痛がないか確認する
(8) 透明なドレッシング材で穿刺部位を固定する
(9) 延長チューブにループを作り、固定用テープで固定する（**写真26**）
- 時間あたりの予定投与量を計算し、計算と実際の残量に差が開いていないことを確認する

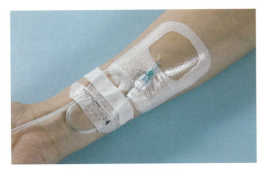

写真26 ● 静脈留置針の刺入部固定例

翼状針の場合

(1) 輸液セットと翼状針を接続し，ルート内を輸液で満たす

(2) 刃面を上にし，翼状針を持ち穿刺する

(3) 血液の逆流を確認し，駆血帯をはずす

(4) 輸液を流し，穿刺部位が腫脹したり，疼痛がないか確認する

(5) 刺入部位を固定用テープで固定する

⑫注入速度を調節する

⑬輸液セット全体の流れと，輸液製剤の高さを確認する

(1) 輸液製剤の液面は，心臓・点滴刺入部より高くする

(2) 点滴施行中に動いたり立ったりするときも，逆流がないか確認する

⑭処方箋の内容を確認し実施者のサインをする

⑮点滴施行中は，定期的にベッドサイドに行き，ケアの受け手の様子を観察する

- 時間あたりの予定投与量を計算し，計算と実際の残量に差が開いていないことを確認する

実践(OJT) ケアをしながら学んでみよう！

- 輸液製剤のゴム栓部分は滅菌されていないため，開栓したあと，アルコール綿で消毒する

- 刺入部の「熱感」「発赤」「疼痛」「腫脹」など，炎症の徴候がみられたら，すぐに血管内留置カテーテルを抜去する

- 点滴滴下計算式
  - 点滴筒と時計の位置を同じ高さに合わせる
  - 点滴速度の計算方法
    ▶ 1分間の滴下数 ≒ 総量×セットの1 mLの滴下数 / （時間（h）×60分）
    ▶ 成人用輸液セット（1 mL ≒ 15滴）を用いた場合，500mLを5時間で投与するときの滴下数

      500mL ×15滴 / （5 h ×60分）≒25滴 / 分

    ※輸液セットの種類（1 mL ≒ ○滴により，1分間の滴下数が異なるため注意する）

9 | 中心静脈内注射

❶ 目的
①末梢静脈からの穿刺が困難な場合の血管確保

②持続的栄養補給

❷ 適応
①血管確保が困難な場合

②経口摂取が不可能または不十分な場合

❸ 必要物品（写真27）
①中心静脈カテーテル挿入キット

②縫合セット（a）・絹糸（b）

③消毒液

④消毒綿球

⑤鑷子

⑥1％キシロカイン10mL

⑦10mL シリンジ

⑧22G または23G カテラン針

⑨滅菌ガウン・マスク・キャップ（マキシマルバリアプリコーション用）

⑩滅菌手袋

⑪注射用生理食塩水20mL またはヘパフラッシュ

⑫輸液用生理食塩水100mL

⑬中心静脈（central venous：CV）用輸液セット（a）・シュアプラグ（b）

⑭透明フィルムドレッシング材

⑮滅菌サージカルドレープ

⑯処置用シーツ

⑰ディスポーザブル手袋・エプロン・マスク（PPE 用）

⑱ビニール袋

⑲バスタオル

⑳同意書

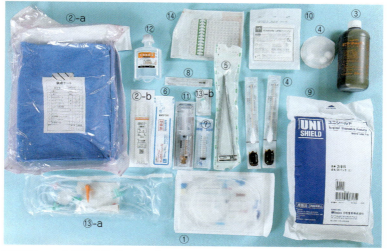

写真27 ● 中心静脈内注射の必要物品

❹ 手順

① ケアの受け手に声をかけ同意と協力を得る
② ケアの受け手の状態から実施可能か判断する
③ 処方箋の記載内容を2名で確認し，薬剤を準備する。6Rを用いる
- 氏名・時間・薬剤・量・目的・方法を処方箋と照合する
- アレルギーの有無・薬剤禁忌の把握

④ 穿刺部位を露出し，バスタオルなどを用いて，プライバシーの保護と保温に努める
⑤ 穿刺部位の周囲にディスポーザブルシーツを敷く
⑥ 看護師は手指消毒を行い，ディスポーザブル手袋，ディスポーザブルエプロン，マスクを装着する
⑦ 必要物品を準備し，無菌的操作で介助する
⑧ 医師はキャップ，マスクを装着する
⑨ 看護師が滅菌ガウンの装着を介助し，医師は滅菌手袋を装着する（マキシマルバリアプリコーション）
⑩ 医師に消毒綿球を渡す（2回消毒する）
⑪ 看護師が滅菌穴あきドレープを無菌的に開封し，医師に渡す
⑫ 看護師は局所麻酔薬を保持し，医師がシリンジで吸い上げる
⑬ カテーテル挿入後，中心静脈カテーテルにシュアプラグを接続してもらう（**図13**）
⑭ 輸液用生理食塩水100mLと接続する
⑮ カテーテルの縫合を介助する

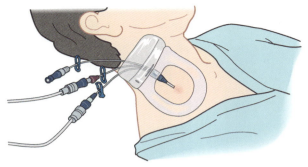

図13 ● 挿入部の固定（内頸静脈）

⑯カテーテル先端が目的部位に到達していることをX線像で確認する
⑰医師の指示により輸液を開始する
⑱処方箋の内容を確認し実施者のサインをする

> **実践(OJT)** ケアをしながら学んでみよう！
>
> **挿入時**
> - 超音波検査機器により視覚的に確認しながらカテーテル挿入を行うこともある
> - ポビドンヨードの消毒効果を得るため，十分に乾燥させる
> - 止血できていないときは，滅菌ガーゼで圧迫固定を行う
>
> **挿入中の管理**
> - 光により変性する薬剤が含まれる場合は，適切に遮光がなされているかを確認する
> - 挿入部のドレッシング材のはがれや破損の有無を確認する
> - 挿入部の出血の有無，膿・発赤・腫脹の有無を確認する
> - 脂質を含む経静脈的投与輸液製剤の場合は，変性予防のため注入開始から24時間以内に注入を完了する

10 輸液ポンプ・シリンジポンプの準備と管理

（1）輸液ポンプ

❶ 目的
- 一定の速度で持続的に正確に体内に注射する

❷ 適応
①厳密な水分出納管理が必要な場合（特に注意が必要な場合：昇圧薬，降圧薬，麻薬，鎮静薬，向精神薬，インスリンなど）
②カリウム製剤を混注した点滴を輸液する場合（薬剤部で調剤する）

❸ 必要物品

①処方箋

②注射液

③輸液ポンプ（流量制御型，滴数制御型）

④点滴スタンド

⑤輸液ポンプ専用輸液セット（クリップつき）

⑥アルコール綿など

⑦ディスポーザブル手袋

❹ 手順

①ケアの受け手に声をかけ同意と協力を得る

②ケアの受け手の状態から実施可能か判断する

③必要物品を準備する

④処方箋の記載内容を2名で確認し，薬剤を準備する。6Rを用いる

● 氏名・時間・薬剤・量・目的・方法を処方箋と照合する

● アレルギーの有無・薬剤禁忌の把握

⑤輸液ポンプを点滴スタンドに固定する。コードを接続し，電源を入れる。ポンプの設置位置，点滴ラインの長さ，電源コードの位置など，ケアの受け手の安全に配慮して設置する

⑥輸液セットを点滴ボトルに差し込み，ラインの先端まで薬液を満たす

⑦ポンプの扉を開け，輸液セットを装着する

（1）ポンプ内部にチューブを装着し，たるみのないことを確認する（**写真28**）

（2）扉はしっかりと閉める

⑧医師の指示を確認し，1時間あたりの流量（mL/時）・予定総量（mL）を設定する。設定時には，複数の看護師で確認する（**写真29**）

⑨三方活栓に輸液チューブを接続し，クレンメ・三方活栓を開放する。輸液ポンプの開始ボタンを押す

⑩輸液開始後は，しばらくケアの受け手のもとにとどまり，滴下状況やケアの受け手の様子を観察する

⑪ケアの受け手に移動時の操作方法を指導する

電源コードをはずし，移動して戻ったときには必ず電源を再接続するよう指導する。

⑫アラームが鳴ったら，看護師に伝えるよう説明する

アラームの対処法

● アラームの種類を確認し，停止ボタンを1回押す

● アラームの原因を解決し，輸液を再開する

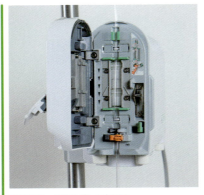 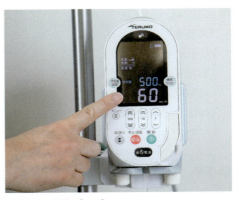

写真28 ● 輸液ポンプ内部　　　　写真29 ● 輸液ポンプ

⑬処方箋の内容を確認し実施者のサインをする

> **実践（OJT）** ケアをしながら学んでみよう！
>
> - 輸液ポンプは3～4kgの重量があり，点滴スタンドの上部に固定すると重心が高く，不安定となり，転倒の危険性が高い。適当な高さにしっかりと固定する
> - 移動中の振動により，固定が緩むことがあるので注意する
> - ポンプ内部のチューブがたるんでいると，気泡や閉塞の感知機能が正確に作動しない
> - 時間流量と予定総量の取り違えに注意する
> - 開始ボタンの押し忘れに注意する
> - アラームの種類には，閉塞，気泡，バッテリー残量不足，予定量完了などがあるため，アラームが鳴った際には原因を確認する

（2）シリンジポンプ

❶ 目的
①高濃度の微量な薬液を0.1mL単位で調節し，注入する
②特に注意が必要な場合：昇圧薬，降圧薬，麻薬，鎮静薬，向精神薬，インスリンなど

❷ 適応
①ケアの受け手の状態に合わせ，流量をコントロールしたい場合
②ケアの受け手の状態に合わせ，一時的に一定量を急速に投与したい場合
- 持続で鎮静薬を投与しながら，ケアの受け手の状態に合わせ薬液を決められた量だけフラッシュ（急速投与）する場合

❸ 必要物品
①処方箋
②注射液

③シリンジポンプ
④点滴スタンド
⑤シリンジ
⑥延長チューブ
⑦アルコール綿など
⑧注射針
⑨ディスポーザブル手袋

❹ **手順**

①ケアの受け手に声をかけ同意と協力を得る
②ケアの受け手の状態から実施可能か判断する
③必要物品を準備する
④処方箋の記載内容を2名で確認し，薬剤を準備する。6Rを用いる
- 氏名・時間・薬剤・量・目的・方法を処方箋と照合する
- アレルギーの有無・薬剤禁忌の把握

⑤電源コードを接続し，コンセントに差し込む（**図14**）
⑥シリンジポンプの電源を入れる
- 表示・ブザー鳴動の確認をする

⑦シリンジをセットする
(1) シリンジホルダーを上げる（**写真30**）
(2) シリンジを置く（**写真31**）

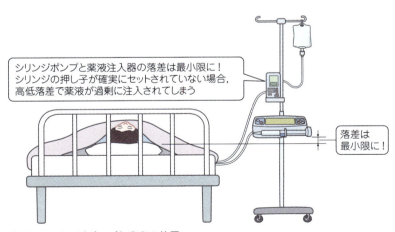

図14 ● シリンジポンプと患者の位置
（日本看護協会：シリンジポンプの取り扱いによる事故を防ぐ．医療・看護安全管理情報427，2003．より）

(3) シリンジホルダーを下ろす（**写真32**）

- シリンジの目盛を上にしてセットする

⑧医師の指示に従い，流量設定ダイヤルを回転させ，輸液流量を設定する．小数点・桁数の間違いはないかを確認する
- 設定後には複数の看護師で確認する（**写真33**）

⑨早送りボタンを押し続け，延長チューブの先端まで薬液を満たし，気泡を除去する（**写真34**）

⑩三方活栓にメインのルートの延長チューブを接続し，三方活栓を開く

⑪スタートボタンを押し，輸液を開始する（**写真35**）

⑫アラームの対処法
- アラームの種類を確認し，停止ボタンを1回押す
- アラームの原因を解決し，開始ボタンを押して再開する

⑬処方箋の内容を確認し，実施者のサインをする

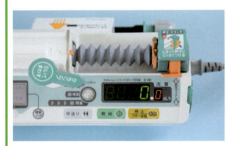

写真30 ● シリンジホルダーを上げる

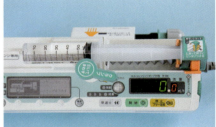

写真31 ● シリンジを置く

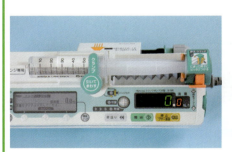

写真32 ● シリンジホルダーを下ろす

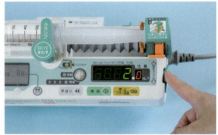

写真33 ● 複数の看護師で確認する

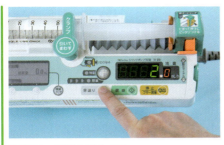
写真34 ● 気泡を除去する

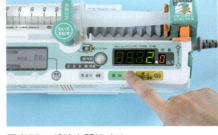
写真35 ● 輸液を開始する

> 実践(OJT) ケアをしながら学んでみよう！

- シリンジポンプの固定位置と輸液注入部の落差は最小限にする（**図14**参照）

11 輸血の準備と管理

❶ 目的
- 血液中の赤血球，血小板，凝固因子などの各成分が量的・機能的に低下したときに，その成分を補充することで臨床症状の改善を図る

❷ 適応
- 血液中の成分の量的減少または機能低下によって，臨床的に生命の危険性が高い場合

❸ 必要物品
①輸血伝票（輸血依頼），輸血指示
②輸血用血液製剤
③交差適合試験適合票
④輸血点滴セット（血小板輸血または輸液用セットを用いる）
⑤静脈留置針（18〜20G）
⑥点滴用生理食塩水（100mL）
⑦駆血帯
⑧肘枕
⑨アルコール綿など
⑩滅菌フィルムドレッシング
⑪固定用テープ
⑫点滴スタンド
⑬処置用シーツ
⑭ディスポーザブル手袋

❹ 手順

①ケアの受け手に声をかけ同意と協力を得る

②ケアの受け手の状態から実施可能か判断する

③必要物品を準備する

④20G以上のサーフロー留置針にて穿刺し，100mLの生理食塩水にて静脈ルートの確保を行う

⑤看護師と臨床検査技師で下記の5項目について確認を行い，製剤出庫を行う

> **確認事項**
>
> (1) 患者ID，氏名，生年月日
>
> (2) 血液型
>
> (3) 製剤の種類・製剤番号・単位数
>
> (4) 有効期限
>
> (5) 製剤外観

⑥看護師と医師で，輸血用血液製剤受け渡しの「確認事項」の読みあわせを行う

● 医師との確認ができない場合には看護師2名で行う

⑦専用の輸血セットを接続し，ルート内を満たす

⑧ベッドサイドで製剤，輸血伝票を用いて「確認事項」の読みあわせを行う

⑨輸血方法（輸血セットの使い方）

(1) バッグを静かに左右または上下に振って内容物を混和する（**図15①**）

(2) 輸血口は主に次の3種類になる

● 種類1：血液バッグの羽の部分をしっかり持ち，切り込み部分を左右に裂き，輸血口を露出させる（**図15②-a**）

● 種類2：血液バッグのキャップ部分を強くねじ切り，輸血口を露出させる（**図15②-b**）

● 種類3：血液バッグのキャップ部分を強くねじ切り，輸血口を露出させる（一部の血漿製剤の場合）（**図15②-c**）

(3) クレンメを完全に閉じた状態で，輸血セットのプラスチック針のプロテクターをはずす（**図15③**）

(4) 血液バッグの輸血口にプラスチック針を少しひねりながら，まっすぐ前進させ，根元まで十分に差し込む（**図15④**）

(5) 血液バッグを点滴スタンドに吊り下げる（輸血用血液製剤はエアー針がなくても輸血できる（**図15⑤**）

(6) 輸血セットのクレンメを閉じた状態で，濾過筒（濾過網のある部分）を指でゆっくり押しつぶして離し，濾過筒内に血液を満たす（**図15⑥**）

(7) 点滴筒（濾過網のない部分）を指でゆっくり押しつぶして離し，点滴の半分程度

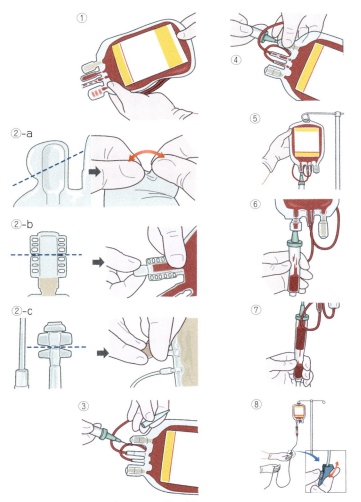

図15 ● 輸血方法（輸血セットの使い方）

まで血液をためる（図15⑦）
(8) クレンメを徐々に緩めて静脈針等の先まで血液を導き，再びクレンメを確実に閉じる（図15⑧）
(9) 静脈針等が確実に接続されていることを確認してから，プロテクターをまっすぐ引いてはずし，血管に穿刺して固定する
(10) クレンメを徐々に緩め，点滴を観察しながら速度を調節し，輸血を行う
  ● 血液セットは血液バッグを平らな場所において差し込む．点滴スタンドに吊り下げたまま差し込むと，血液があふれ出すことがある

> **輸血速度**
> ●成人（通常）：最初の15分は 1 mL/ 分，15分以降は 5 mL/ 分

⑩指示された量の投与を開始する

   （1）投与開始 5 分間は，ケアの受け手のそばを離れずにバイタルサインや副作用の
        チェックを行い，「輸血実施記録」に記録する（副作用発生時は記録する）

   （2）輸血開始15分後，終了時にも観察し記録する

⑪投与が終了したら，看護師は副作用の有無などのケアの受け手の状態を担当医師に報告
し，看護記録に輸血の実施を記録する

⑫処方箋の内容を確認し実施者のサインをする

12│抗菌薬・抗ウイルス薬などの用法と副作用の観察

❶ 目的
●感染症に対する治療および予防

❷ 適応
①炎症反応が高い場合
②術後感染の発症の予防

❸ 必要物品
①処方箋
②注射液
③静脈留置針（サーフロー）または翼状針（18〜24G，使用薬剤・血管の太さに合ったもの）
④輸液セット（成人用，小児用，ポンプ用など用途に合ったもの）
   ● 1 mL ＝20滴：成人
   ● 1 mL ＝60滴：小児
⑤延長チューブ
⑥三方活栓・静脈ライン用コネクタ（シュアプラグ）
⑦透明なドレッシング材
⑧固定用テープ
⑨アルコール綿など
⑩駆血帯
⑪ディスポーザブル手袋
⑫点滴スタンド
⑬輸液ポンプ（必要時）
⑭針捨て容器

❹ 手順

①ケアの受け手に声をかけ同意と協力を得る

②ケアの受け手の状態から実施可能か判断する

③必要物品を準備する

④処方箋の記載内容を2名で確認し，薬剤を準備する。6Rを用いる

- 氏名・時間・薬剤・量・目的・方法を処方箋と照合する
- アレルギーの有無・薬剤禁忌の把握

⑤入院時に聴取した禁忌薬剤などに関する問診票を再度確認する

⑥抗菌薬の投与開始はゆっくりと行い，最初の5分間はケアの受け手のそばを離れず，副作用の出現を注意深く観察する

⑦投与中，投与終了時に再度確認する

⑧副作用が出現した場合には，投与を中断し医師に報告する。その際，全身状態を観察する

⑨処方箋の内容を確認し実施者のサインをする

13 インスリン療法

❶ 目的

- 糖尿病の改善を図る（**表6**）

表6 ● インスリン製剤の種類

分類名	注射後の作用発現時間	作用持続時間
超速効型インスリン製剤	15分以内	3～5 時間
速効型インスリン製剤	30分	6～8 時間
中間型インスリン製剤	約1.5時間	約24時間
混合型インスリン製剤	約30分	20～24時間
持続型インスリン製剤	約4時間	18～28時間
持続型溶解インスリン製剤	1～3 時間	18～24時間
二相性	10～20分	24時間

※混合型インスリンは速効型と中間型インスリンを混合したもの
※透明：超速効型，速効型，持続型溶解
※白色懸濁：中間型，混合型，持続型，二相性

❷ 適応

> インスリン療法の絶対的適応 [1)]

①インスリン依存状態

②高血糖性の昏睡（糖尿病ケトアシドーシス・高浸透圧高血糖状態）

③重症の肝障害，腎障害を合併しているとき

④重症感染症，外傷，中等度以上の外科手術（全身麻酔施行例など）のとき

⑤糖尿病合併妊婦（妊婦糖尿病で，食事療法だけでは良好な血糖管理が得られない場合も含む）

> インスリン療法の相対的適応 [1)]

①インスリン非依存状態の例でも，著明な高血糖（例えば，空腹時血糖値 250mg/dL 以上，随時血糖値 350mg/dL 以上）を認める場合

②経口薬療法のみでは良好な血糖管理が得られない場合

③やせ型で栄養状態が低下している場合

④ステロイド治療時に高血糖を認める場合

⑤糖毒性を積極的に解除する場合

❸ 必要物品（写真36）

①処方箋

②注射液（ペン型注射器，バイアルなど）

③アルコール綿など

④専用注射針・インスリン用注射器

⑤針捨て容器

⑥ディスポーザブル手袋

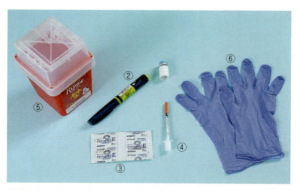

写真36 ● インスリン療法の必要物品

❹ 手順

①ケアの受け手に声をかけ同意と協力を得る

②ケアの受け手の状態から実施可能か判断する
③必要物品を準備する
④処方箋の記載内容を看護師2名で確認し，薬剤を準備する。6Rを用いる
- 氏名・時間・薬剤・量・目的・方法を処方箋と照合する
- アレルギーの有無・薬剤禁忌の把握

⑤ディスポーザブル手袋を装着する
⑥指示のインスリンと単位を処方箋で確認する（2名確認）
⑦注射部位をアルコール綿で消毒する
⑧針をセットする。またはバイアルからインスリンを準備する
- 注射部位は毎回少しずつずらし，硬結した部位には注射しない（図16）

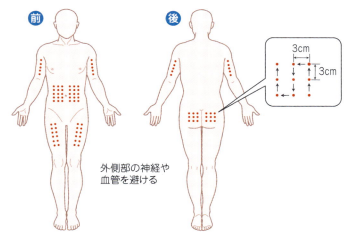

図16● インスリンの注射部位
（横山悦子：インスリン療法の管理．看護技術スタンダードマニュアル作成委員会（編），看護技術スタンダードマニュアル．p535，メヂカルフレンド社，2006．より）

> **ペン型注射器の場合**

(1) 単位合わせのダイヤルを「2」に合わせ，針先を上にあげ気泡を上に集めて空打ちをする
(2) 指示量の単位に合わせる（2名確認）
(3) 注射部位をアルコール綿で消毒する（アルコールの禁忌を確認する）
- 寝衣はまくり上げたままにする。腹部が一番インスリンの効き目が安定している
(4) 手で皮膚をつまみ，反対の手にインスリンのダイヤルが見えるように持ち，皮膚に注射針を刺す

(5) 注入ボタンを真上からダイヤル表示が「0」になるまで押し，押した状態で6～10秒数える

(6) 注入ボタンを押したまま注射針を抜く

(7) 注射部位をアルコール綿で消毒する

(8) 寝衣，体位，環境を整える

(9) 注射針はリキャップせずに，注射器とともに針捨て容器に廃棄する

バイアル調剤の場合

(1) 注射部位をつまみ，注射針が鈍角（45～90°）になるよう皮下組織に針を刺す

(2) 皮膚を緩め，針を刺入した角度でゆっくり抜く

⑨インスリンの副作用を観察する

⑩処方箋の内容を確認し実施者のサインをする

実践（OJT）ケアをしながら学んでみよう！

● 低血糖症状には個人差がある。以下の症状に注意する

・血糖値がおおよそ60～70mg/dL 未満：

冷汗，嘔気，急に強い空腹感をおぼえる，悪寒，動悸，振戦など

・血糖値がおおよそ50mg/dL 未満：

頭痛，目のかすみ，空腹感，眠気，意識レベルの低下など

● 早朝空腹時，昼食前，夕食前，就寝時，とくに食事の時刻が遅れたときに多くみられる。食事とは関係なく，活動中や活動後にも起こりやすくなる

［参考文献］

1) 厚生労働省：重篤副作用疾患別対応マニュアル　低血糖．平成23年3月（令和5年12月改定）.

14| 麻薬の取り扱いと観察

病院・施設の薬剤管理マニュアルなどを参照されたい。

15| 薬剤等の管理

病院・施設の薬剤管理マニュアル，輸血管理マニュアルなど参照されたい。

［文献］

1) 日本糖尿病学会（編著）：糖尿病治療ガイド2022-2023．pp70-71，文光堂，2022.

9 新人看護職員研修ガイドラインにおける【症状・生体機能管理技術】

1 身 体 計 測

（1）目的

成長発達や栄養状態および疾病の状態をみる場合の目安にする。

（2）BMIの計算法と基準値

BMI（body mass index）の計算式は，下記のとおりである。

　　　［体重（kg）÷身長（m）÷身長（m）］

肥満度を**表7**に示す。

表7 ● 肥満度分類

BMI	日本肥満学会による判定
18.5未満	やせ
18.5〜24.9	ふつう
25.0〜29.9	肥満1度
30.0〜34.9	肥満2度
35.0〜39.9	肥満3度
40.0以上	肥満4度

2 静 脈 血 採 血 と 検 体 の 取 り 扱 い

（1）静脈血採血の方法

❶ 目的

● 血液検査を行うことにより，疾患の診断や症状の程度を知る

❷ 適応

● 疾病の診断，あるいは予防のための検査を要する

注射器を使用する場合

❸ 必要物品（写真37）

①注射器（採血指示量に合ったもの）

②注射針（21〜22G）

③指示伝票

④アルコール綿など

⑤ディスポーザブル手袋

⑥絆創膏

⑦駆血帯

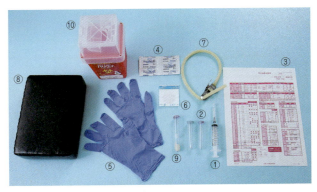

写真37 ● 静脈血採血の必要物品

⑧肘枕
⑨真空採血管（スピッツ）
⑩針捨て容器

❹ 手順

①ケアの受け手に声をかけ同意と協力を得る
②ケアの受け手の状態から実施可能か判断する
③必要物品を準備する
④医師の指示内容を確認する
⑤氏名をスピッツラベル，リストバンド，ベッドネームで確認する
⑥体位を整え，自分も静脈血採血をしやすい姿勢をとる
⑦肘関節の下に肘枕を当てる
⑧採血部位より中枢側に駆血帯を締め，静脈が浮き出るのを待ち，穿刺しやすい静脈を決める
⑨穿刺時に痛み・しびれなど症状が出現した場合，訴えるように説明する
⑩ディスポーザブル手袋を装着する
⑪注射部位をアルコール綿で消毒する（事前にアルコールの禁忌を確認しておく）
⑫刺入部位の皮膚を前に引いて伸展させ，採血針を刺入する
⑬各スピッツに必要な量を採血する
⑭手を開くように促し，駆血帯をはずす
⑮針を素早く抜き，アルコール綿で採血部位を押さえ，止血が確認されたら圧迫をはずす
⑯採血した血液を各スピッツに注入する
⑰注射針はリキャップせずに，注射器とともに針捨て容器に廃棄する
⑱衣類を整え，実施サインをする
⑲速やかに検査室に提出する

> 採血用ホルダーを使用する場合

❸ 必要物品

①採血用ホルダー

②真空管採血用採血針（22〜21G）

③真空採血管（スピッツ）

④アルコール綿など

⑤ディスポーザブル手袋

⑥絆創膏

⑦駆血帯

⑧肘枕

⑨針捨て容器

❹ 手順

①ケアの受け手に声をかけ同意と協力を得る

②ケアの受け手の状態から実施可能か判断する

③必要物品を準備する

④医師の指示内容を確認する

⑤氏名をスピッツラベル，リストバンド，ベッドネームで確認する

⑥体位を整え，自分も静脈血採血をしやすい姿勢をとる

⑦肘関節の下に肘枕を当てる

⑧採血部位より中枢側に駆血帯を締め，静脈が浮き出るのを待ち，穿刺しやすい静脈を決める

⑨穿刺時に痛み・しびれなど症状が出現した場合，訴えるように説明する

⑩ディスポーザブル手袋を装着する

⑪注射部位をアルコール綿で消毒する（事前にアルコールの禁忌を確認しておく）

⑫刺入部位の皮膚を前に引いて伸展させ，採血針を刺入する

⑬採血用ホルダーを固定し，真空採血管を採血用ホルダーの中に入れ，後ろから押し込む

⑭真空採血管内への血液流出が停止したら，真空採血管のみを採血用ホルダーからはずす

⑮真空採血管が複数ある場合は，採血用ホルダーを固定したまま真空採血管のみ交換する

⑯手を開くように促し，駆血帯をはずす

⑰針をすばやく抜き，アルコール綿で採血部位を押さえ，止血が確認されたら圧迫をはずす

⑱注射針はリキャップせずに，注射器とともに針捨て容器に廃棄する

⑲衣類を整え，実施にサインする

> **実践（OJT）** ケアをしながら学んでみよう！

- 点滴投与側の末梢静脈からは採血を避ける（検査データに影響を及ぼす可能性があるため）
- シャントや人工血管増設側の末梢静脈からは採血を避ける（閉塞の危険性があるため）
- 乳がんなどで腋窩リンパ節郭清側の末梢静脈からは採血を避ける（リンパ浮腫や感染の危険性があるため）
- 採血中，血管迷走神経反射（vasovagal reflex：VVR）を起こす可能性があるため，採血中はケアの受け手の観察を怠らない

（2）動脈血採血（血ガス）

❶ 目的
- 動脈血を採血して，酸素や二酸化炭素の血中濃度，炭酸ガスの成分，pH などを分析する

❷ 適応
- 血中酸素，血中炭酸ガスや pH の分析が必要な場合

❸ 必要物品（写真38）
①指示伝票
②動脈血採血キット
③検査ラベル（動脈血採血キット添付用）
④アルコール綿など
⑤針捨て容器
⑥ディスポーザブル手袋
⑦絆創膏

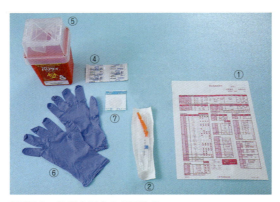

写真38 ● 動脈血採血の必要物品

❹ 手順

①ケアの受け手に声をかけ同意と協力を得る
②ケアの受け手の状態から実施可能か判断する
③必要物品を準備する
④ディスポーザブル手袋を装着する
⑤医師が穿刺する部位に応じて看護師は体位を整える
⑥医師がアルコール綿で消毒する
⑦針を抜いた後、最低5分間は圧迫止血する
⑧採血後、針刺し防止機能を用いて針をカバーした後、針をシリンジからはずす
　シリンジに気泡防止フィルターを付けて、内筒をゆっくり押しながらシリンジ内の気泡を抜いて空気の混入を避ける（**写真39**）。
⑨検体を速やかに提出する

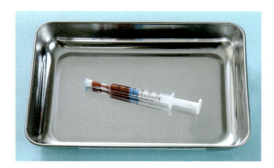

写真39 ● 動脈血採血後のシリンジの取り扱い

（3）血液培養

❶ 目的
- 血流感染症を診断する

❷ 適応
- 敗血症、菌血症が疑われる場合

❸ 必要物品（写真40）

①指示伝票
②培養ボトル（嫌気性・好気性）2セット
③アルコール綿
④ポビドンヨード付綿棒　2セット
⑤シリンジ20mL　2本
⑥注射針　2本

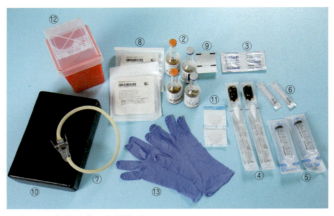

写真40 ● 血液培養の必要物品

⑦駆血帯
⑧滅菌手袋　2組
⑨検体ラベル（シール）
⑩肘枕
⑪絆創膏
⑫針捨て容器
⑬ディスポーザブル手袋

❹ 手順

①ケアの受け手に声をかけ同意と協力を得る
②ケアの受け手の状態から実施可能か判断する
③必要物品を準備する
④容器に検体ラベルを貼る
⑤手指を消毒し，ディスポーザブル手袋を装着する
⑥培養ボトルのキャップをはずし，ゴム栓の表面をポビドンヨードなどで消毒し十分に乾燥させる
⑦ポビドンヨードで穿刺部位を消毒し，十分に乾燥させる
⑧採血時は滅菌手袋を装着する
　　●静脈血採血の場合は，静脈血採血の手順に準ずる
　　●動脈血採血の場合は，医師が行い，動脈血採血の手順に準ずる
⑨採血した血液を血液培養ボトルに入れる
　　●嫌気ボトル→好気ボトルの順で入れる
⑩血液培養を2セット採取する
⑪速やかに検体を検査室に提出する

> **実践（OJT）** ケアをしながら学んでみよう！

① コンタミ率を低く採血する
- コンタミ：臓器や微生物を人工的に培養するときの雑菌の混入をコンタミネーション（contamination）といい，雑菌の混入割合が高い場合はコンタミ率が高い，混入割合が低い場合をコンタミ率が低いという
- 鼠径部からの採血は雑菌の混入（コンタミ率）が高いので，避けるのが好ましい

② 2検体採取する
- 1回目の採血の直後に別の場所から2回目の採血を行う

3 採尿・尿検査の方法と検体の取り扱い

❶ 目的
- 尿中の成分を分析する

❷ 適応
- 一般的な尿検査や尿路感染症を診断する場合

❸ 必要物品（写真41）
① 採尿スピッツ（細菌検査の場合は滅菌スピッツを使用）
② 採尿コップ（ハルンカップ：細菌検査の場合は滅菌カップを使用）
③ 検体ラベル

❹ 手順
① ケアの受け手に声をかけ同意と協力を得る
② ケアの受け手の状態から実施可能か判断する
③ 必要物品を準備する
④ 容器に検体ラベルを貼る

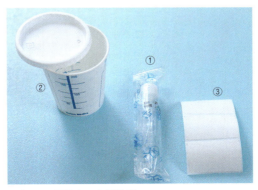

写真41 ● 尿検査の必要物品

⑤最初と最後の尿はとらずに，中間の尿のみ検尿コップに少量採取するよう指示する
⑥速やかに検査室に提出する

4 血糖値測定と検体の取り扱い

❶ 目的
- インスリン治療の効果を確認し，注射の回数や投与量を調節する。インスリンによる低血糖を早期に発見し，正しく対処する

❷ 適応
- 糖尿病でインスリン治療を行っている場合

❸ 必要物品（写真42）
①指示を確認できるもの
②簡易血糖測定器
③簡易血糖測定器用チップ
④採血用穿刺器具
⑤採血用穿刺針
⑥アルコール綿など
⑦針捨て容器

❹ 手順
①ケアの受け手に声をかけ同意と協力を得る
②簡易血糖測定器を準備する
③穿刺予定部位（指先など）をアルコール綿で消毒する
④穿刺した部位を軽く押して，簡易血糖測定器のチップに吸い上げる

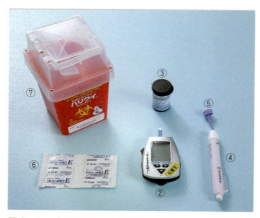

写真42 ● 血糖値測定の必要物品

⑤測定値を読み取る

⑥針を針捨て容器に入れる。チップを片付ける

5 心電図モニターの装着・管理

❶ 目的
- 不整脈の判定，病態や重症度に至るまでの情報を得る

❷ 適応
- 不整脈の確認，侵襲の大きい検査，術中・術後の管理，全身状態が不安定な場合

❸ 必要物品（写真43）
①心電図モニター

②ポケット式送信機

③ディスポーザブル電極

④アルコール綿

❹ 手順
①ケアの受け手に声をかけ同意と協力を得る

②モニターの種類（3点装着）（写真44）

③モニターの動作を確認する

④ポケット式送信機の取り扱いを説明する

⑤アラーム管理について表8に示す。

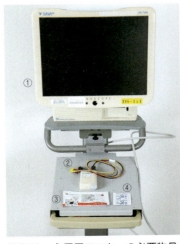

写真43 ● 心電図モニターの必要物品

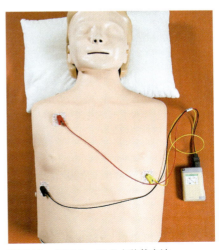

写真44 ● モニターの3点装着方法

表 8 ● アラーム管理

心電図モニター装着の必要性	①モニター装着や除去に関する基準が明確か ②患者ごとのモニター装着の必要性がチームで共有されているか ③患者・家族に，装着する理由および装着予定期間を説明しているか
アラームの基本設定（音・画面表示）	①アラームが「消音」，もしくは「切」になっていないか ②アラームが病棟内スタッフに聞こえる音量になっているか
電極の管理と電波環境の把握	①電極が正確な位置に確実に装着されているか ②テクニカルアラームが頻発していないか 　・テクニカルアラームとは：電源確認，電波切れ，電池切れ，プリンタの用紙切れなど ③患者生体情報が送信機から，モニター（受信機）に届いているか

（日本看護協会：看護記録に関する指針．2018．を参考に筆者作成）

> 実践（OJT）ケアをしながら学んでみよう！
>
> ● モニターアラームが鳴った場合は，波形を確認する
> ● ベッドサイドに直接観察に行く

6 | 12誘導心電図の装着・管理

❶ 目的
● 心電図で心疾患や不整脈を診断する

❷ 適応
①心拍異常の診断・確認

②心筋障害の程度と範囲の診断

③全身的変化の診断

❸ 必要物品
● 心電計

❹ 手順
①ケアの受け手に声をかけ同意と協力を得る

②ケアの受け手の状態から実施可能か判断する

③必要物品を準備する

④検査対象者と伝票の名前に相違ないか確認する

⑤スクリーン（またはカーテン）をする

⑥心電計の電源を入れる

⑦記録用紙がセットされていることを確認する

⑧臥床させ，安静にしてもらう

⑨電極を適切な位置に装着する
⑩心電図の記録を開始する（スタートボタンを押す）
⑪記録が終了したら，電極をはずす
⑫寝衣，掛物を整える

7 | 動脈血酸素飽和度（SaO_2）測定：パルスオキシメーターによる測定

❶ 目的
①呼吸管理においてSaO_2を測定することによって，血中の酸素分圧を推測し，酸素吸入の目安とする
- 酸素流量を変更する場合には，必ずPaO_2（動脈血酸素分圧）を測定する
- $PaCO_2$（動脈血二酸化炭素分圧）は推測できないので，SaO_2だけで酸素流量を変更すると，CO_2ナルコーシスの危険がある
- CO_2の蓄積は呼吸中枢の反応を弱め呼吸抑制が起こる

②早期に換気状態の変化を発見する
③呼吸理学療法の実施やその効果を知る

❷ 適応
- 末梢血中酸素飽和度を確認する場合

❸ 必要物品
- パルスオキシメーター（**写真45**）

❹ 手順
①ケアの受け手に声をかけ同意と協力を得る
②必要物品を準備する
③パルスオキシメーターを指先に装着してもらい，測定する

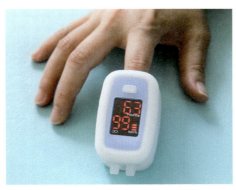

写真45 ● パルスオキシメーター

> **実践（OJT）** ケアをしながら学んでみよう！

- 指先の組織に光を当てて測定することから，マニキュアを除去する
- 血圧のマンシェットが巻かれていないほうの指で測定する（加圧により一時的に血液が止まるため）

［参考文献］
1) 安藤郁子（編著）：根拠と写真で学ぶ看護技術2　観察・処置を支える援助．p99，中央法規，2011.

10 新人看護職員研修ガイドラインにおける【死亡時のケアに関する技術】

1 死後のケア

❶ 目的
- 身体を清潔にし，生前の外見をできるだけ保ち，死によって起こる変化が目立たないようにする

❷ 適応
- 亡くなったケアの受け手

❸ 必要物品
①死後処置セット
②清拭用バケツ
③タオル（身体用2枚，陰部用1枚）
④着替え
⑤おむつ
⑥化粧道具（クレンジング，化粧水，乳液（保湿））
⑦髭剃り
⑧くし
⑨ディスポーザブルエプロン・手袋・マスク
⑩ビニール袋
⑪陰部用タオル（使い捨てタオルを含む）

D 状態や疾病に応じた看護・医療提供

1 病期に応じた看護（緩和ケア含む）

病期は，急性期，回復期（移行期），慢性期に分類され，それぞれ異なる治療と看護の目的と方法がある。看護における家庭について図17に示す。

❶ 急性期看護
疾病による症状が急激に変化する時期であり，救命が優先される。症状の悪化を防ぐためにアセスメントを行い，迅速な対応と高度な技術が求められ，チームで医療を提供する。

❷ 回復期看護
急性期を脱した患者が身体機能の回復や日常生活への復帰を目指すための時期である。ケアの受け手の自立を支援し，合併症の予防や身体機能の維持・向上を図る。

❸ 慢性期看護
病状が比較的安定しているが，治癒が困難で長期的な療養が必要な患者に対してケアが行われる時期である。この看護は，ケアの受け手の生活の質を維持・向上させることを目的とし，日常生活の援助や合併症の予防を重視する。

❹ 終末期看護
治療の効果が期待できず，死が迫っている患者に対してケアが行われる時期である。この

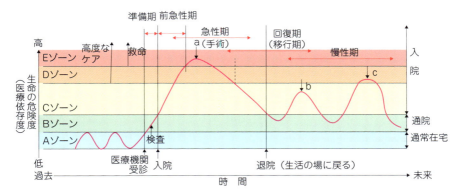

Aゾーン：特別な医療とかかわらなくても生活でき，中心課題は健康の維持・増進で，自らで調整可能なゾーン
Bゾーン：外来通院（または往診）にて治療継続が可能なゾーン
Cゾーン：入院で治療および看護を受けるゾーン
Dゾーン：入院で集中的に治療および看護を受けるゾーン
Eゾーン：救急救命または同等の集中治療および看護を受けるゾーン

例　a：手術
　　b, c：慢性疾患の急性増悪
　　c：化学療法など

図17 ● 看護における経過
（森田夏実：経過別看護のとらえかた．川島みどり，菱沼典子（監），臨床看護学叢書2　経過別看護　第2版，p7，メヂカルフレンド社，2011．より）

看護は，ケアの受け手の身体的・精神的苦痛を和らげ，最期のときを穏やかに過ごせるように支援することを目的とする。

2 緩和ケア

1 │ 新人看護職員研修ガイドラインにおける【苦痛の緩和・安楽確保の技術】

（1）苦痛の緩和・安楽確保の技術

❶ 目的
- ●基本的ニーズである安楽を充足する

❷ 適応
- ●基本的ニーズである安楽が十分に満たされていない状態

❸ 方法
①安楽な体位の保持
②罨法など身体安楽促進ケア
③リラクゼーション（呼吸法・自律訓練法）
④精神的安寧を保つためのケア
- ●セルフケア能力の向上支援
- ●病状理解と生活のコントロールの支援
- ●重症化予防への支援
- ●療養生活の安定支援
- ●早期在宅復帰支援
- ●苦痛の緩和（安全・安楽・安寧の確保）

2 │ 看取りとは

看取りとは，ケアの受け手が人生の最終段階にあるときに，尊厳をもってその人の最期を見守り，支えることを指す。ケアの受け手ができる限り快適に過ごせるようにするための包括的なケアを提供することを目的とする。

3 │ グリーフケアとは

- ●グリーフケアとは，大切な人を失った人がその喪失を乗り越えるためのサポートやケアを提供することを指す。

3 メンタルヘルス不調の患者への支援

1 | メンタルヘルス不調をきたす主な要因

　主な要因が単独または複合的に作用して，メンタルヘルス不調を引き起こすことが多い。個々のケースによって原因は異なるため，専門的な診断とケアが必要となる場合もある。

　ストレス，過去のトラウマ体験（事故，虐待，喪失など），遺伝的要因，身体的要因（疾患による影響，ホルモンバランスの変調など），ライフイベント（離婚，転職，引越し，身近な存在の死など），睡眠不足，薬物やアルコールの乱用，孤独感や社会的な支援の欠如などがあげられる。

2 | メンタルヘルス不調の支援

　メンタルヘルス不調の患者支援における看護は，患者の精神的健康を維持・改善するための重要な役割を果たす。以下，**表9**に示す。

表9 ● メンタルヘルス不調の患者支援

セルフケア支援	● ケアの受け手自身がストレスや感情を管理できるようにサポートする ● リラクゼーション技法やストレス管理の方法を指導する
心理的サポート	● 傾聴を心がけ感情や悩みを共有し，安心感を提供する ● 必要に応じて，専門のカウンセラーや臨床心理士などと連携する
環境調整	● 静かな場所や安心できる空間を提供し，ケアの受け手がリラックスできる環境を整える
家族支援	● ケアの受け手の家族等の協力が得られるように調整する

4 意思表示が難しい人々への支援

1 | 意思表示が難しい状態となる主な要因

　意思表示が難しい状態とは，個人が自身の意思や考え，希望を適切に表現できない状態を指す。

　意思表示が難しい状態となる要因を**表10**に示す。

表10 ● 意思表示が難しい状態となる主な要因

コミュニケーション障害	失語症や発声障害，聴覚障害など，言語的なコミュニケーションに支障をきたす場合
認知機能の低下	認知症や脳の損傷などにより，思考や判断，意思の形成が困難である場合
精神的な状態	うつ病や統合失調症などの精神疾患により，意思を明確に表現できない場合
身体的制約	疾患や治療などにより，意思を明確に表現できない場合
文化的・言語的障壁	言語や文化が異なるために，自分の意思を適切に伝えることが難しい場合

2 | 意思表示が難しい場合の支援

　表情，身体の動き，反応などを観察し，ケアの受け手の意思や感情を汲み取る努力が求められる。意思表示が難しいケアの受け手への支援を**表11**に示す。

表11 ● 意思表示が難しい場合の支援方法

項目	方法	具体的な内容
コミュニケーション手段の工夫	非言語的手段の活用	ジェスチャー，表情，アイコンタクト，視線追跡装置などを使って，ケアの受け手が意思を伝えやすくする
	補助コミュニケーション技術（AAC）	絵カード，電子機器，タブレットアプリなど，言語以外での意思表明をサポートするツールを利用する
	シンプルで明確な言葉遣い	ケアの受け手に合わせて，短く，わかりやすい言葉を使う。質問は「はい」「いいえ」で答えられるようにする
環境の整備	静かで落ち着いた環境	外部の刺激を最小限にし，ケアの受け手が集中して意思を表明できるような環境を整える
	必要な支援者の配置	通訳や介助者，家族など，ケアの受け手が安心して意思を表現できるように，適切な支援者を配置する
信頼関係の構築	ケアの受け手に寄り添う姿勢	ケアの受け手の気持ちを尊重し，急がずに対応することで，ケアの受け手が安心して意思を表明できるようにする
	継続的なかかわり	同じ医療者が繰り返しケアの受け手とかかわることで，ケアの受け手の微妙な反応や意思を理解しやすくなる
家族や介護者の協力	ケアの受け手の習慣や好みを理解	家族や介護者から情報を得ることで，ケアの受け手の意思を汲み取りやすくする
	介護者への指導	家族や介護者にもコミュニケーション方法を伝授し，日常生活での意思表現をサポートする
専門職との連携	言語聴覚士（ST）	言語やコミュニケーションの専門家による評価と指導を受ける
	臨床心理士や精神科医	ケアの受け手に精神的な障害がある場合，その支援を専門家と連携して行う

5 人生の最終段階にある人々への支援

第Ⅱ部-③-Ⓐ「看護・医療の方針等を話し合うプロセス」(p178) 参照。

E 地域での療養生活支援

1 疾病予防

地域における疾病予防は，健康診断，予防接種，生活習慣の改善支援などを通じて行われる。ヘルスリテラシーとは，健康や医療に関する正しい情報を入手し，理解し，活用する能力のことである。

1｜ヘルスリテラシーの重要性

- 正しい情報の理解：病気や治療法について正確な情報を得て，適切な判断ができる
- 予防行動の実践：定期的な健診やワクチン接種を受けることで，病気の早期発見や予防が可能
- 医療従事者とのコミュニケーション：医師や看護師に症状や心配事を適切に伝え，必要な支援を受けやすくなる

2｜疾病予防の具体例

- 定期健診：健康状態を定期的にチェックし，早期発見・早期治療を目指す
- ワクチン接種：感染症の予防に効果的なワクチンを適切に接種する
- 健康的な生活習慣：バランスの取れた食事，適度な運動，十分な睡眠を心がける

MEMO

2 ケアマネジメント

　ケアマネジメントは介護保険制度の下で実施され，要支援・要介護者に対して個別のケアプランを作成し，適切な介護サービスを提供する。介護支援専門員（ケアマネジャー）が中心となりサービスの調整役を果たす。ケアマネジメントに必要な連携について**表12**に示す。

表12 ● ケアマネジメントに必要な連携

段階	ケアマネジメントの内容	看護師等のかかわり
①**アセスメント（利用者の状態の把握）**	● 利用者の健康状態，生活環境，社会的関係などを総合的に評価する ● 問題点や支援方針を明確にし，具体的な支援方法を検討する	● 必要な医療ケアや介護サービスを特定し，ケアプラン作成の基礎情報を提供する
②**ケアプラン作成**	● アセスメントの結果を基に，利用者のニーズに合わせたケアプランを作成する ● ケアプランには，提供されるサービスの内容や頻度，目標などが含まれる	● 医療的な視点からケアプランの作成に参加し，適切な医療サービスが提供されるよう調整する
③**サービス担当者会議の開催**	● ケアマネジャー，利用者，家族，サービス提供者が集まり，ケアプランの内容を確認し，意見交換を行う	● 他の医療専門職や介護スタッフと連携し，利用者のニーズに応じた総合的なケアを計画できるようにカンファレンスを行う
④**サービス提供の開始**	● ケアプランに基づいて，具体的なサービスが提供される	● 情報共有を行う
⑤**モニタリング・評価**	● サービスが適切に提供されているか，利用者の状態に変化がないかを定期的に確認する ● 必要に応じてケアプランを見直し，修正する	● 患者・利用者の健康状態を定期的にチェックし，異常があれば早期に対応する

MEMO

3 療養と生活を支える社会資源

1 地域包括ケアシステムにおける社会資源

　地域包括ケアシステムは，在宅医療，介護サービス，生活支援を一体化したシステムである。看護においては，地域住民の健康管理や病状のモニタリング，日常生活の支援を担い，連携を大切にしながらケアを提供する。介護サービスの種類について図18に示す。高齢者施設などの種類について表13に示す（第Ⅳ部-①-Ⓑ-3参照）。

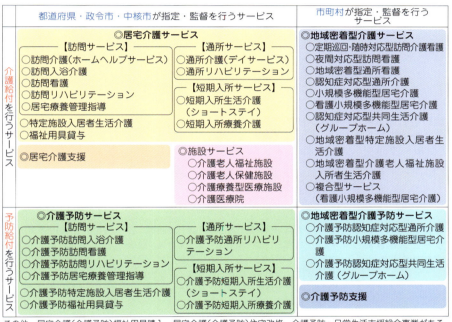

図18 ● 介護サービスの種類（厚生労働省）

実践（OJT）ケアをしながら学んでみよう！

● 地域をみる視点（カンファレンス）
　● ケアの受け手にかかわる地域内の施設や職種を把握する
　● ケアの受け手の療養の場やその役割を理解する
　● ケアの受け手の社会資源の過不足について検討する

表13 ● 高齢者施設などの種類

名称	利用目的	対象者	医療	
介護老人保健施設（老健）	● 病状は安定しているが，自宅での生活にまだ不安がある方に，介護サービスやリハビリを提供する ● 在宅復帰を目標にした一時的な入所施設	● 要介護1以上の方 ＊医療行為（胃ろう，インスリン注射，在宅酸素など）がある方は施設によって受け入れ状況が違うため確認が必要	介護保険	● 常勤医が配置されている（夜間は不在） ＊受診や薬の費用は入所費用に含まれる
介護老人福祉施設（特養）	● 常時介護が必要な人，かつ自宅での生活が難しい人に対して生活支援から介護サービスを行う施設	● 要介護3以上の方（すでに入所している方を除く） ＊医療行為（胃ろう，インスリン注射，在宅酸素など）がある方は施設によって受け入れ状況が違うため確認が必要	医療保険	● 協力医療機関からの往診 ● 近医への通院も可能 ＊受診の費用は入所費用に含まれない
認知症対応型共同生活介護（グループホーム）	● 認知症の高齢者が，介護スタッフと共に地域のなかで自立に近い共同生活を行う施設 ● 定員5〜9名がユニットごとに介護スタッフと一緒に生活をする	● 要支援2以上の方で，認知症と診断された方 ● 施設のある市区町村に住民票がある方 ＊医療行為のある方の受け入れ先は少ない	医療保険	● 協力医療機関からの往診 ● 近医への通院も可能 ＊受診の費用は入所費用に含まれない
有料老人ホームサービス付き高齢者向け住宅	● 介護付き有料：24時間介護スタッフが常駐。身体・生活介護サービスを受けられる ● 住宅型有料：食事などの提供はあるが，介護サービスは外部へ依頼 ● サ高住：安否確認や生活相談が可能。必要に応じて併設事業所の在宅サービスを利用	◎介護付き有料：自立〜全介助，医療上の管理が必要な方まで，施設により多様 ◎住宅型有料，サ高住：自立〜在宅サービスを利用して生活できる人まで	医療保険	● 協力医療機関からの往診 ● 近医への通院も可能 ＊受診の費用は入所費用に含まれない
小規模多機能型居宅介護（地域密着型サービス）	● 通いによるサービスを中心にして，利用者の希望などに応じて，訪問や宿泊を組み合わせて，入浴，排せつ，食事などの介護，その他日常生活上の世話，機能訓練（リハビリテーション）を実施する	● 要介護1以上の方定員（登録者数）29名以下	医療保険	● 各自で通院や訪問診察を受ける

166

4　地域包括ケアにおける看護師等の役割

①ケアの受け手の健康状態を評価し，治療やケアの計画を立て，教育やサポートを提供する
②ケアの受け手およびその家族が直面する社会的，心理的課題に対処し，病院から地域への円滑な移行を支援する
③継続的なケアの必要性を評価し，適切な医療や福祉サービスへのアクセスを提供する
④必要な情報提供や調整を行いながら，ケアの受け手とその家族のサポートを行う

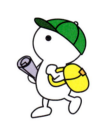

コラム　新人ナースの最大の武器は何？

　看護師として，はじめて就職した新人ナースの皆さんは，先輩ナースの動きに圧倒され，自分との動きの違いを目の当たりにして，自信をなくしてしまうこともあるかもしれません。特に，1年目の新人ナースと2年目をむかえた先輩ナースとの違いはとても大きく感じ，「たった1年しか違わないのに……」と落ち込んでしまう方も多いはずです。ただ，この違いは，「どれだけ多く看護場面を経験してきたか」という違いであって，「私，看護師に向いてないのかもしれない……」などと，最初から結論づける必要はないのです。

　何を始めるにしても，誰にだって「はじめて」があります。それは，看護師でも同じことです。人間を対象にする職業だからこそ，なおさら難しいのです。看護場面に，二度同じ場面はありませんから，最初から完璧にできるはずなどないのです。ですので，新人ナースの皆さんは，今の自分にできることをしっかり見極め，それに精一杯取り組むことが大切です。決して背伸びをせず，わからない・できない自分を隠さない，そんな素直な新人ナースでいることが，看護師として成長する近道なのかもしれません。新人ナースの皆さん，自分の心をオープンにして，素直な気持ちで新人時代を過ごしてみてください。

臨床薬理

1 薬物動態

　薬物体内動態は，薬物が身体に吸収され，体内で分布し，代謝され，そして排泄される過程を指す。図19・20に示す。

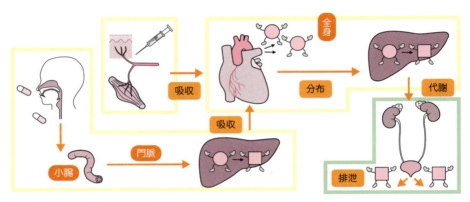

図19 ● 体内に入った薬の流れ
（小山岩雄：超入門　新薬理学．p11, 照林社，2006. より）

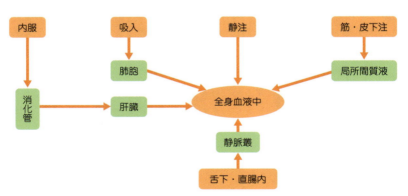

図20 ● 薬物の吸収経路
（小山岩雄：超入門　新薬理学．p11, 照林社，2006. より）

2 主要な薬物の薬理作用と副作用

　成書を参照ください。

G 緊急時の対応

1 新人看護職員研修ガイドラインにおける【救命救急処置技術】：一次救命措置

1 意識レベルの把握

❶ 目的
- 人間の精神活動の変化をとらえ，生命危機を予測することを目的とし，救命救急処置の最初に観察され，心肺蘇生法を行うかどうかを決める重要な指標となる

❷ 適応
- 意識障害のある場合

❸ 手順
- 意識障害の有無と程度をアセスメントする（表14・15）

❹ 記載事項
- 実施と患者・利用者の反応

表14 ● ジャパン・コーマ・スケール（JCS）

Ⅰ．刺激しないでも覚醒している状態
1：だいたい意識清明だが，いまひとつはっきりしない
2：見当識障害がある
3：名前・生年月日が言えない

Ⅱ．刺激をすると覚醒。やめると眠り込む状態
10：ふつうの呼びかけで容易に開眼。言葉も出るが間違えが多い
20：大きな声または揺さぶると開眼。簡単な命令に応じる
30：痛み刺激でかろうじて開眼

Ⅲ．刺激をしても開眼しない
100：痛みに対し払いのけるような動作をする
200：痛み刺激で少し手足を動かしたり，顔をしかめる
300：痛み刺激に反応しない

表15 ● グラスゴー・コーマ・スケール（GCS）

開眼（E）：eye opening

4：自発的に開眼する
3：呼びかけにより開眼する
2：痛み刺激により開眼する
1：まったく開眼しない

最良言語反応（V）：best verbal response

5：見当識あり
4：混乱した会話
3：混乱したことば
2：理解不明の音声
1：まったくなし

最良運動反応（M）：best motor response

6：命令に従う
5：疼痛部を認識する
4：四肢屈曲反応：（痛みに対して）逃避する
3：四肢屈曲反応：異常屈曲（除皮質硬直）
2：四肢伸展反応：（除脳硬直）
1：まったくなし

開眼（E），最良言語反応（V），最良運動反応（M）の3つの項目それぞれについて点数化し，合計点で意識レベル，意識障害の重症度を表す。

2│気道確保

❶ 目的

● 意識障害や心肺停止に伴って生じる舌根沈下や，誤嚥による気道閉塞を防ぐ。低酸素血症の進行や心停止，脳障害の重篤化による生命の危機を避けるため，心肺蘇生は最優先に行われる

❷ 適応

①呼吸停止
②舌根沈下
③気道内分泌物の停滞
④努力呼吸時など気道閉塞を起こしやすいとき

❸ 必要物品

①救急カート
②吸引補助器具
③経口エアウェイ・経鼻エアウェイ
④挿管枕またはバスタオル

⑤水溶性潤滑剤
⑥ディスポーザブル手袋

❹ 手順

①呼吸状態を観察・判断する
②ケアの受け手を仰臥位にする
③緊急スタッフを招集する
④用手的に気道を確保する（**図21**①②）
⑤気道確保後，10秒以内に呼吸状態を観察し，判断する
⑥呼吸があれば側臥位とし，全身状態を観察する
⑦口腔や気道内に異物があるときは，気道異物を除去する
⑧用手的に気道確保が困難なときには，エアウェイにより舌根沈下を防止する（**図21**③④）
⑨呼吸状態の観察を行い，呼吸停止と判断されれば，直ちに「呼気吹き込み人工呼吸」を行う

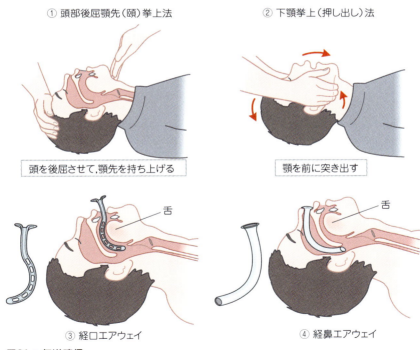

図21 ● 気道確保

❺ 記載事項

● 実施とケアの受け手の反応

3 | 人工呼吸

❶ 目的
- 自発呼吸の低下した場合や呼吸停止の場合に，緊急的に簡便な手段で酸素を供給し，呼吸状態の改善を図るために行う

❷ 適応
①無呼吸
②低換気状態
③異常呼吸など有効な呼吸をしていない場合

❸ 必要物品
①アンビューバッグ
②ディスポーザブルマスク
③酸素供給チューブ
④リザーバーバッグ（高濃度酸素使用時）

❹ 手順
①呼吸があるかどうかを確認する
②呼吸があれば，気道確保を続ける
③呼吸がないか，あるいは自発呼吸が弱ければ，呼吸を助けるために人工呼吸を行う
- アンビューバッグを用いる人工呼吸法
  - （1）気道を確保する
  - （2）左手で下顎を把持しながら，右手でバッグを揉んで換気する（5秒に1回の割合で加圧する，毎分12回の換気を確保できるようにする）
④人工呼吸と同時に，二次救命処置での気管挿管の準備をしておく
⑤初回の人工呼吸がうまくいかないときは，気道確保から人工呼吸をやりなおす
⑥2回の人工呼吸により効果がないときには，直ちに気管挿管などの二次救命手段をとる
⑦人工呼吸により自発呼吸の回復がみられたら，換気の評価を行う
⑧十分な胸郭運動がみられ，チアノーゼや冷汗，呼吸苦がなければ，人工呼吸を中止する

❺ 記載事項
- 実施とケアの受け手の反応

4 | 閉鎖式心臓マッサージ（胸骨圧迫）

❶ 目的
- 生体組織，特に脳への血液循環を促し酸素供給を維持する

❷ **適応**

- 心停止（心室細動（VF），無脈性心室性頻拍（無脈性 VT），心静止，無脈性電気活動（PEA））

❸ **必要物品**

①監視モニター

②心臓マッサージ板

❹ **手順**

①心停止を確認する

②ケアの受け手をベッドの中央へ移動させる

③ケアの受け手の胸骨下に心臓マッサージ板を入れる

④エアーマット使用者は，エアーを抜く

⑤圧迫部位に手を当てる

- 示指と中指を肋骨縁に沿って，剣状突起と肋骨縁で形成された切痕に達するまで移動させる。切痕に達した示指の置かれた胸骨の約 1 〜 2 横指上の部分が圧迫部位である
- 圧迫部位で両手を重ね，または組む

⑥両肘をまっすぐ伸ばしたまま上半身の体重を利用して胸骨を垂直に圧迫する

- 圧迫の強さは胸壁が 3.5 〜 5 cm 押し下がる程度，圧迫と力を抜く時間は 1 ：1 が望ましい
- 毎分 100 回の速さで繰り返し，心臓マッサージと人工呼吸の割合は，30：2 で行う

⑦人工呼吸と胸骨圧迫マッサージを 1 分間行ったら，頸動脈の拍動を確認する

- その後も 1 〜 2 分おきに確認する

❺**記載事項**

- 実施とケアの受け手の反応

5 | 気管挿管の準備と介助

❶ **目的**

- 気道確保，人工呼吸管理，誤嚥予防，および気管内分泌物の吸引

❷ **適応**

①上気道の閉塞による換気不十分

②脳神経障害や意識障害による呼吸抑制や誤嚥のハイリスク

③気管内出血，多量の分泌物

④気道内の腫瘍や外傷

⑤全身麻酔時

⑥人工呼吸器管理

❸ 必要物品

①救急カート

   （1）薬品類

   （2）チューブ挿入用器具

   （3）チューブ固定用具

   （4）呼吸補助器具

   （5）吸引器具

②聴診器

❹ 手順

  気管挿管の準備

①医師に情報を伝える

②家族に同意と協力を得る

③ベッドを処置のしやすい高さに調整する

④使用物品を準備する

⑤気管内チューブのカフが膨らむことを確認する

  A　気管挿管の介助

⑥挿管の介助を行う

⑦医師が項部を挙上させ，頭部を後屈し開口を促す間に喉頭鏡と気管チューブを準備する

⑧喉頭鏡のライトを点灯させ，ブレード先端が挿入方向へ向くよう医師に手渡す

⑨甲状輪状軟骨部を軽く押す（医師の指示にて必要時）

⑩気管チューブの向き，保持部位が適切な状態で確実に手渡す

⑪スタイレットを気管チューブ内へ挿入後，医師の指示・合図で抜去する

⑫片手で気管チューブを固定しながら，利き手で静かに抜去する

⑬喉頭鏡を抜いたあと，シリンジで10mL程度の空気を入れ，気管チューブのカフを適正に膨らませる

⑭バイトブロックを気管チューブに沿わせて口腔内に入れ，舌や口唇を圧迫しないで挿入する

⑮バッグバルブマスクを気管チューブに接続する

   ●酸素をつないだあとは，リザーバーバッグが膨らんでいるか確認する

⑯聴診器を医師に渡す（挿管後の確認）

⑰胸郭が挙上するか，動きの確認をする

  B　気管挿管後の処置

⑥挿管後，医師とともに，適切に挿管されているか否かを確認する

   （1）胸郭の動きをみる

（2）両肺野の呼吸音を聴く
　　（3）胃部を聴診し，空気が入っていないかを確認する
　　（4）気管チューブ内壁腔が呼気でくもることを確認する
⑦チューブを顔面に絆創膏で，しっかりと固定する
⑧気管吸引を行い，気管内分泌物の性状と量を記録する
⑨医師の指示に従い，人工呼吸器を装着する

❺ 記載事項
- 実施とケアの受け手の反応

6｜AED（自動体外式除細動器）

❶ 目的
- 心停止や呼吸停止といった生命の危機的状態から人々の生命を救い，健康で後遺症を残さずに社会復帰できるようにする。

❷ 適応
- 不整脈が原因による心停止の疑いがある場合

❸ 必要物品
- AED（自動体外式除細動器）（**写真46**）

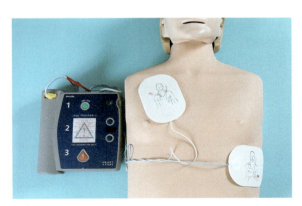

写真46 ● AED

❹ 手順
①事前のアセスメントを行う
　　（1）救命処置が必要な状態であるか否かを確認する
　　（2）AEDが搬入されるまで胸骨圧迫心臓マッサージをする
　　（3）AEDの適応かどうかを判断する

② AED の準備をする

（1）心臓マッサージを継続しながら，AED を実施するうえで安全な環境を整える
- 床面が濡れていない
- 床面が鉄板などの場合は，伝導体でない場所へ

（2）AED を実施するためのケアの受け手の身体環境を整える
- ケアの受け手の前胸部の体毛が多い場合は，除毛する
- ケアの受け手に水分が付着している場合は，水分を拭き取る
- ケアの受け手の胸部の貼付薬剤は通電時の抵抗を高め，金属類は通電時の熱傷の原因となるため，すべて除去する
- ケアの受け手の胸部の術創，皮下の膨隆を観察し，ペースメーカーや植え込み型除細動器（ICD）の有無を確認する

（3）AED 電極パッドをケアの受け手の前胸部に貼り，通電の準備をする
- 図に従ってケアの受け手の前胸部にパッドを貼る
- ペースメーカーや ICD を使用しているケアの受け手では，機器から少なくとも 3 cm 離して貼る

③ AED の蓋を開けると電源が入る。心電図解析の開始の指示に従う

④心電図解析の結果，通電が必要な場合は AED から音声指示があり，自動的に充電が始まり，ショックボタンが点滅する

⑤通電する

⑥除細動の効果を評価する

⑦循環のサインを確認し，回復の状況に応じた処置をする

⑧二次救命処置へ継続する際に，AED を実施した時間と回数，その後の評価を報告する

❺ 記載事項
- 実施とケアの受け手の反応

7 外傷性の止血

外傷性止血は，急激な出血を効果的にコントロールするための緊急処置である。主な方法としては，直接圧迫止血があり，清潔なガーゼや布を使って出血部位を強く押さえる。必要に応じて，傷口が高位にある場合は，患部を心臓より高く持ち上げることで血流を減少させることができる。これらの処置を行いながら，状況に応じて迅速に医師の診察を受けさせるための手配を進めることが重要である。

8 | チームメンバーの応援要請

- **予期せぬ急変の前徴**
  - 心停止6時間以内に現れる警告サイン（Franklin, 1994）
  - 平均動脈圧：70mmHg以下，または130mmHg以上
  - 脈拍数：45回/分以下，または125回/分以上
  - 呼吸数：10回/分以下，または30回/分以上
  - 胸痛
  - 意識の変容

報告ツールとして，急変したことを報告する際にI-SBAR-Cを用いることで，明確に内容を伝達することができる（第Ⅲ部-②-Ⓑ「医療安全」（p210）参照）。

救急救命の手順を図22に示す。

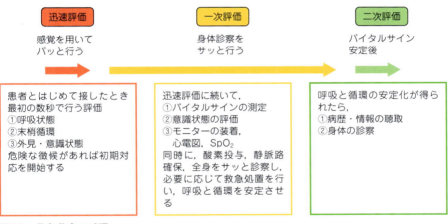

図22 ● 救急救命の手順
（日本医療教授システム学会（監）：患者急変対応コース for Nurses ガイドブック．p45，中山書店，2008．より）

MEMO

3 意思決定を支える力

A 看護・医療の方針などを話し合うプロセス

1 意思決定のプロセス

1 意思決定のプロセス

❶ 意思決定場面

　意思決定とは，目標を達成するために複数の選択肢のなかから最適なものを選ぶ行為である。意思決定のプロセスを図1に示す。

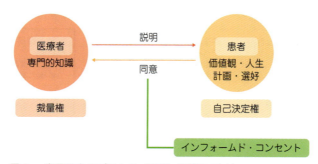

図1 ● 意思決定のプロセス（説明・同意モデル）
（清水哲郎：臨床倫理エッセンシャルズ 2012年 春版．p10，東京大学大学院人文社会系研究科 死生学・応用倫理センター 臨床倫理プロジェクト，2012．より）

❷ 意思決定パターン
- パターン1：退院に向けた意思決定支援
  ①ケアの受け手・家族の意向を確認する
  ②ケアの受け手・家族・医療者を含むチームメンバー内における病状認識と方向性の認識の違いを調整する
  ③チームメンバーで在宅療養が可能か否かの判断をする
  ④ケアの受け手・家族に対して，必要な情報を提供し意思決定の支援を行う
  ⑤在宅療養のために必要な支援に向けて院内連携の強化を図る

⑥退院する時点の，療養生活を送るうえでの目標を設定する
- パターン2：緩和ケアにおける意思決定支援
  ①情報を共有する
   ・現在の病状と，今後予測される病状の変化
   ・病状の変化が生活に与える影響
  ②ケアの受け手本人の意向を確認するとともに，家族の意向を確認する
  ③ケアの受け手・家族の意向に沿った実現に向けて働きかける
  ④不安・悩み・悲しみ・怒りなどの感情に配慮して働きかける

❸ 意思決定にかかわる情報収集の方法
  ①病状の認識について
  ②代理意思決定者の選定について
  ③療養や生活のなかの不安・疑問について
  ④療養や生活で大切にしたいと考えていることについて
  ⑤治療の選好の状況について
  ⑥代理意思決定者の裁量の余地について
  ⑦リビングウィル（事前指示書）について

2｜認知症の人に対する意思決定支援

　看護師は，認知症患者の自立を尊重し意思疎通を助けるため，個々のニーズに応じた適切な情報提供とサポートを提供する重要な役割を担っている。厚生労働省による認知症の人の特性を踏まえた意思決定支援の基本原則を図2に，具体的なプロセスを図3に示す。

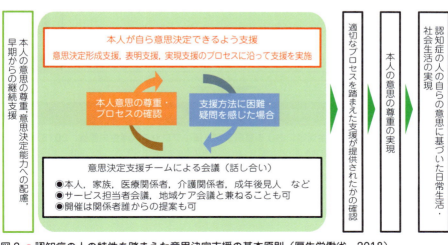

図2 ● 認知症の人の特性を踏まえた意思決定支援の基本原則（厚生労働省，2018）
（厚生労働省：認知症の人の日常生活・社会生活における意思決定支援ガイドライン．p11, 2018．より）

日常生活・社会生活等における意思決定支援のプロセス

人的・物的環境の整備
◎意思決定支援者の態度
　（本人意思の尊重，安心感ある丁寧な態度，家族関係・生活史の理解 など）
◎意思決定支援者との信頼関係，立ち会う者との関係性への配慮
　（本人との信頼関係の構築，本人の心情，遠慮などへの心配り など）
◎意思決定支援と環境
　（緊張・混乱の排除，時間的ゆとりの確保 など）

意思形成支援：適切な情報，認識，環境の下で意思が形成されることへの支援

［ポイント，注意点］
●本人の意思形成の基礎となる条件の確認（情報，認識，環境）
●必要に応じた都度，繰り返しの説明，比較・要点の説明，図や表を用いた説明
●本人の正しい理解，判断となっているかの確認

意思表明支援：形成された意思を適切に表明・表出することへの支援

［ポイント，注意点］
●意思表明場面における環境の確認・配慮
●表明の時期，タイミングの考慮（最初の表明に縛られない適宜の確認）
●表明内容の時間差，また，複数人での確認
●本人の信条，生活歴・価値観等の周辺情報との整合性の確認

意思実現支援：本人の意思を日常生活・社会生活に反映することへの支援

［ポイント，注意点］
●意思実現にあたって，本人の能力を最大限に活かすことへの配慮
●チーム（多職種協働）による支援，社会資源の利用等，様々な手段を検討・活用
●形成・表明された意思の客観的合理性に関する慎重な検討と配慮

各プロセスで困難・疑問が生じた場合は，チームでの会議も併用・活用

意思決定支援のプロセスの記録，確認，振り返り

図3 ● 日常生活・社会生活等における意思決定支援のプロセス（厚生労働省，2018）

（厚生労働省：認知症の人の日常生活・社会生活における意思決定支援ガイドライン．p12．2018．より）

2 意思決定における葛藤

　患者や家族が異なる治療選択，価値観，期待に直面する際に発生する。不確実性や情報不足がストレスや不安を引き起こし，適切な決断を困難にする。

①病状などの変化
②周囲状況から発生する問題
　　・ケアの受け手に真実が伝えられていない
　　・ケアの受け手に意思決定する能力がない場合や，代理で意思決定する存在がいない
　　・家庭内で病状や方針などについて意思が対立している
　　・ケアの受け手に社会的・経済的問題がある
③医療従事者とケアの受け手・家族との間で信頼関係が構築されていない

3 アドバンス・ケア・プランニング（ACP）

　アドバンス・ケア・プランニング（ACP）とは，今後の治療・療養について，ケアの受け手・家族と医療従事者があらかじめ話し合う自発的なプロセスである。医療従事者による専門的検討後の情報提供と本人との対話をもとに，方針が決定される。また，本人の意思を適宜または定期的に確認する。話し合いの内容は文書に残し，ケアにかかわる人々の間で共有されることが望ましい。意思決定支援用紙について**図 4** に示す。

❶ ACP で話し合われる内容
- ケアの受け手の価値観や目標
- 病状や予後の理解
- 治療や療養に関する意向や選好，その提供体制

❷ ACP の効用
- ケアの受け手の自己コントロール感が高まる
- 代理決定者と医師のコミュニケーションが促進される
- ケアの受け手の意向がより尊重されたケアが実践され，ケアの受け手と家族の満足度が向上し，家族の不安が減少する

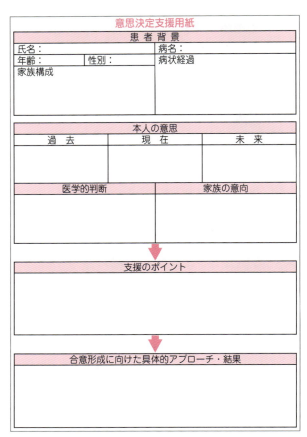

図 4 ● 意思決定支援用紙

(西川満則, 長江弘子, 横江由理子 (編):本人の意思を尊重する意思決定支援:事例で学ぶアドバンス・ケア・プランニング. p41, 南山堂, 2016. より)

B 意思決定を支えるコミュニケーション

1 ケアの受け手に応じた情報提供

①意思決定支援の必要な場面に参加し，ケアの受け手や家族の思いや考え，希望，理解度を確認する
②ケアの受け手に提供されているケアの全体像を把握したうえで，意思決定支援の場面に参加する
③ケアの受け手や家族の思いや考え，希望から，価値観を推察する
④価値観や思いを反映したケアの計画・実施について，事例を用いて説明する

2 意思決定の考え方やモデル（シェアド・ディシジョン・メイキングなど）

　シェアド・ディシジョン・メイキング（SDM）とは，医療選択を行う際に患者と医療提供者が情報を共有し，意思決定を共同で行うアプローチである。このプロセスは「共有意思決定」ともいう。

MEMO

意思決定の関係者への支援と連携

1 家族等への支援

　ケアの受け手だけでなく，その家族等の全体を対象にした看護アプローチである。家族全体の健康と生活の質を向上させることを目的としている。家族等への支援について**表1**に示す。

表1 ● 家族等への支援

①患者・利用者の意思の尊重	・本人の意思を最優先に考える ・意思を表明できなくなることも踏まえ，事前に話し合っておくことが望ましい
②家族全体のアセスメント	・家族等の健康状態，生活環境，役割分担などを総合的に評価する。家族全体のニーズを把握し，適切な支援を提供できる
③コミュニケーションの促進	・家族等のなかでコミュニケーションを円滑にすることで，ストレスや誤解を緩和し，協力体制をつくる
④セルフケア能力の向上	・家族等が自分たちで健康を維持し，問題に対処できるように支援する
⑤中立性の保持	・看護者のかかわりは，家族等の全員に対して公平であり，特定の個人に偏らないようにする
⑥多様なアプローチ	・家族等の状況に応じて，個別の支援やグループセッションなど，さまざまな方法を組み合わせて支援する

2 代理決定とその葛藤

　意思の確定が難しい場合，支援チームが情報収集し，信頼できる根拠に基づいた意思推定を行う。結果が不確かな際や，本人の意思に反する場合でも重大な影響があると判断された場合は，成年後見人が代行決定をし，本人の最善の利益を考慮する必要がある。医療・ケアの方針決定について**表2**に示す。

表2 ● 人生の最終段階における医療・ケアの方針決定

（1）本人の意思の確認ができる場合
　①方針の決定は，本人の状態に応じた専門的な医学的検討を経て，医師等の医療従事者から適切な情報の提供と説明がなされることが必要である。
　　そのうえで，本人と医療・ケアチームとの合意形成に向けた十分な話し合いを踏まえた本人による意思決定を基本とし，多専門職種から構成される医療・ケアチームとして方針の決定を行う。
　②時間の経過，心身の状態の変化，医学的評価の変更等に応じて本人の意思が変化しうるものであることから，医療・ケアチームにより，適切な情報の提供と説明がなされ，本人が自らの意思をその都度示し，伝えることができるような支援が行われることが必要である。この際，本人が自らの意思を伝えられない状態になる可能性があることから，家族等も含めて話し合いが繰り返し行われることも必要である。
　③このプロセスにおいて話し合った内容は，その都度，文書にまとめておくものとする。
（2）本人の意思の確認ができない場合
　本人の意思確認ができない場合には，次のような手順により，医療・ケアチームの中で慎重な判断を行う必要がある。
　①家族等が本人の意思を推定できる場合には，その推定意思を尊重し，本人にとっての最善の方針をとることを基本とする。
　②家族等が本人の意思を推定できない場合には，本人にとって何が最善であるかについて，本人に代わる者として家族等と十分に話し合い，本人にとっての最善の方針をとることを基本とする。時間の経過，心身の状態の変化，医学的評価の変更等に応じて，このプロセスを繰り返し行う。
　③家族等がいない場合及び家族等が判断を医療・ケアチームに委ねる場合には，本人にとっての最善の方針をとることを基本とする。
　④このプロセスにおいて話し合った内容は，その都度，文書にまとめておくものとする。

（厚生労働省：人生の最終段階における医療・ケアの決定プロセスに関するガイドライン．改訂平成30年3月．より）

3 成年後見人制度

　成年後見人制度は，知的障害，精神障害，認知症などで判断が困難な人をサポートする制度である。

　成年後見人は，障害や認知症の程度に応じてさまざまな支援を提供する。福祉サービスや介護の手続き，契約，税金や保険料の支払い，金銭管理，定期的な状況確認，施設入所の手続き，書類の確認や改善提案などが含まれる。

4 協働する力

A 多職種・組織の理解と協働

1 保健・医療・福祉チームにおける各職種および組織の役割・機能

1 チーム医療の構成員としての役割理解

　医療現場では，さまざまな職種の人が連携・協働している。1つの目標に向かって一緒に取り組むことで，チームが1つになり支援体制を強化することができる。
　それぞれの専門スキルを発揮することで，入院中や外来通院中のケアの受け手の思いや生活の質（quality of life：QOL）の維持・向上を尊重した療養の実現をサポートする。

❶ チーム医療とは

　医療環境で互いに対等に連携して治療やケアに当たることで，ケアの受け手中心の医療を実現しようというものである。チーム医療の構成員について図1に示す。

❷「協働・協力」の違い
- 「協働」とは，「それぞれの得意分野を活かしながら，同じ目的のために協力して取り組むこと」という意味→例：A社とB社の協働で行う
- 「協力」とは，看護を必要する個人，家族，集団，地域などに対して安全で質の高いケアが提供できるよう，さまざまな人と協働することである

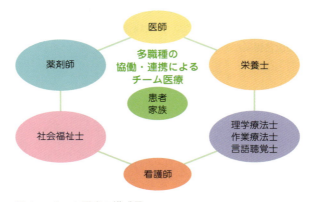

図1 ● チーム医療の構成員

❸ **多職種チームでケアを行うためのポイント**

● ケアの受け手と家族のニーズを共有する（医療者が主体にならない）

● 連絡，連携，協働を円滑に行える体制をつくる

● チーム内でのコミュニケーションを十分にとる

● 他の専門分野の重要性も理解し，尊重しあう

● 各専門職が連携・協働関係である（指示命令関係ではない）

2 | 多職種の専門性

❶ **多職種で構成される主なチーム**

● 感染対策チーム（ICT）

● 褥瘡対策チーム（PUT）

● 身体的拘束最小化チーム

● 栄養サポートチーム（NST）

● 緩和ケアチーム（PCT）

● 医療安全管理チーム

● 認知症ケア対策チーム（DMAT，ラピッドレスポンス）　など

❷ **多職種の機能**

(1)問題の明確化

　　相談したい問題を整理して，正確に伝える。

(2)患者の病状，日常生活，家族などの情報からアセスメントし問題の整理

❸ **多職種チームの事例**

　Aさんは，70歳代の男性で，脳梗塞の既往により，右不全麻痺であったが，杖歩行は可能であった。デイサービス利用後，自宅前で転倒した。

　右大腿骨頸部骨折で術後に肺炎を合併症として発症した。誤嚥性肺炎のため抗菌薬の投与を開始した。嚥下困難により，低栄養をきたしていた。長時間の臥床により褥瘡を発症した。日常生活動作（activity of daily living：ADL）の低下により，このままでは今までと同じ生活ができなくなり，病状や日常生活のことを考えると，二人暮らしの妻の負担は大きい（**図2**）。

　看護師は，今回初めて誤嚥性肺炎を発症したことなど，入院の経緯，現在の状態，脳梗塞の既往があること，在宅で家族が介護していたことなどを，それぞれのコンサルタントに説明した。褥瘡対策チームには，ADLは自立していたが，肺炎で動けなくなり褥瘡を発症したこと，および在宅での寝具の状況について説明した。医療ソーシャルワーカー（MSW）には，在宅への退院希望であるが，ADLの低下を認めていることを説明した。また，家族の負担や不安な内容を説明した。多職種の機能を**図2**に示す。

　看護師は，NSTや褥瘡対策チームからアドバイスを受けて，そのなかで，病棟でできるケアの計画を修正した。

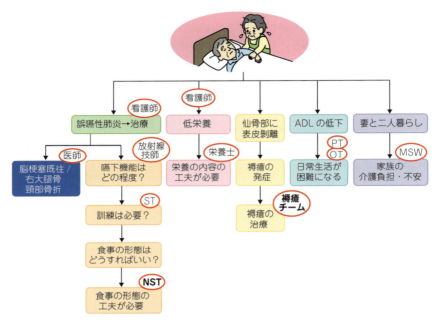

図2 ● Aさんに必要な多職種の機能

● **Aさんの解決すべき課題**
- 褥瘡治療：褥瘡治癒に向けて，危険因子の評価，褥瘡の状態の評価，褥瘡治療計画書，看護計画を定期的に見直し，治療方法，ケアの方法を検討する
- 栄養状態の改善：栄養状態の評価，栄養管理計画，モニタリング方法を検討する
- ADLの改善：健康状態，心身状態，身体構造，個人因子，環境因子について評価し，リハビリテーションの進め方を検討する
- 退院調整：Aさんと妻は在宅への退院希望であることを提示し，退院後の生活のイメージを共有して，支援の方向性を検討する

褥瘡が治癒した時点で褥瘡対策チームの介入は終了した。Aさんは，とろみ食から開始したところ，嚥下には問題なく，徐々に食事形態も全粥に移し，食事摂取できるようになった。妻に食事指導を実施し，退院まで継続した。MSWには，退院まで継続して支援を進めてもらった。

2　多職種協働実践（看看連携含む）

多職種協働実践とは，入院医療・外来医療・在宅医療・介護などが互いの連携を強化することを指す。医療・介護サービスの提供体制について図3に示す。

看看連携とは，個々の病院や施設だけでは解決できない問題を組織を超えた看護師間で連携を図ることを指す。看看連携を円滑にする体制について図4に示す。

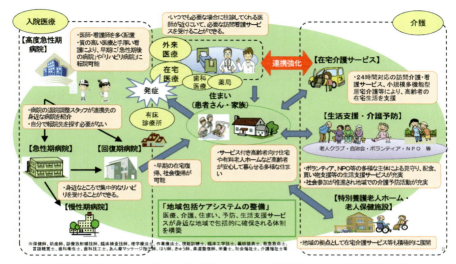

図3 ● 医療・介護サービスの提供体制

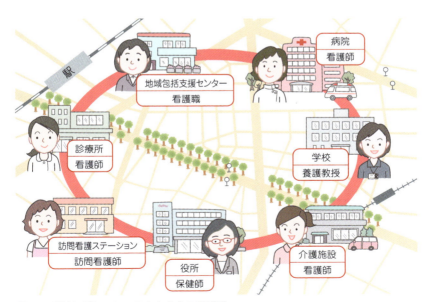

図4 ● 地域包括ケアシステムを支える看護職
（地域包括ケアを支える看看連携を円滑にする体制の構築に関する研究研究班：病院看護管理者のための看看連携体制の構築に向けた手引き―地域包括ケアを実現するために．2019．より）

189

B　多職種協働におけるコミュニケーション

1　コミュニケーション技法

1 | パートナーシップに基づくコミュニケーション

　総務省は2000年に，パートナーシップの定義を「相互の特性に認識・尊重を基礎として，相互に対等関係のもとで，協調・協働していくこと。つまり両者が互いに対等の当事者であることを認め合うこと」としている。

- ・相手を尊重する
- ・相手の話をよく聴く
- ・相手にわかるように説明する
- ・相手を理解しようと努める
- ・自分を理解してもらうように努める
- ・話し合い（対話と議論）ができる
- ・合意形成ができる

2 | アサーティブ・コミュニケーション

　アサーティブとは，自分も相手も大切にして，自分の気持ちや要求をはっきりと相手に伝える方法である。最終的には，相手との関係がアサーティブであること，つまり「4つの柱」に支えられた関係になることを目指している。コミュニケーションを支える4つの柱について図5に示す。

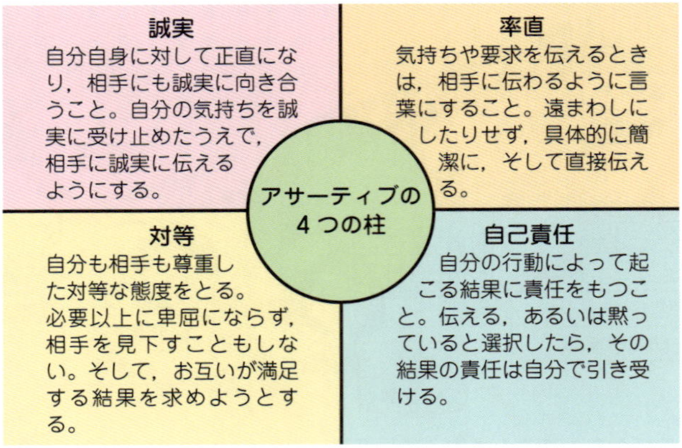

誠実
自分自身に対して正直になり，相手にも誠実に向き合うこと。自分の気持ちを誠実に受け止めたうえで，相手に誠実に伝えるようにする。

率直
気持ちや要求を伝えるときは，相手に伝わるように言葉にすること。遠まわしにしたりせず，具体的に簡潔に，そして直接伝える。

アサーティブの4つの柱

対等
自分も相手も尊重した対等な態度をとる。必要以上に卑屈にならず，相手を見下すこともしない。そして，お互いが満足する結果を求めようとする。

自己責任
自分の行動によって起こる結果に責任をもつこと。伝える，あるいは黙っていると選択したら，その結果の責任は自分で引き受ける。

図5 ● コミュニケーションを支える「4つの柱」
（森田汐生：心が軽くなる！ 気持ちのいい伝え方．p63, 主婦の友社，2015．より）

2 カンファレンスの運営

1 カンファレンスの目的

- メンバー間の意見交換により情報の共有を図る
- 多職種のアセスメントや意見交換による対象理解を深化させ，有益な支援方法を検討する
- 信頼関係を構築しながらチームを成長させる
- ニーズの分析・目標設定・支援計画の作成・実施された内容を情報共有し，評価・修正を行う

2 カンファレンスの方法

❶ 開催の目的と到達目標の明確化

- 事前に上司・先輩や関係する看護師・職種のメンバーと打ち合わせを行う
  - ・目的や方向性をあらかじめ伝えておくことで，スムーズな話し合いになる
- ケアの受け手や家族のニーズ，治療上の課題を確認しておく
  - ・あらかじめわかっていることは伝えておくことにより，それに合わせて参加者が情報を準備しやすくなる
- 当日の進行形式・内容を決定し，スタッフや参加者に伝達する

❷ 課題の選定と明確化

- 解決する必要がある問題を明確にする

  　カンファレンスが必要なケアの受け手・家族を選ぶ場合や，またカンファレンスの目的に沿って課題やケアの受け手・家族を選ぶ場合があるが，そのカンファレンスの目的が参加者に共通して理解されていることが大切である。カンファレンスの目的を明確にし，全員が同じ目標に対して，異なる職種の視点から意見や情報を提示し，それぞれの特性を活かし，役割を率先することが成果につながる。

- 必要な内容に沿ってカンファレンスを行う

  ［例］褥瘡対策，転倒対策，感染対策，退院調整など

❸ 課題と計画について意見交換

- メンバーのもつ情報と課題，支援計画について意見交換する
  - ・問題や状況に合わせて臨機応変に対応する
- 意見交換では，計画に組み込まれている課題の対応策や目標，具体的な方法について説明や意見を述べる
  - ・ディスカッション内容に反応する
- カンファレンスを効果的に進めるには，それぞれの立場で受けとった情報や意見に対して，まず反応することが大事である。それぞれがどのように認識・理解したのか，チー

ム内でわかることがポイントになる

・感情的なものではなく，現実的で建設的なものがよい

・わからないことを明らかにする

● 参加メンバーが互いに対等で心理的重圧を感じることなく，自由に発言できる雰囲気づくりは，チームリーダーや調整役を担う人の重要な役割である

❹ **ケアの受け手・家族の意向，支援の方向性について共有**

　ニーズが多様で複雑な問題を抱えるケアの受け手や家族への効果的な介入のためには，情報や目標の共有と支援計画の検討が重要である。そのために必要な情報提供を行う。病状確認，入院目的，入院期間，ケアの受け手・家族の意向を伝え，看護計画，ケアの受け手の現状，課題と計画，支援の方向性を簡潔に報告する。

3　コンサルテーション

　コンサルテーションとは，異なる専門性をもつ複数の者が，援助対象である問題状況について検討し，よりよい援助のあり方について話しあうプロセスをいう。ケアの受け手を支える医療従事者が専門領域における問題に対処するため，さまざまな資源・人的リソースをどのように活用するかを一緒に考えるプロセスである。

MEMO

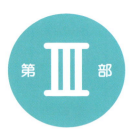

第Ⅲ部 リーダーシップとマネジメント能力

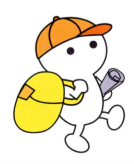

1 業務の委譲/移譲と管理監督

A 看護チームにおける業務の委譲と実施

1 各看護職（保健師・助産師・看護師・准看護師）の法的権限

　国，地方公共団体等の機関が法令の規定によりその役割を示している。その内容について表1・2に示す。

表1 ● 各職種に関する免許・業務・名称に関する規定等

	看護師	准看護師	（参考）看護補助者
免許	厚生労働大臣の免許	都道府県知事の免許	なし
業	「傷病者若しくはじよく婦に対する療養上の世話又は診療の補助を行うことを業とする」（法第5条）	「医師，歯科医師又は看護師の指示を受けて，前条に規定すること（傷病者若しくはじよく婦に対する療養上の世話又は診療の補助）を行うことを業とする」（法第6条）	「主治医若しくは看護師の指示を受けて，看護補助を行う」（厚生労働省告示）「看護師長及び看護職員の指導の下に（略）業務を行う」（厚生労働省通知）
業務独占	あり（法第31条）	あり（法第32条）	なし
名称独占	あり（法第42条の3）	あり（法第42条の3）	なし

（日本看護協会：看護チームにおける看護師・准看護師及び看護補助者の業務のあり方に関するガイドライン及び活用ガイド．p12，2021．を一部改変）

表2 ● 看護職の定義

職種	定義
保健師	厚生労働大臣の免許を受けて，保健師の名称を用いて，保健指導に従事することを業とする者をいう
助産師	厚生労働大臣の免許を受けて，助産又は妊婦，じよく婦若しくは新生児の保健指導を行うことを業とする女子をいう
看護師	厚生労働大臣の免許を受けて，傷病者若しくはじよく婦に対する療養上の世話又は診療の補助を行うことを業とする者をいう
准看護師	都道府県知事の免許を受けて，医師，歯科医師又は看護師の指示を受けて，前条に規定することを行うことを業とする者をいう

（太田加世：看護管理をめぐる関係法規．太田加世（編），看護管理ファーストブック 改訂第2版，p17，学研メディカル秀潤社，2019．より）

2 看護補助者の役割

看護補助者の役割は，看護師職員の指導の下に，生活環境にかかわる業務，日常生活にかかわる業務，診療にかかわる周辺業務とされている。以下，表3 に示す。

看護職と看護補助者，看護職と介護職の関係の違いを図1 に示す。

表3 ● 看護補助者にかかわる対象の患者と責任の範囲

看護補助者の業務　①看護の専門的判断を要さない業務であること
　　　　　　　　　②医療に関する免許を必要としない業務であること

生活環境にかかわる業務	・病床および病床周辺の清掃・整頓 ・病室環境の調整 ・リネン類の管理
日常生活にかかわる業務	・身体の清潔・排泄・食事・安全安楽・移動移送に関する世話
診療にかかわる周辺業務	・処置・検査等の伝票類の準備・整頓 ・診療に必要な書類の整備・補充 ・診察に必要な機械・器具等の準備・片付け ・診療材料の補充・整理 ・入退院・転出入に関する世話

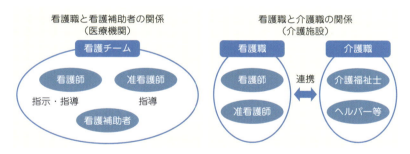

図1 ●「看護職と看護補助者」および「看護職と介護職」の関係の違い
(日本看護協会：看護チームにおける看護師・准看護師及び看護補助者の業務のあり方に関するガイドライン及び活用ガイド．p37, 2021. より)

3 業務移譲時の自身の役割と責任（業務遂行のプロセスや完了の確認等）

保健師助産師看護師法では，看護師の業務は「傷病者や褥婦に対する療養上の世話」および「診療の補助」とされている。医業は，医師法第17条により規定され，医師のみが行うことが許されている。

看護師の業務独占である「療養上の世話」については，医師の指示は必要がない。

医師と看護師の法的な業務範囲を図2 に示す。

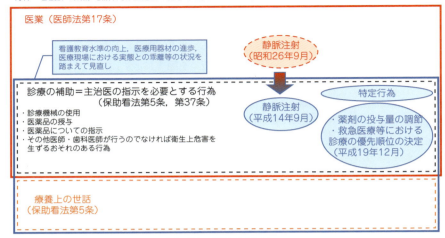

図2 ● 看護師の業務範囲に関する法的整理（厚生労働省）
（厚生労働省：看護師の特定行為研修シンポジウム ln 東京 (2017.12.20) 資料．https://www.mhlw.go.jp/file/06-Seisakujouhou-10800000-Iseikyoku/0000189894.pdf．より）

B 他職種への業務の移譲と実施

1 他職種の法的権限（各職種の役割に関する法令）

第Ⅰ部-③-Ⓐ-2「医療福祉関係職種の業務」(p21) 参照。

2 医療関係職種におけるタスク・シフト/シェア

●他職種の業務範囲について

　看護師以外の医療職種のなかには，看護師の独占業務の一部を行うことができる職種がある。これらの職種は，法律により特定の診療補助を実施することが認められている。ただし，医師の具体的な指示が必要な場合もある。診療の補助（歯科領域を除く）について図3に示す。

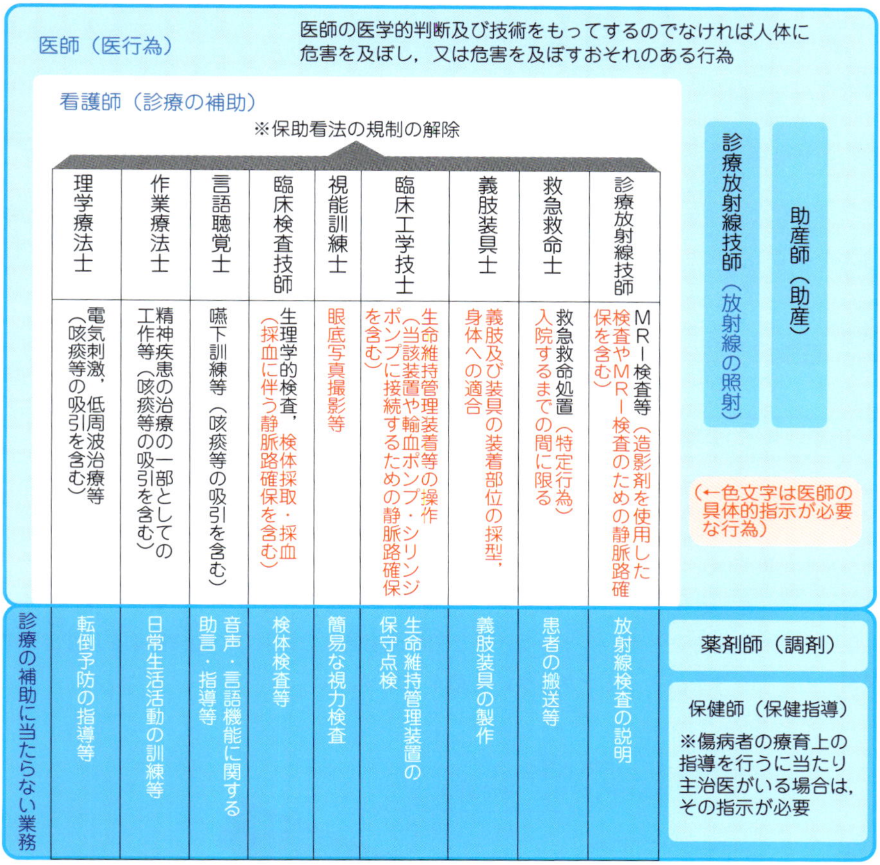

図中：

医師（医行為）　医師の医学的判断及び技術をもってするのでなければ人体に危害を及ぼし，又は危害を及ぼすおそれのある行為

看護師（診療の補助）　※保助看法の規制の解除

理学療法士	作業療法士	言語聴覚士	臨床検査技師	視能訓練士	臨床工学技士	義肢装具士	救急救命士	診療放射線技師	診療放射線技師（放射線の照射）	助産師（助産）
電気刺激・低周波治療等（咳痰等の吸引を含む）	精神疾患の治療の一部としての工作等（咳痰等の吸引を含む）	嚥下訓練等（咳痰等の吸引を含む）	生理学的検査，検体採取・採血（採血に伴う静脈路確保を含む）	眼底写真撮影等	生命維持管理装置等の操作（当該装置や輸血ポンプ・シリンジポンプに接続するための静脈路確保を含む）	義肢及び装具の装着部位の採型・身体への適合	救急救命処置（特定行為）入院するまでの間に限る	MRI検査等（造影剤を使用したMRI検査のための静脈路確保を含む）検査やMRI検査のための静脈路確		

（←色文字は医師の具体的指示が必要な行為）

診療の補助に当たらない業務	転倒予防の指導等	日常生活活動の訓練等	音声・言語機能に関する助言・指導等	検体検査等	簡易な視力検査	生命維持管理装置の保守点検	義肢装具の製作	患者の搬送等	放射線検査の説明

薬剤師（調剤）

保健師（保健指導）　※傷病者の療育上の指導を行うに当たり主治医がいる場合は，その指示が必要

図 3 ● 診療の補助について（歯科領域を除く）

注：助産（助産師）及び放射線の照射（診療放射線技師）は医行為であるが，診療の補助には含まれないため，看護師は実施することができない。
　　また，薬剤師は調剤を独占業務としているが，薬剤の投与等の診療の補助の実施は認められていない。
＊ 1：医師の具体的指示が必要な診療放射線技師の行為は以下の通り。①静脈路への造影剤注入装置の接続・操作，投与終了後の抜針・止血，②動脈路への造影剤注入装置の接続（動脈路確保のためのものを除く）・操作，③静脈路への放射性医薬品投与装置の接続・操作，終了後の抜針・止血，④下部消化管検査のための肛門カテーテル挿入，造影剤・空気の注入・吸引，⑤画像誘導放射線治療のための肛門カテーテル挿入，空気の吸引，⑥上部消化管検査のための鼻腔カテーテルからの造影剤注入，終了後のカテーテル抜去
＊ 2：医師の具体的指示が必要な救急救命処置。看護師の特定行為研修制度の「特定行為」とは異なる。
出典：厚労省：医師の働き方改革を進めるためのタスク・シフト／シェアの推進に関する検討会　議論の整理．（2020年12月23日）をその後の法令改正を踏まえて日本看護協会が一部改変
（日本看護協会：看護の専門性の発揮に資するタスク・シフト／シェアに関するガイドライン及び活用ガイド．p21, 2022. を一部改変）

2 安全な環境の整備

A 感染管理

1 感染症予防・対策

1 | 標準予防策（スタンダードプリコーション）

標準予防策（スタンダードプリコーション）とは，感染症の有無にかかわらず，あるいは，いかなる病態でも適用され，すべてのケアの受け手に対して標準的に実施される疾患非特異的な感染対策である。

すべての①血液，②体液（汗を除く），③粘膜，④損傷した皮膚を，感染の可能性がある対象として対応することで，ケアの受け手と医療従事者双方における院内感染を減少させる。手指衛生を行う5つのタイミングについて図1に示す。

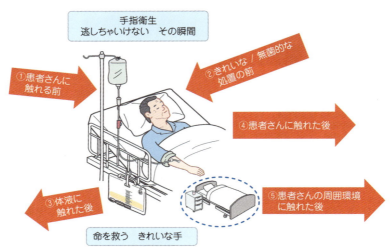

図1 ● 5つのタイミングで手指衛生を！

（WHO Guidelines on Hand Hygiene in Health Care, 2009. より）

2 | 標準予防策（スタンダードプリコーション）の概要[1]

①手指衛生
②個人防護具（PPE）の使用
③呼吸器衛生・咳エチケット
④ケアの受け手に使用した器材・器具・機器の取り扱い
⑤周辺環境整備およびリネンの取り扱い
⑥ケアの受け手の配置
⑦安全な注射手技
⑧腰椎穿刺時の感染予防策
⑨血液媒介病原体への暴露防止

3 | 手洗いミスの起こりやすい部位

手洗いのミスの起こりやすい部位を図2に示す。

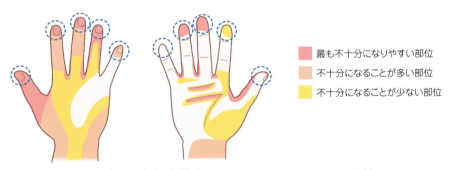

図2 ● 手洗いミスの起こりやすい部位 （Taylor L：Nursing Times 74：54, 1978. より）

4 | 個人防護具（PPE）

病院・施設の感染対策マニュアルなどを参照。

(1) マスクの種類

❶ サージカルマスク
- 着用者の呼気中に含まれる微生物による汚染から，ケアの受け手を防御する
- ケアの受け手の体液（呼気中からの飛沫など）や血液飛散から，着用者を防御する

❷ N95マスク
- 空中に漂う空気感染病原体（結核菌，水痘／麻疹ウイルスなど）を濾過し，着用者の感染を防ぐ

個人防護具（PPE）の着脱について，図3・4に示す。

最初に手指衛生を行います。

①ガウン・エプロン

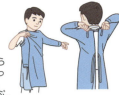

●ガウン
ひざから首，腕から手首，背部までしっかりガウンで覆い，首と腰のひもを結ぶ。

●エプロン
首の部分を持って静かにかぶる。腰ひもをゆっくり広げて後ろで結ぶ。患者と接する部分に触れないで裾を広げる。

②サージカルマスク・N95マスク

●サージカルマスク

①
鼻あて部が上になるようにつけます。

②
鼻あて部を小鼻にフィットさせ，プリーツを広げます。

③
鼻あて部を小鼻にフィットさせます。鼻は全体を覆うようにします。

④
マスクのプリーツを伸ばして，口と鼻をしっかりと覆います。

⑤
装着完了。

●N95マスク
マスクを上下に広げ，鼻とあごを覆い，ゴムバンドで頭頂部と後頸部を固定。ユーザーシールチェック（フィットチェック）を行う。

③ゴーグル・フェイスシールド

顔・眼をしっかり覆うよう装着する。

 ●ゴーグル　 ●フェイスシールド

④手袋

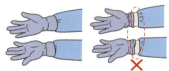

×　手首が露出している。

●手袋
手首が露出しないようにガウンの袖口まで覆う。

図3 ● 個人用防護具（PPE）の脱着手順（着け方）

［職業感染制御研究会：個人用防護具（PPE）の基礎知識．https://www.safety.jrgoicp.org/ppe-3-usage-putonoff.html（2024年9月閲覧）より］

①手袋

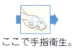

ここで手指衛生。

- ●手袋　外側をつまんで片側の手袋を中表にして外し，まだ手袋を着用している手で外した手袋を持っておく。手袋を脱いだ手の指先を，もう一方の手首と手袋の間に滑り込ませ，そのまま引き上げるようにして脱ぐ。2枚の手袋をひとかたまりとなった状態でそのまま廃棄する。

②ゴーグル・フェイスシールド

外側表面は汚染しているため，ゴムひもやフレーム部分をつまんで外し，そのまま廃棄，もしくは所定の場所に置く。

　●ゴーグル　　●フェイスシールド

③ガウン・エプロン

●ガウン
ひもを外し，ガウンの外側には触れないようにして首や肩の内側から手を入れ，中表にして脱ぐ。小さく丸めて廃棄する。

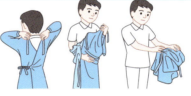

●エプロン
首の後ろにあるミシン目を引き，腰ひもの高さまで外側を中にして折り込む。左右の裾を腰ひもの高さまで持ち上げ，外側を中にして折り込む。後ろの腰ひもを切り，小さくまとめて廃棄する。

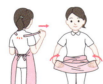

 ここで手指衛生。

④サージカルマスク・N95マスク

●サージカルマスク・N95マスク
ゴムやひもをつまんで外し，マスクの表面には触れずに廃棄する。

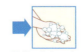

最後にもう一度手指衛生を行います。

図4 ● 個人用防護具（PPE）の脱着手順（外し方）

［職業感染制御研究会：個人用防護具（PPE）の基礎知識．https://www.safety.jrgoicp.org/ppe-3-usage-putonoff.html（2024年9月閲覧）より］

5 | 医療廃棄物の取り扱い

①バイオハザードマーク（**表1**）のある容器を使用する

②バイオハザードマークが必ず誰からも見えるように設置する

③感染性廃棄物は，ケアの受け手・家族などスタッフ以外が触れる場所に設置しない

④蓋は常にしておく

⑤廃棄物が8分目までたまったら，廃棄容器を交換する

⑥廃棄物の飛散による汚染防止のため，新しい容器は別の場所に保管する

⑦周囲2mには何も置かない

⑧未使用の針やシリンジ，薬液の混注に使用した針やシリンジも感染性廃棄物として取り扱う

表1 ● バイオハザードマーク

バイオハザードマークの色	内容物	梱包方法・容器の材質など
赤	● 血液など液状，泥状のもの	● 廃液などが漏洩しない密閉容器
黄	● 注射針，メスなど鋭利なもの	● 廃液などが漏洩しない密閉容器
橙	● 血液が付着したガーゼなど固形状のもの	● プラスチック袋を二重にして使用 ● ダンボール容器の場合もある

6 | 針刺し，粘膜暴露などによる職業感染予防対策と事故後の対策

病院・施設の安全対策マニュアル，感染対策マニュアルなどを参照

❶ 針刺し事故防止

①どんなときでもリキャップはしないように針捨て容器を準備する

②翼状針や留置針には針刺しを予防するための機能がついている物品がある。あらかじめ使用方法を確認して練習をしておく

❷ 針刺し・切創事故の対応，針刺し・切創事故が起きてしまったら

①ケアの受け手の感染症の状況を確認する（HBV・HCV・HIV感染のあるケアの受け手なのかどうか？）

②自分の検査を行うかどうか確認する

7 | 洗浄・消毒・滅菌

❶ 洗浄

対象物からあらゆる異物（血液・体液・有機物など）を除去すること。対象物から異物を洗浄除去しないと，消毒や滅菌の効果が減弱する。

❷ 消毒

病原微生物の感染性をなくすか，菌を減少させること。

- 物理的消毒法（熱水消毒）
- 化学的消毒法（消毒薬など）

❸ 滅菌

すべての微生物を死滅させるか，完全に除去することである。

- 物理的滅菌法（加熱法・照射法・濾過法）
- 化学的滅菌法（ガス法など）
- 滅菌物の保管と使用時の確認の注意点について**表2**に示す。

表2 ● 滅菌物の保管と使用時の確認の注意点

保管管理	・通気口や吸気ファンの近くには置かない ・湿気を避ける ・できるだけ閉鎖（扉の付いた）棚に保管する ・包装が破損しないよう，つめこまない ・安全保存期間（有効期限）の短いものを手前に並べ，目視しやすいようにする ・保管棚は定期的に清掃し，埃がたまらないようにする
使用時の確認	・化学的インジケータの変色に問題はないか ・包装に異常はないか（滅菌バッグの破れ，ピンホールの存在，水等による濡れ汚染） ・安全保存期間（有効期限）内であるか

（日本医療機器学会：医療現場における滅菌保証のガイドライン．2005．より）

8 | 感染経路別予防策が必要な疾患とその対策

スタンダードプリコーションを実施するだけでは伝播を予防することが困難な場合には，感染経路別予防策を実施する。感染経路別予防策には，空気感染予防策・飛沫感染予防策・接触感染予防策の3つが挙げられ，**表3・4**に示す。

表3 ● 感染経路別予防策での主要な感染経路および性質

主要な感染経路	性　質
空気感染	● 飛沫核（直径5μm未満）を介して伝播し，飛沫核は空中に長く浮遊し，病室から他の病室へ拡散する
飛沫感染	● 患者の咳嗽，くしゃみなどで口から撒き散らかされる粒子（直径5μm以上）であり，水分を含んでいるため，1m程度しか飛ばない
接触感染	①直接接触：患者を介護した後に手から腕，白衣を介して次の患者に伝播する ②間接接触：汚染した物品を介して伝播する

表4 ● 感染経路別予防策が必要な疾患

		麻疹	水痘	風疹	流行性耳下腺炎
感染経路		空気・飛沫	空気・接触	飛沫	飛沫
潜伏期間		5〜21日	10〜21日	12〜25日	12〜25日
感染期間		発疹前5日〜後4日	発疹前2日〜水泡痂皮化	発疹前7日〜後5〜7日	耳下腺炎前9日〜後9日
緊急ワクチン接種の適応		暴露後72時間以内	暴露後72時間以内	適応なし	適応なし
グロブリン製剤の適応		高リスク患者対象に暴露後6日以内	高リスク患者対象に暴露後96時間以内	適応なし	適応なし
就業制限	接触者	最初の暴露後5日〜最後の暴露後21日	最初の暴露後10日〜最後の暴露後21日	最初の暴露後12日〜最後の暴露後25日	最初の暴露後12日〜最後の暴露後25日
	発症者	発疹出現後4日間	水疱が乾燥・痂皮化するまで	発疹出現後7日間	耳下腺炎後9日間

		インフルエンザ	ノロウイルス	流行性角結膜炎（EKC）	新型コロナウイルス
感染経路		飛沫	接触・飛沫・空気	接触	接触・飛沫・エアロゾル
潜伏期間		1〜3日	12〜48時間	8〜14日	1〜14日
感染期間		発症1日前〜後5日	下痢消失後数週間	約2週間	発症2日前〜後7〜10日
暴露後予防投与		施設基準	適応なし	適応なし	適応なし
就業制限	接触者	適応なし	適応なし	適応なし	適応なし
	発症者	発症後5日経過，かつ解熱後2日経過	下痢・嘔吐が消失した後	発症後2週間	発症した後5日を経過し，かつ症状が軽快した後，1日を経過するまで

（文献2〜4をもとに作成）

9 | 自身の感染予防行動

● 予防方法
  ● 免疫獲得状況を把握し，免疫がない場合は，ワクチン接種を行う。

2 感染拡大の防止とサーベイランス

1 | サーベイランス

サーベイランスは特定の疾患や出来事について関連するデータを継続的に収集，統合，分析し，改善策を実施するための必要な情報を関係者にタイムリーに提供する過程である。

● サーベイランスの具体的な効果

感染対策におけるサーベイランスの効果には，病院の通常の感染症の発生率を把握し，異常な発生を早期に発見すること，医療職員の感染対策に関する意識向上と遵守率の改善，継続的なモニタリングを通じて感染対策活動を評価し，再強化することが含まれる。

感染拡大の防止を目的にサーベイランスを行う医療関連感染について，以下に示す。

2 | 医療関連感染とその予防のケア

（1）血管内留置カテーテル由来血流感染

カテーテルを血管内に留置することが契機となって発生する全身性の感染症を，血管内留置カテーテル由来血流感染（catheter-related blood stream infection：CR-BSI）という。

少なくとも一つの末梢静脈から血液培養が陰性で，感染徴候（発熱・悪寒・血液低下など）を伴い，カテーテル以外に血流感染の明らかな感染源のないもの。カテーテル培養と末梢血から同一の菌が検出されるものである。

● 予防のケア：手洗いの徹底，無菌操作の遵守，カテーテル挿入部位の適切な選択，カテーテルの適切な管理，教育とトレーニングが重要である

（2）尿路カテーテル関連尿路感染

尿路カテーテルが挿入されているケアの受け手では，清潔操作により採取された検体から細菌が検出された場合を尿路カテーテル関連尿路感染（catheter-associated urinary tract infection：CA-UTI）という。

● 予防のケア：手洗いの徹底，適切な水分管理，陰部の清潔保持，カテーテルの適切な管理，教育とトレーニングが重要である。カテーテルの挿入は，必要な場合に必要な期間のみ行う

（3）人工呼吸器関連感染（VAP）

人工呼吸器関連肺炎（ventilator-associated pneumonia：VAP）は，気管挿管による人

工呼吸器の装着から48時間以降に新たに発生する肺炎のことである。ただし，気管挿管，人工呼吸管理前には肺炎のないことが条件である。

- **原因**：人工呼吸を開始してから48時間ないし72時間以内に起こる肺炎であり，その原因は，誤嚥と細菌吸入が多い
- **予防のケア**
  - 口腔内の清潔保持：口腔ケアや口腔内に分泌物を貯留させないため，適宜吸引を行う
  - 胃内容物の逆流防止：胃拡張防止のため胃管の挿入，腸蠕動を促すケアを行う
  - カフの管理：口腔内の分泌物や胃液は，気管内チューブのカフを通過して気管内に流入するため，カフ圧は常に20 〜 25cmH$_2$O に保つ
  - 声門下吸引・洗浄：声門下吸引可能な気管内チューブを使用し，カフ上部吸引ポートより吸引する
  - 呼吸回路の清潔
    - ・呼吸器回路内の結露を取り，水滴が気管内に流入するのを防ぐ
    - ・呼吸器回路，加湿・加温器などに触れる，気管内吸引の施行前には必ず手洗いを行う
    - ・回路や加湿器を定期的に交換する

（4）手術部位感染（surgical site infection：SSI）

手術操作を行った創部に限らず臓器にまで感染が及び発生するもの，表層部位あるいは深部部位の切開部位感染，臓器・体腔の感染に分類される。SSI の大部分は，手術中に患者の保有する微生物が手術部位から侵入することにより発生する。

- **予防のケア**
  - 術前管理：清潔ケア，皮膚消毒，除毛などの徹底
  - 術中管理：予防的抗菌薬の投与，手術室の環境管理（手術室の換気や器具の滅菌など）など
  - 術後管理：切開創の管理（術後24〜48時間は滅菌された被覆剤で保護し，必要に応じて交換），早期のドレーン抜去など

（5）各種ガイドライン

- **血管内留置カテーテル由来血流感染予防策**

「血管内留置カテーテル由来感染の予防のための CDC ガイドライン 2011」を参照ください

- **尿道カテーテル関連尿路感染予防策**

「カテーテル関連尿路感染の予防のための CDC ガイドライン 2009」を参照ください

- **人工呼吸器関連肺炎予防策**

「医療ケア関連肺炎防止のための CDC ガイドライン 2003」を参照ください

- **手術部位感染予防策**

「手術部位感染防止のための CDC ガイドライン 2017」を参照ください

3 薬剤耐性

　薬剤耐性（AMR）とは，細菌やウイルス，真菌，寄生虫などの病原体が，薬剤（抗菌薬，抗ウイルス薬，抗真菌薬，抗寄生虫薬）に対して耐性をもつようになる現象である。これにより，従来の治療効果が得られにくくなり，感染症の治療が困難になる。

● 院内で注意すべき感染症

　接触感染する感染症：メチシリン耐性黄色ブドウ球菌（MRSA），ノロウイルス，多剤耐性緑膿菌（MDRP）など。

［文献］
1）満田年宏訳（著）：隔離予防策のためのCDCガイドライン―医療環境における感染性病原体の伝播予防2007．ヴァンメディカル，2007．
2）日本環境感染学会教育委員会：水痘・麻疹・風疹・流行性耳下腺炎．日本環境感染学会教育ツールVer.4．http://www.kankyokansen.org/other/edu_pdf/4-5_04.pdf（2025年1月閲覧）
3）学校保健安全法施行規則第18条．
4）厚生労働省：新型コロナウイルス感染症の5類感染症移行後の対応について．https://www.mhlw.go.jp/stf/corona5rui.html（2025年1月閲覧）
5）坂本史衣（著）：基礎から学ぶ医療関連感染対策―標準予防策からサーベイランスまで．南江堂，2008．

MEMO

B 医療安全

1 医療事故等の予防と発生時の対応

1 | 医療安全体制の理解

①所属している自施設（病院・老健・在宅ケアなど）の医療安全体制の組織図を理解する

②自らが所属している部署（病棟・部署など）の医療安全体制の組織図を理解する

③自部署のなかでの自らの役割を理解し，行動することができる

④ケアの受け手・医療従事者など，医療にかかわるすべての人のために医療安全があることを理解する

2 | インシデント・アクシデントレポートの作成意義と報告手順

❶ インシデント（ヒヤリハット）

インシデント（ヒヤリハット）とは，事故となる可能性があったが，偶然もしくは適切な処置により事故には至らなかった状況，事象をいう。

❷ アクシデント

医療事故（アクシデント）とは，医療を提供する場で，医療の全過程において発生するすべての事故をいい，医療従事者の過誤，過失の有無を問わない。医療行為とは直接関係しない事故も含まれる。

例として，転倒・転落による負傷，失踪，自殺企図，院内の暴行事件，施設の被害（火災など）が挙げられる。これらは，患者，家族，職員などに障害が及ぶ危険性があり，病院組織として管理することが求められている。

❸ インシデント・アクシデントレポート作成の意義

事故の予防や減少のためには，インシデント・アクシデントを正確に報告することが重要である。インシデント・アクシデントレポートを作成し，情報の整理，分析を進め，業務上の問題点を明らかにすることによって，業務の改善に反映させることが目的である。

❹ インシデント・アクシデントの報告手順

インシデント・アクシデント影響度分類，また報告手順については，病院・施設の医療安全対策マニュアルなどを参照する。

3 | 事故発生直後の対応と報告

（1）事故発生時の看護記録

①正確な情報を収集し，事実を確認する

②医療事故にかかわった各医療スタッフから，可能な限り時系列で情報を収集し，それら
を統合して，正確な事実をまとめる

③時計・医療機器などは定期的に時刻を合わせるように努める

（2）医療事故発生時の記録

❶ 初期対応時の記録

①事故が発生したときに行われていた治療・処置・ケアについて以下の項目を記録する

● いつ・どこで・誰が・何を・どのように実施したか，ケアの受け手の反応・状態，
家族への説明内容，指示者ならびに実施者の氏名など事実に基づいて記録する

②記録する際には，客観的に，経時的に記載する

❷ 初期対応終了後の記録

①初期対応にかかわったスタッフ（職種）全員で記載されている内容について再度確認す
る

②初期対応が終了したあとも，ケアの受け手の状態が安定するまでは経時的な記録を続け
る

4 | 安全確保の技術

（1）指示出し・指示受けの標準化

医療機関内での指示の出し方や受け方は標準化されていて，緊急時以外は口頭指示を避け，
不明な点は医師に確認する。

（2）誤薬防止の手順に沿った与薬

❶ 誤薬の防止

6つのRight（6R）を確認する。

①正しいケアの受け手（Right Patient）

②正しい薬（Right Drug）

③正しい目的（Right Purpose）

④正しい用量（Right Dose）

⑤正しい用法（経路）（Right Route）

⑥正しい時間（投与時間）（Right Time）

⑦（アレルギーの有無〈Allergy〉）

❷ 確認のタイミング

1回目：薬剤を手にするとき

第Ⅲ部 リーダーシップとマネジメント能力

❷ 安全な環境の整備

209

2回目：薬剤を容器から取り出し混合するとき
　　3回目：ケアの受け手に薬剤を投与する前

（3）誤認防止策の実施

①リストバンドなどを使用し，誤認防止に努める（病院・施設の安全対策マニュアルなどを参照する）

②ケアの受け手自身にも医療安全に協力してもらう（氏名・生年月日を名乗ってもらう，など）

（4）転倒転落防止策の実施

①療養環境を整備する

②器材を導入する（離床センサー・徘徊センサーなど）

③転倒・転落アセスメントシート（図5）を活用する

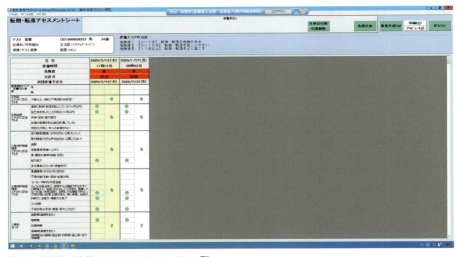

図5 ● 転倒・転落アセスメントシートの例

2　安全文化の醸成

1│組織で醸成する安全文化

　安全文化は突如生まれるものでなく，むしろ，実用的で地に足がついた対策を一貫して継続することによって徐々に形づくられるものである。その要素として，以下の4つが挙げられる[1]。

　●**報告する文化**：潜在的な危険を自発的に報告する組織文化

- **正義の文化**：安全に基づく正しい行動基準を理解し実践する文化
- **柔軟な文化**：状況に応じて組織形態を柔軟に変える文化
- **学習する文化**：正しい情報から改善を導き出す文化

2 | 安全文化を測る因子

- **報告・連絡・相談**
  業務を円滑に遂行するために必要な一連の行為をいう
  - **報告**：管理者からの指示・命令に対し，経過や結果を知らせる
  - **連絡**：自分の意見を加えず，事実情報を知らせる
  - **相談**：自分が判断を迷うとき，意見・アドバイスを聞く

　安全文化を測る因子は，オープンなコミュニケーション，エラー後のフィードバック，イベントの報告される頻度，仕事の引継ぎや患者の移動，患者安全に対する病院マネジメント支援，過誤に対する非懲罰的対応，組織的 - 継続的な改善，安全に関する総合的理解，人員配置，上司の安全に対する態度や行動，部署間でのチームワーク，部署内でのチームワーク[1]などがある。

3 医療・看護の質保証

　医療安全における医療・看護の質保証は，ケアの受け手に提供される医療サービスの質を確保し，ケアの受け手が安全に治療を受けられるようにするための一連の取り組みを指している。多職種やケアの受け手・家族が役割を遂行し，互いに理解し合うことでチーム力を高めるとともに，継続的に取り組むことが重要である。質保証は，以下の要素から構成される。

①標準化されたプロトコルとガイドラインの遵守
②継続的な教育と訓練
③インシデントレポートとフィードバックシステム
④ケアの受け手の治療過程に参画
⑤質指標のモニタリングと評価
⑥チームアプローチとコミュニケーションの強化

1 | 報告ツール

　急変したことを報告する際，I-SBAR-C（**表5**）を用いることで，明確に内容を伝達することができる。例を**表6**に示す。

表5 ● I-SBAR-C

① Identify：確認	自分が名乗って相手を確認し，患者を同定する
② Situation：状況	患者に何が起きているのかという状況
③ Background：背景	状況を理解するのに必要な臨床経過
④ Assessment：評価	何が問題なのかという判断
⑤ Recommendation：提案	どうしてほしいのかという提案や依頼
⑥ Confirm：確認	どうしたらよいか指示を受け，内容を確認

（石川幸司・他：急変対応 Q&A. 石松伸一・他（監），すごく役立つ患者を守れる臨床スキル—バイタルサインチェックと急変予測・対応技術の疑問解決. p67, 学研メディカル秀潤社，2019. より）

表6 ● I-SBAR-C の例

① Identify：確認	●●先生ですか？　◆◆病棟の看護師〇〇です。 患者の＿＿＿＿＿さんのことで，ご報告（連絡・相談）です。
② Situation：状況	〇〇症状（例：呼吸困難）が ▲ 時頃から続いています。 バイタルサインは… 呼吸数：　　回/分　　　SpO$_2$：　　%　　　血圧：　　　mmHg 心拍数：　　回/分　　　体温：　　℃　　　意識レベル
③ Background：背景	診断名： 年齢：　　　　　　　性別： 入院日：　　　　　手術名・検査名と施行日： 治療内容： その他の情報：
④ Assessment：評価	現在の状況から＿＿＿＿＿＿＿＿＿＿＿＿＿＿＿＿＿＿＿と考えます。
⑤ Recommendation：提案	依頼内容：報告した相手に何をしてほしいか伝える。 　　例：・至急診察をしていただきたい。 　　　　・●●が必要だと考えます。 　　　　・指示を出していただきたい。など
⑥ Confirm：確認	医師の指示：薬剤を与薬する指示　など 指示の確認：●●薬を●●の方法で与薬します。など　？？

（I-SBAR-C の表を参考に作成）

2 ｜事故要因分析

（1）事故要因分析の目的

発生した事象のみに注目するのではなく，根本的要因や背景要因など多方面から分析し，発生機序を明らかにする。

（2）分析手法

❶ SHELL モデル

SHELL モデルは，事故発生後に原因を分析する手法であり，医療事故の分析によく使わ

れる。事故の状況を Software（手順・指示），Hardware（機器・設備），Environment（環境・雰囲気），Liveware（人間：他の関係者），Liveware（人間：当事者）の要素に分類し，当事者（L）の周囲にあるさまざまな要因（S.H.E.L）により事故を分析する手法である[2]。

❷ RCA（root cause analysis）

RCAとは，事象の原因（潜在的要因）を追究する手法。発生した事故の主たる原因を漏れなく導き出す道具である。個人の行動ではなく，組織（システム）や過程に焦点を当て，原因となる要因がわかるまで，「なぜ・なぜ」を繰り返す。分析の結果からシステムやプロセスを見直すことで，リスクの減少を目指す。

3 ｜危険予知トレーニング（KYT）

（1）チームで行う医療安全のための取り組み

❶ 危険予知トレーニング（KYT）

危険＋予知＋トレーニングであり，危険への感受性を磨く気づきの訓練である。

❷ 危険予知トレーニング（KYT）の効果

①危険への感受性を高める
②危険に対する集中力を高める
③問題解決能力を高める
④実践への意欲を高める
⑤安全先取りの職場風土づくりをする

［文献］
1）日本看護協会：医療安全推進のための標準テキスト．p19．2013.
2）日本看護協会：医療安全推進のための標準テキスト．p18．2013.

MEMO

C リスク管理と危険への暴露防止

1 ハラスメントや暴力へのリスク管理と対策

1 職場で問題になりやすいハラスメントの種類

ハラスメントの例を表7に示す。

2 ハラスメントを受けたときの対応

①同僚や上司など信頼できる人に相談する
②職場の相談窓口を確認し,必要時相談する
③事象について整理をしておく

表7 ● ハラスメントの例

種類	定義	事例
パワーハラスメント	・職場の上下関係を用いて,嫌がらせを行うこと	・長時間叱責を続ける ・業務に必要な情報を与えない
モラルハラスメント	・精神的な嫌がらせ・暴力 ・上下関係は存在せず,「いじめ」に近い	・職場ぐるみで,特定の人を無視する ・挨拶に返事をしない
ジェンダーハラスメント	・性別に基づいて,採用・昇進・職務で不平等な対応を行うこと	・女性にお茶くみをさせる ・男性にだけ重い荷物を持たせる
セクシャルハラスメント	・性的な嫌がらせや不愉快を与える発言を行うこと	・恋人の有無を聞く
マタニティハラスメント	・妊娠出産で不利な就業環境を強いられたり,制度を利用しないよう迫ること	・育児休暇を利用させない・短縮させる ・妊娠による退職を迫る

(厚生労働省:パワーハラスメント対策導入マニュアル,2015.より)

2　危険性のある医薬品等の取り扱い（麻薬や抗がん剤等の管理・保管を含む）

1｜保 管 管 理

❶ 専用の保管場所

①鍵付きのキャビネットや専用の保管庫に保管する[1]

②温度や湿度の管理が必要な場合，適切な環境を維持する[2]

❷ ラベルと識別

①明確なラベルを貼り，内容物を識別しやすくする[2]

②使用期限や開封日を記載する[1]

❸ アクセス制限

①許可されたスタッフのみがアクセスできるようにする[2]

②定期的にアクセスログを確認する[1]

❹ 定期点検

①定期的に在庫を確認し，期限切れや劣化した医薬品を適切に処分する[2]

②保管状況を定期的に点検し，問題があれば速やかに対応する[1]

❺ 緊急時対応

①緊急時に備えて，適切な対応手順を策定し，スタッフに周知する[2]

2｜品 質 管 理

　有効期間・使用期限の管理・定期的な有効期間・使用期限の確認・有効期間・使用期限の短い医薬品から先に使用する工夫（先入れ，先出し）などを行う。

3｜薬 剤 暴 露 防 止

　個人防護具（PPE）の使用，換気，手順の遵守，暴露に関する教育と訓練など病院・施設の薬剤管理マニュアルなどを参照する。

3　放射性物質・機器の管理

1｜放 射 線 ば く 露 防 止 対 策 の 実 施

●放射線被ばく対策三原則（時間・遮蔽・距離）を**図6**に示す。

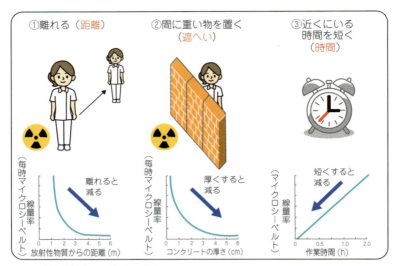

図6 ● 外部被ばくの低減三原則
（環境省：外部被ばくの低減3原則．http://www.env.go.jp/chemi/rhm/h29kisoshiryo/h29kiso-04-03-01.html（2021年10月閲覧）より）

2│機器の管理

　安全な環境整備の一環として，人工呼吸器，心電図モニター，輸液ポンプ，シリンジポンプなどの医療機器管理が重要である．

　医療機器の日常点検には，使用前の始業時点検，使用中の点検，使用後の終業時点検がある．

　始業時点検では外観と機能のチェックを行い，使用中の点検では設定や動作の確認，終業時点検では外観と機能の再確認と感染防止のための清拭・消毒を含めた安全性の評価を行う．

3│機器の安全制御

　医療におけるフールプルーフは，ユーザーのミスを事前に防ぐ設計である．フェイルセーフは，システムが故障しても安全が確保されるような設計手法である．以下，表8に示す．

表8 ● フールプルーフとフェイルセーフ

フールプルーフ	誤った操作をしても，それを受け付けないように機器や装置などを設計すること [例]・電子レンジのスタートボタンは，ドアが開いていると作動しない 　　　・三方活栓に接続できないプレフィルド型製剤　など 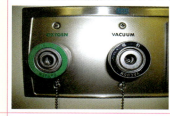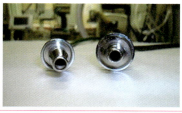
フェイルセーフ	人が操作時にエラーを起こしたり，機器の一部が故障しても，それが事故につながらないしくみが備えられていること [例]・規定の電気容量を超えるとブレーカーが落ちる 　　　・薬剤オーダリングシステムのアラート（警告）表示　など 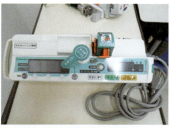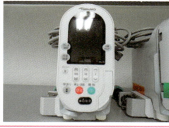

(厚生労働省労働安全衛生総合研究所：職場のあんぜんサイト．p11．を一部改変)

[文献]
1) 厚生労働省：濫用等のおそれのある医薬品について．第2回医薬品の販売制度に関する検討会資料2，2023．
2) 東京都保健医療局：毒物・劇物の取扱い，保管・管理の手引き．2023．

MEMO

D　災害への備えと対応

1　災害への備え（防災・減災）

1│災害医療の定義

　災害医療とは，需要が供給を上回る状態で行う医療のことである。時間・人材・資機材が限られた状況下において内因・外因を問わず，さまざまな傷病に対して緊急対応が求められる（日本救急医学会）[1]。

2│災害時の初期行動

　定期的な防災訓練に参加し，災害発生時（地震・火災・水害・停電など）には決められた初期行動を円滑に実施する。

❶ CSCATTT

　CSCATTT とは，災害発生時にとるべき行動の 7 つの原則をいう。

　①C：Command and Control/ 指示命令・連絡調整・連携

　②S：Safety/ 安全確保

　③C：Communication/ 情報伝達・共有

　④A：Assessment/ 評価

　3 Ts：⑤ Triage/ トリアージ，⑥ Treatment/ 治療，⑦ Transport/ 搬送

　Triage とは，多数の傷病者が発生した災害現場において誰を優先的に治療・搬送すべきなのか選別することをいう。

　Treatment は，「外傷初期診療ガイドライン JATEC」をベースに，特にプライマリーサーベイ，および生理学的な安定に重点をおいている。Transport の手段として救急車は不足しがちなため，マイクロバス，民間の自動車，あるいはヘリコプターによる空路，船舶による海路など臨機応変に対応する必要がある。

❷ START 法

●一次トリアージ：［実施場所］被災現場・病院入口

　救助者が傷病者の状態を最初に迅速に評価するために，生理学的な評価に基づいて行われるもの。軽症者と重症者を大きくふるい分ける。

　生理学的な評価では，意識・気道・呼吸・循環＋歩行をみる。緊急か非緊急かを識別し，短時間でトリアージを行うことにより早期の治療開始を目的としている。

●トリアージ区分（写真 1）

　●赤（Ⅰ）緊急治療群：生命の危機的状況，直ちに処置が必要

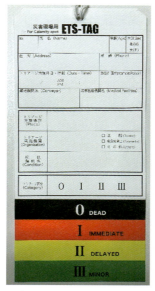

写真1 ● トリアージタッグ

- 黄（Ⅱ）準緊急治療群：処置までに2〜3時間の猶予
- 緑（Ⅲ）非緊急治療群：軽度損傷，通院加療が可能
- 黒（0）死亡もしくは救命困難群：生命徴候なし

❸ PAT法
- 二次トリアージ：[実施場所] 救護所・搬送中・院内治療ゾーン

一次トリアージ後，生理学的および解剖学的評価に基づいて，詳しく重症度と緊急度を評価する。より洗練されたトリアージを行う

2 災害の種類や人々への影響

災害は大きく「自然災害」と「人的災害」に分類される。それぞれの災害には異なる特徴があり，適切な対策が求められる。災害は，被災の有無にかかわらず，個々人や社会全体に身体的・心理的・社会的・経済的などの影響を及ぼす。
- 自然災害：地震，津波，洪水，土砂崩れ，噴火，大雪，竜巻など
- 人的災害：火災・爆発，交通事故，工事の事故，原発事故，テロなど

3 災害発生時の対応（事業継続計画（BCP）に基づく対応などを含む）

❶ BCP

BCP（business continuity plan：事業継続計画）とは，大地震や感染症の拡大，テロ，大事故など予期せぬ事態が発生した際にも，重要な事業を中断させず，または中断した場合でも迅速に事業を復旧させるための方針，体制，手順を定めた計画である。

災害対応マニュアルとBCPの違いについて図7に示す。

従来の災害対応マニュアル
主体：現場の医療職
初動対応に重点がおかれる

⇔

BCP：職業維持計画
主体：管理職
①事前の備えで発災時の対応力の低下を抑制
②兼務の優先順位をつけておき対応力の早期回復
③持続すべき業務，縮小できる業務をあらかじめ区別し対応力を増加
④関係機関と連携し，役割分担を事前に決めておく

計画策定の基本理念
1. 職員を守る
2. 病院の安全を守る
3. 医療の継続を図る
4. 医療の復旧を遂げる

図7 ● 災害対応マニュアルとBCPの違い
（佐々木勝：使える病院BCP. 新興医学出版社, 2019. より改変）

❷ アクションカード

アクションカードとは，災害時に各職員がすべき行動や，果たすべき役割を簡潔に記したものである。災害対策マニュアルに基づいて作成され，効率的な災害初動対応を目的としている。各カードには，具体的な指示が書かれており，役割に就いた人が必要な行動を理解できるようになっている[1]。アクションカード例を図8に示す。

責任者

地震発生時の対応

1. 緊急地震速報30秒前！
- ・スタッフ・患者・家族への声かけ
- ・ヘルメット・懐中電灯の準備

2. 緊急地震速報10秒前！
- ・自身の安全確保
- ・火災の確認，緊急連絡，緊急点検の心積もり

3. 揺れが収まったら，火災を確認せよ
- □初期消火
- □隣接部署へ応援要請する
  - 不足なら【D_____】(d____)，【A_____】(a____)
- □避難誘導
  - ①まず水平二区画の移動，②指示があったら垂直移動の原則を守ること

4. 自部署の安全確認を行う
- □今いる人数の把握，負傷者の有無
  - □職員
  - □患者・家族
- □大きな破損の把握
  - □医療機器
  - □施設・設備

5. 同一階の安全確保を行う
- □施設設備の点検を行う
  - □事前に決めてあった同一階の点検担当範囲の情報収集を行う
  - □可及的処置・修理を実施し，報告する
- □自部署にいた他病棟・外来患者を一時避難場所に誘導する
- □災害対策本部へ人数を報告する

6.「自部署の安全確保（地震2）」で，安全確保を実施せよ

図 8 ● アクションカード例

（小尾口邦彦（編著），吉田修・他：そのまま使える災害対策アクショ
ンカード＋はじめての病院 BCP Ver.2. p167. 中外医学社，2020. より）

第Ⅲ部 リーダーシップとマネジメント能力

2 安全な環境の整備

実践（OJT） **ケアをしながら学んでみよう！**

▶ **自分自身の安全確保**
- 災害が起きたら，まずは自分の安全を確保する
- スタッフは集合し，お互いの安全確認を行う

▶ **ケアの受け手の安全確認，状態確認，被災状況の確認**
- リーダーは誰かを明確にし，リーダーの指示に従う
- スタッフは担当ケアの受け手の安全確認・確保を行う
- 被災状況を確認する
- リーダーに適時報告を行う
- 行動はできれば2名1組が望ましい
- 避難経路を把握しケアの受け手に説明する

▶ **火災への対応（消火器の使い方を含む）**
- 火災の通知
  - ・「火事だ！」と叫ぶ

221

- ・「火災報知器」で火災発生を知らせる
- ・「119番（消防）」へ通報する
- ● 初期消火：施設内の火災設備の定位置と使用方法の把握
  - ・建物内の「消火用散水栓」や「消火器」を使って初期消火を開始する
  - ・火元に対して背中側に通路が来るように立ち回り，初期消火に失敗した場合の脱出ルートを確保しながら消火活動を行う
- ● 煙の拡散防止
  - ・非常用シャッターなどを下ろして煙の拡散を遅らせる
  - ・排煙窓などが設置されている場合は，排煙操作ボタンや排煙ハンドルを操作して窓を開放する
- ● 避難
  - ・炎が背丈を超えて天井に達した場合，自力消火は難しい。→生命の確保を第一として，避難を開始する
  - ・火災の部屋のケアの受け手を室内から救出し，救出後，部屋の扉を閉鎖する
  - ・避難の際，直接煙を吸い込まないよう，姿勢を低くし，タオルなどで口を覆う
  - ・水平避難：同一階の避難スペースに避難する方法
  - ・篭城避難：損傷や遅延のおそれのない病室内で待機すること

▶ **水害への対応**
- ● 水害は，事前に準備ができる場合が多い
- ● 自施設は津波や洪水の浸水想定地域にあるのか把握しておく
- ● ハザードマップを活用する
- ● 地震・津波・水害の場合，状況を確認してから避難の判断をする。特に津波や水害のリスクがある場合には，高くて安全な場所へ避難する

［文献］

1）日本災害看護学会：災害看護関連用語　アクションカード．（http://words.jsdn.gr.jp/words-detail.asp?id＝56）
（2024年9月閲覧）

コラム　石の上にも三年？

　「石の上にも三年」という言葉をご存知ですか。「辛くても我慢強く耐えていれば，いつかは必ず成し遂げられる」という意味があり，厳しい環境や状況にいる自分や他者に対して，励ます言葉として用いられることがあります。筆者たちが新人ナースだった頃（昭和～平成初期にかけて）は，よく言われたものですが，最近ではほとんど聞かなくなりました。

　新人ナースの皆さんは，看護師という職業を選択し，その一歩を歩み始めました。そして，さまざまな経験を通じて，今後自分が進むべき道を切り開いていくことでしょう。自分のキャリアをどのように考えるのかは，何が正解で，何が不正解という性質のものではありませんので，皆さん自身が選択していきます。

　ここで何をお伝えしたいのかと言えば，看護師として職業に就いたばかりの皆さんが，これからのキャリアを考えるための経験を積むためには，少なくとも数年間（2～3年間程度）は時間が必要だということです。「看護師に向いているのかどうか」「看護師の仕事を本当に続けたいのか」「自分が本当にやりたいことは何なのか」などを考えるために，とても重要な時間となります。人は，辛いことや嫌なことがあったとき，違う環境を見てうらやましく感じてしまうことがあります。

　そんなとき，今自分が置かれている環境を変えるために，すぐに転職などを考えるのではなく，「なぜ，辛いと感じるのか」「何が嫌なのか」など，自分自身の物事に対する受け止め方の傾向を知ることによって，直面している課題を解決する糸口をつかめるかもしれません。人には人それぞれの考え方があります。かかわり合いのある人たちと信頼関係を築いていくための切り札は，「周囲の人たちとの対話」なのかもしれません。対話する場面を通じて，お互いの誤解が解け，自分の考え方を振り返る機会を得ることができ，そして，何よりも仲間が増えます。仲間が増えれば，きっと仕事も楽しくなるはずです。直面している問題から逃げずに，自分を見つめ直してみてください。

3 組織の一員としての役割発揮

A 組織の目的・目標達成への貢献

1 目標管理

1 | 目標管理とは

組織の目標と個人の目標を連動させ，職員一人ひとりの自主性を尊重し，組織全体の成果を最大化するために目標を設定し，その達成に向けて進捗を管理する手法である。

2 | 組織目標と個人目標との関連

❶ 組織とは
目標・目的を達成するために人や物で形づくられている秩序のある全体
❷ 病院・施設の理念・基本方針
①病院・施設の理念・基本方針を確認する
②病院・施設の年度目標を確認する
③看護部・介護部の年度目標を確認する
④部署の年度目標を確認する
⑤「①〜④」をもとに年度の個人目標を設定する

3 | 個人の目標の設定の方法

①SMART法を意識し以下のようなことから考えると，目標が立てやすい
  ● チームのためになる目標
  ● 自分自身の成長につながる目標
  ● ケアの受け手・利用者や病院・施設のためになる目標
②SMART法とは，以下の頭文字をとったものである
  ● Specific：具体的である（誰が，いつまでに，どうやって，どうなりたいか明確にする）
  ● Measurable：測定可能である（経過が明確になるように数値化する）
  ● Achievable：達成可能である（実現可能な目標にする）
  ● Relevant：関連性があり妥当である内容（達成したい成果を明確にする）

● Time-bound：期日が明確である（期限を決める）

[事例]「真剣にダイエットする」→×

「毎日 5 km のジョギングをして 4 月15日までに体重を 3 kg 落とす」→○

4｜現状分析の方法

（1）SWOT分析

❶ SWOT 分析とは

組織のビジョンや戦略を立案する際に使用する現状分析の方法である。個人に置き換えることも可能である（長所・短所・好機・追い風・逆風・逆境）。SWOT 分析のカテゴリーについて**表1**，SWOT 分析シートを**表2**に示す。

S：Strength（強み）

W：Weakness（弱み）

O：Opportunity（機会）

T：Threat（脅威）

表1 ● SWOT 分析のカテゴリー

強み（S）	●他部署に比べて，自部署の優れているところ，秀でているところ，よいところ，さらに成長・強化させるところ ●長所
弱み（W）	●他部署に比べて自部署の劣っているところ，悪いところ，課題とするところ，改善やレベルを上げなければならないところ ●短所
機会（O）	●どのような機会があるのか，部署を成長させる機会になるのか ●好機・追い風
脅威（T）	●どのような脅威があるのか，部署の成長を妨げる存在を脅かす要因となるのか ●逆風・逆境

表2 ● SWOT 分析シート

	強み（S）	弱み（W）
内部環境		
	機会（O）	脅威（T）
外部環境		

（佐藤美香子：看護管理実践計画書標準テキスト―職場を改善する課題解決術．p118．日総研，2016．より）

❷ クロス SWOT 分析

内部環境に対して外部環境をクロスすることで，「強み」を引き出し，「弱み」を克服するためのツールである。クロス SWOT 分析について**表 3**に示す。

①強み×機会：積極的戦略▶強みを強化し機会をとらえる戦略

②強み×脅威：差別化戦略▶強みを強化し脅威に備える戦略

③弱み×機会：弱み克服策▶弱みを克服し機会をとらえる戦略

④弱み×脅威：最悪事態回避策または撤退▶弱みを克服し脅威に備える戦略

表 3 ● クロス SWOT 分析シート

二次元展開法

			外部環境	
			機会（O）	脅威（T）
	クロス SWOT 分析			
			SO 戦略（積極的戦略）	ST 戦略（差別化戦略）
内部環境	強み（S）		強化する⇒強み × 機会 強みを強化し，機会を最大限にとらえる	差別化する⇒強み × 脅威 強みを強化し，脅威を最小限にする
			WO戦略（弱み克服策）	WT戦略（最悪事態回避・撤退）
	弱み（W）		チャンスをとらえる⇒弱み×機会 機会を最大限に生かし，弱みを克服する	ダメージを阻止する⇒弱み×脅威 弱みを最小限にし，脅威に備える

（縦軸：高い〜緊急度〜低い，横軸：低い〜重要度〜高い）

（佐藤美香子：看護管理実践計画書標準テキスト―職場を改善する課題解決術. p126，日総研，2016．より）

❸ SWOT 分析の具体例〔事例〕

急性期医療を提供しているケアミックス型の病院である。

学習意欲が高い 3 〜 4 年目のスタッフが多く，新人の離職率も低い。グループ内には，病院・施設があり，クリニカルラダーに沿った教育システムがある。オンラインでの学習環境が整っており，院内外の研修にも参加しやすい。

1 年前から整形外科の医師と救急専門の医師が入り，手術件数や超過勤務時間の増加，救急受け入れ件数の増加などがあり，家庭との両立が困難という 5 年目以降の中堅スタッフの離職率（15％）が高い。看護部全体として教育できる中堅スタッフの人材が不足している。将来，近隣に700床を超える大学病院の建設が予定されている。

SWOT 分析シートを用いて現状分析を行った。SWOT 分析の具体例を**表 4**に示す。

表4 ● SWOT分析の具体例

	強み（S）	弱み（W）
内部環境	・急性期医療を提供するケアミックス型の病院 ・3〜4年目のスタッフが多く学習意欲が高い ・新人看護師の離職率が低い ・院内教育システムが充実している ・外部講師による研修（オンライン）を受ける環境が整っている	・忙しすぎて家庭との両立が困難 ・5年目以降のスタッフの離職率（15%）が高い ・看護部全体の中で教育できる中堅スタッフの人材が不足
	機会（O）	脅威（T）
外部環境	・大学病院との連携を取ることで患者獲得の機会になる	・少子化による看護師不足が加速する ・近くに建設予定の大学病院の存在 ・看護師の転職の恐れ ・患者数の減少に伴う経営状態の悪化

（2）BSC（バランスト・スコアカード）

● 病院の理念（自部署）を具現化し，環境変化に対応して病院経営（自部署の目標）を効率的・効果的に行うためには，中長期目標での達成を目指すビジョンを設定し，経営資源を最適化する必要がある．BSCについて図1に示す．

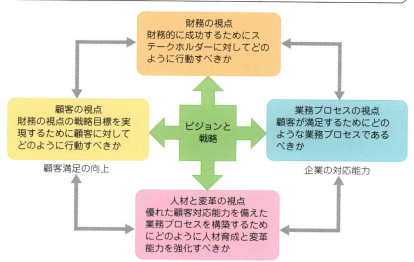

図1 ● 4つの視点に支えられたバランスト・スコアカード（BSC）
（吉川武男：バランス・スコアカード入門―導入から運用まで．p3，生産性出版，2001．より）

- SWOT 分析とクロス SWOT 分析を行って，課題を抽出し戦略テーマと戦略目標を設定する。
- 目標達成に向けた PDCA サイクルを回すための仕組みである。

実践（OJT） ケアをしながら学んでみよう！

❶ 個人の目標

① SWOT 分析をする

② 看護部・介護部目標，部署目標を確認したうえで，個人目標を設定する（自施設の目標管理シートを使用）

❷ 組織（部署）の目標

① SWOT 分析をする

② 組織の課題を明確にするときには，「①」をもとにクロス SWOT 分析も活用する

③ 「①②」をもとに看護部・介護部目標，部署目標を確認したうえで，組織（部署）目標を設定する（自施設の目標管理シートを使用）

---

2 シェアドリーダーシップ（メンバーシップやフォロワーシップを含む）

1 シェアドリーダーシップ

　シェアドリーダーシップとは，各メンバー全員が効果的にリーダーシップを発揮し，組織の目標を達成するために貢献することを指している。このプロセスでは，個々の独立性（分化）とチームとしての一体感（統合）が求められる。

2 メンバーシップ

　メンバーシップとは，組織に属するメンバー一人ひとりが，自身に与えられた役割を理解し，主体的かつ積極的に行動することでチーム全体に貢献することを示す。

3 フォロワーシップ

　フォロワーシップとは，組織やチームの成果を最大化するために，リーダーや他のメンバーを主体的に支援する能力を指す。フォロワーシップは，リーダーシップと相互に補完しあう関係をいう。

3 心理的安全性

心理的安全性とは，スタッフが互いに意見を開示しあい，誠実にコミュニケーションが取れる環境があることを示す。

第Ⅳ部-④-Ⓑ-2「心理的安全性」（p278）参照。

4 チームマネジメント

チームマネジメントとは，複数のメンバーが協力して目標を達成するためのプロセスや方法を示す。適切に管理することで，チーム全体のパフォーマンスを最大化し，目標達成に向けて効率的に進むことができる。以下に要素を示す。

①リーダーシップ

②コミュニケーション

③役割分担

④目標設定

⑤モチベーション管理

⑥問題解決

⑦評価とフィードバック

5 意見等の対立への対応（コンフリクトマネジメント等）

1 コンフリクト

コンフリクトとは「対立」を意味し，異なる考えや立場からの意見が衝突する状況である。

❶ コンフリクトマネジメント

コンフリクトマネジメントとは，建設的な解決策を模索する過程を指す。双方の主張を尊重しつつ，組織の成長や問題解決につなげる方法である。

❷ 医療メディエーション

医療メディエーションとは，患者と医療者の間で発生するトラブルや対立を解決するための手法である。医療事故やクレーム対応だけでなく，日常の診療やインフォームド・コンセントの場面でも活用する。役割について，以下に示す。

①対話の促進：患者と医療者が直接対話する場を設け，双方の意見や感情を共有する

②関係の再構築：対話を通じて，信頼関係を再構築し，誤解や認識のギャップを埋める

③中立的な立場：医療メディエーターは中立的な立場を保ち，解決策を提示するのではなく，当事者同士の自主的な解決を支援する

[参考文献]

1) 日本医療メディエーター協会ホームページ. https://jahm.org/（2024年9月閲覧）

B 業務管理

1 時間管理

　効率的な時間管理は，業務の効率化やストレスの軽減につながる。具体的な方法を以下に示す。

　①目標の設定（タスクの優先順位づけ）

　②タスク管理ツールの活用（ToDoリスト・カレンダーなど）

　③作業時間を区切る

　④効率的なコミュニケーション

　⑤集中力を高めるための適切な休憩

　⑥振り返りと改善

　⑦報告・連絡・相談する

2 物的資源の管理

1│物品管理

❶ 規定に沿った適切な医療機器，器具の取り扱い

　①医療機器管理基準・手順に準じた医療機器・器具の取り扱い

　②医療機器を装着しているケアの受け手への看護基準・手順に準じた看護

❷ 看護用品・衛生材料の整備・点検

　①病棟・部署における物品管理の方法について，看護業務基準・手順に準じた取り扱い

　②看護基準・手順に沿った，ケアに必要な物品の準備

3 医療・看護提供にかかる費用（コスト）の意識

　コスト管理は，積極的にかかわることで，医療の質を維持しつつ，経営の効率化を図ることができる。医療機関の経営を支える重要な要素でもあり，メリットは以下のとおりである。

● 消耗品の適正使用

● コスト意識の向上

● 病院経営の安定化

4 所属組織における業務の基準・手順

病院・施設の看護業務基準・手順を参照する。

MEMO

C 業務改善

1 問題・課題解決の手法

具体的な状況や問題の性質により，主な手法を組み合わせて活用し問題解決につなげる。問題解決の手法について，以下に示す。

①ロジックツリー：問題を細かく分け，解決策を探す図
②SWOT分析（p225参照）：強み，弱み，機会，脅威を分析する手法
③仮説思考：仮説を立て，検証しながら問題を解決する方法
④ゼロベース思考：前提を捨てて，最初から考え直す方法

2 業務改善のフレームワーク等の活用

1 看護業務効率化の実施の流れ

業務改善のフレームワークはおおまかに現状分析，課題の特定，改善計画の立案，実行，評価というステップから成り立つ。

業務改善を行う際には，効率だけを追求することなく，医療安全や看護の専門性を保ち，患者に対する倫理的考慮や法的な視点も適切に配慮する必要がある。

看護業務効率化の実施の流れについて，図2に示す。

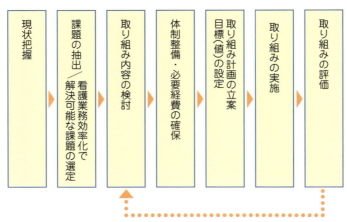

図2 ● 看護業務効率化の実施の流れ
（日本看護協会：看護業務効率化取り組みガイド．p13，2024．より）

2 | 5 S

5Sは職場の秩序を守り生産性を高めることを目的とする。5つのステップを以下に示す。
①**整理（Seiri）**：必要なものと不要なものを分け、不要なものを捨てる
②**整頓（Seiton）**：必要なものを使いやすいように配置し、誰でもすぐに取り出せるようにする
③**清掃（Seiso）**：職場を清潔に保ち、常に掃除を行う
④**清潔（Seiketsu）**：整理・整頓・清掃を維持し、標準化する
⑤**躾（Shitsuke）**：これらのルールを守る習慣をつけ、継続的に改善する

3 PDCAサイクル（計画：Plan, 実施：Do, 評価：Check, 改善：Action（Act））

PDCAサイクルは、計画（Plan）、実行（Do）、評価（Check）、改善（Action（Act））の連続的なプロセスである。PDCAサイクルについて図3に示す。

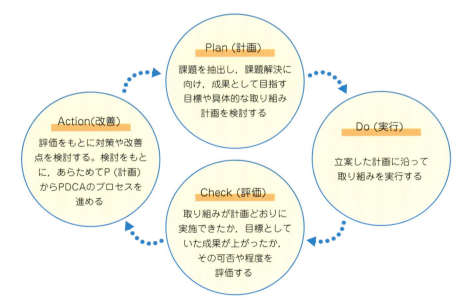

図3 ● PDCAサイクル
（日本看護協会：看護業務効率化取り組みガイド．p12, 2024. より）

第IV部 専門性の開発能力

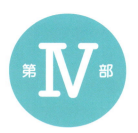

1 看護の専門性の強化と社会貢献

A 看護職として社会に貢献する責務

1 健康問題の背景にある社会課題への理解

　看護職は，患者の健康問題の背後にある社会的要因も理解し，総合的なケアを提供する必要がある。

2 地域社会・国際社会から求められる役割を果たす重要性

　看護職には，地域社会や国際社会で多様な役割が求められている。以下の**図1**に示す。

2040年を展望し，誰もがより長く元気に活躍できる社会の実現を目指す。

《現役時代の人工の急減という新たな局面に対応した政策課題》

多様な就労・社会参加	健康寿命の延伸	医療・福祉サービス改革
【雇用・年金制度改革等】 ○70歳までの就業機会の確保 ○就職氷河期世代の方々の活躍の場を更に広げるための支援（厚生労働省就職氷河期世代活躍支援プラン） ○中途採用の拡大，副業・兼業の促進 ○地域共生・地域の支え合い ○人生100年時代に向けた年金制度改革	【健康寿命延伸プラン】 ⇒2040年までに，健康寿命を男女ともに3年以上延伸し，**75歳以上に** ○①健康無関心層へのアプローチの強化，②地域・保険者間の格差の解消により，以下の3分野を中心に，取組を推進 ・次世代を含めたすべての人の健やかな生活習慣形成等 ・疾病予防・重症化予防 ・介護予防・フレイル対策，認知症予防	【医療・福祉サービス改革プラン】 ⇒2040年時点で，単位時間当たりのサービス提供を5％（医師は7％）以上改善 ○以下の4つのアプローチにより，取組を推進 ・ロボット・AI・ICT等の実用化推進，データヘルス改革 ・タスクシフティングを担う人材の育成，シニア人材の活躍推進 ・組織マネジメント改革 ・経営の大規模化・協働化

《引き続き取り組む政策課題》

給付と負担の見直し等による社会保障の持続可能性の確保

図1 ● 現代世代の人口の急減という新たな局面に対応した政策課題

（厚生労働省：2040年を展望した社会保障・働き方改革について．https://www.mhlw.go.jp/stf/newpage_21483.html（2024年11月閲覧）より）

3　グローバルヘルス

　グローバルヘルスとは，健康の向上，生命の延長，そして全人類の生活の質の向上を目指す。健康関連の知識や技術の共有，国際的な政策協力，財政的支援などを指している。

4　SDGs（持続可能な開発目標）

　SDGs（持続可能な開発目標）は，国連が2015年に採択した国際的な目標であり，2030年までに貧困，不平等，気候変動などの課題を解決し，より持続可能な世界を目指す17の目標がある。
　SDGsのポスターを**図2**に，日本看護協会のSDGs宣言を**表1**に，AMGのSDGs宣言を**図3**に示す。

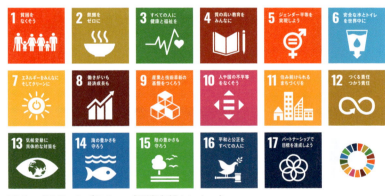

図2 ● SDGsのポスター（国連広報センター）

表1 ● 日本看護協会SDGs宣言

「日本看護協会SDGs宣言」を踏まえ，令和4（2022）年度以降，SDGsの実現目標年である2030年までの間，本会の重点政策をSDGsの3つの目標（3.すべての人に健康と福祉を／5.ジェンダー平等を実現しよう／8.働きがいも経済成長も）と関連づけて捉え，本会事業のより一層の推進に尽力します。」

（日本看護協会：重点政策・事業〜現場の課題解決に向けて〜．https://www.nurse.or.jp/nursing/policy/（2025年1月7日閲覧）より）

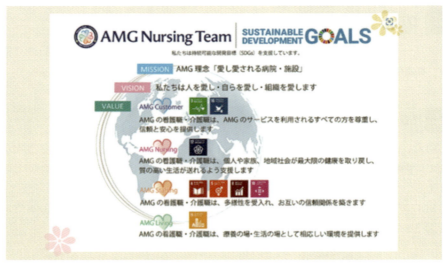

図3 ● AMG 看護本部 SDGs 宣言
AMG 看護本部では，MISSION VISION VALUE の実現のために，国が推奨する「持続可能な開発目標（SDGs）」を踏まえた活動を行い，地域社会に貢献することを目指す。
（AMG 看護本部ホームページより）

［参考文献］
1）厚生労働省：保健医療2035. https://www.mhlw.go.jp/seisakunitsuite/bunya/hokabunya/shakaihoshou/hokeniryou2035/future/（2024年11月閲覧）

B 保健・医療・福祉の制度・政策

1 日本の医療・介護・福祉制度

1 社会保障制度

社会保障制度は，国民の生活を支えるための公的な制度の総称である。日本の社会保障制度を**表2**に示す。

表2 ● 社会保障制度と社会保険

社会保障制度	社会保険（医療, 介護, 年金）	医療保険（健康保険）
		介護保険
		年金保険（厚生年金や国民年金）など
	社会福祉	社会福祉, 児童福祉など
	公的扶助	生活保護制度
	保健医療・公衆衛生	医療サービス, 保健事業, 母子保健, 公衆衛生など

2｜医療保険制度

　医療保険は社会保険の1つで,「みんなでお金を出し合い, けがや病気で医療が必要になったときに, そのお金を使って, 個人の負担を軽減しよう」という仕組みである。以下, 図4に示す。日本国民全員が医療保険に加入しているが（国民皆保険）, 加入する医療保険は以下のように異なる。

① サラリーマン：会社規模などにより異なる被用者保険（健康保険組合／協会けんぽなど）
② 自営業者など：市町村に1つずつある国民健康保険
③ 高齢者（75歳以上）：後期高齢者医療制度（長寿医療制度）

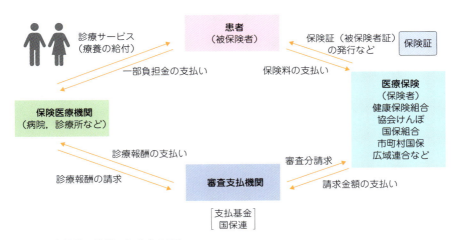

図4 ● 医療保険の仕組みとお金の流れ

(福井トシ子, 齋藤訓子（編）：令和2年度改定対応診療報酬・介護報酬のしくみと考え方 第5版. 日本看護協会出版会, 2020. より)

3 介護保険制度

　介護保険も医療保険と同様に社会保険の1つで，みんなでお金を出し合いプールしておき，介護サービスが必要になった場合に，それを使おうという仕組み（介護保険制度）であり，2000（平成12）年の4月に始まった制度である。以下，図5に示す。

　介護保険では，介護サービスを受けるにあたり，「どの程度介護が必要か」という判定（要介護認定・要支援認定）を受けなければならない。「介護が必要な人に，状態に応じて必要な分だけサービスを提供する」という判断が必要になるからである。

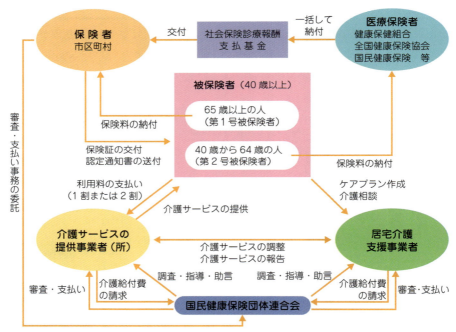

図5 ● 介護保険の仕組みとお金の流れ

4 診療報酬・介護報酬について

①保険証を提示すれば，誰でも必要な医療行為（診察，治療，処方など）を受けることができる
②医療機関に，その対価として支払われる費用が「診療報酬」と呼ばれ，厚生労働大臣が定めた医療行為の一つひとつの点数を足し合わせて算出した金額となる。自己負担分は患者さんが，残りは加入している医療保険者が，医療機関に支払う
- **診療報酬改定**：2年ごとに見直す。診療報酬点数表に基づいて1点あたり10円をかけて

医療費を計算する

● **介護報酬改定**：3年ごとに見直す。介護給付費単位数表に基づいて1単位あたり10円などの金額をかけて費用を計算する。地域の人件費が考慮されるため，診療報酬と異なり，全国均一ではない

　［例］A町：1単位10円，B町：1単位10.14円

2 看護の制度・政策

● **看護政策の動き**

　日本看護協会は，都道府県看護協会と協働し，個人の力だけでは解決できない看護を取り巻く課題の解決に向け，国への要望・政策提言など，さまざまな活動を行っている。

　看護の将来ビジョンを公表し，その実現に向け，看護政策として優先的に取り組むべき課題を「重点政策」として掲げ，取り組みを進めている。以下，**表3**に示す。

表3 ● 重点政策

重点政策1. 全世代の健康を支える看護機能の強化
　1. 看護提供体制の構築
　2. 地域における健康・療養支援体制の強化に向けた取組み
　3. 地域における看護職の確保と活躍推進
重点政策2. 専門職としてのキャリア継続の支援
　1. 看護職の働き方改革の推進
　2. 看護職のキャリア構築支援
　3. 看護職の生涯学習支援体制の構築
重点政策3. 地域における健康と療養を支える看護職の裁量発揮
　1. 看護の専門性の発揮に資するタスク・シフト／シェアの推進
　2. 特定行為に係る看護師の研修制度の活用推進
　3. 資格認定者の養成戦略の検討
重点政策4. 地域の健康危機管理体制の構築
　1. 感染症拡大及び災害発生時における看護提供体制の整備
　2. 本会のBCP（事業継続計画）の策定

（日本看護協会：重点施策・事業．https://www.nurse.or.jp/nursing/policy/（2025年1月閲覧）より）

3 地域包括ケアシステム

　地域包括ケアシステムは，高齢化社会に対応し，自宅や地域で安心して暮らせる環境を整備するためのシステムである。

　地域包括支援センターは，高齢者の自立支援や地域での生活を支えるための相談窓口であり，多職種が連携して運営される。

地域包括ケアシステムを図6に，地域包括支援センターについて図7に示す。

○ 団塊の世代が75歳以上となる2025年を目途に、重度な要介護状態となっても住み慣れた地域で自分らしい暮らしを人生の最後まで続けることができるよう、住まい・医療・介護・予防・生活支援が一体的に提供される地域包括ケアシステムの構築を実現していきます。
○ 今後、認知症高齢者の増加が見込まれることから、認知症高齢者の地域での生活を支えるためにも、地域包括ケアシステムの構築が重要です。
○ 人口が横ばいで75歳以上人口が急増する大都市部、75歳以上人口の増加は緩やかだが人口は減少する町村部等、高齢化の進展状況には大きな地域差が生じています。
地域包括ケアシステムは、保険者である市町村や都道府県が、地域の自主性や主体性に基づき、地域の特性に応じて作り上げていくことが必要です。

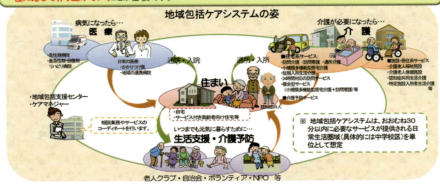

図6 ● 地域包括ケアシステム概要（厚生労働省）
（平成28年3月　地域包括ケア研究会報告書より）

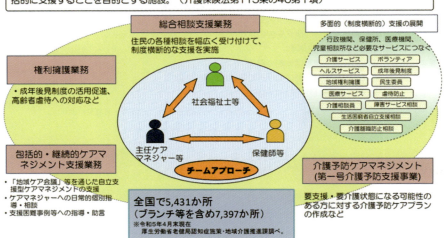

図7 ● 地域包括支援センター（厚生労働省）

C 保健・医療・福祉の最新の動向

1 保健・医療・福祉に関連する近年の統計（人口動態等）

　日本の人口は近年減少局面を迎えており，2070年には総人口が9,000万人を割り込み，高齢化率は39％の水準となると推測されている。日本の人口の推移を図8に示す。

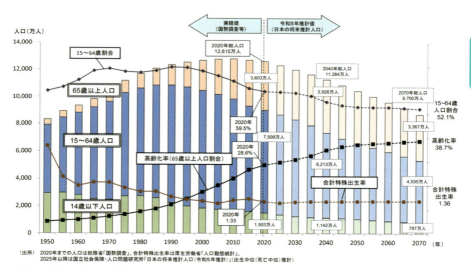

図8 ● 日本の人口の推移

2 実践の領域に関連する最新の技術や近年の調査・研究等

　下記は，看護職が関係する主な学会などである。
- 日本看護学会[1]
- 日本看護科学学会[2]
- 日本看護学教育学会[3]
- 日本看護研究学会[4] など

3 社会や地域におけるニーズの変化

　高齢化により在宅介護の需要が増加している。地域社会と連携した一貫した医療・介護サービスが求められており，個々のニーズに応じた多様なサポート体系が必要とされている。地

域社会で必要な医療や介護を一体的に提供することで，住み慣れた環境で安心して暮らせるよう支援し，効率的なケア体制の確立を目指す。地域完結型の医療・介護体制を図9に示す。

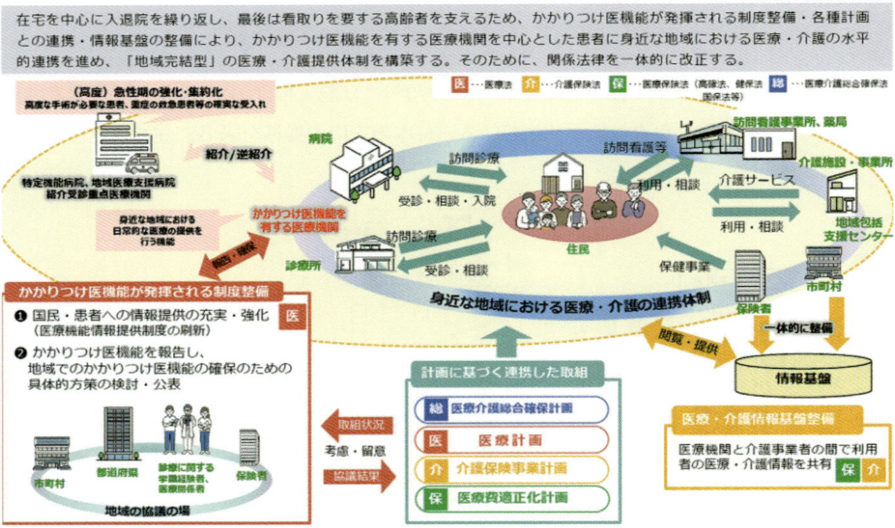

図9 ● 地域完結型の医療・介護提供体制の構築
（厚生労働省：全世代対応型の持続可能な社会保障制度を構築するための健康保険法等の一部を改正する法律案の概要．第19回医療介護総合確保促進会議（資料4），2024．より）

［文献］
1) 日本看護学会事務局：日本看護学会学術集会．https://jsn.nurse.or.jp/gathering/about/（2025年1月閲覧）
2) 一般社団法人日本看護科学学会：https://www.jans.or.jp/（2025年1月閲覧）
3) 一般社団法人日本看護学教育学会：https://jane-ns.or.jp/（2025年1月閲覧）
4) 一般社団法人日本看護研究学会：学術集会．https://www.jsnr.or.jp/meeting/（2025年1月閲覧）

D 専門職としての活動への参画

1 学会の参加・活用

看護職が学会に参加し，得た知識を活用することにより，自らの専門性を磨き，患者ケアの質を向上できる。社会のニーズに積極的に応えるため，情報共有および連携の場とする。

2 職能団体の活動

看護協会は看護職の活動を支援する職能団体である。

看護職が職能団体に参加する意義は，個々のキャリア発展，専門性向上，看護職の業界全体の標準を高めることである。

3　政策提言活動

　看護職による政策提言活動を通じて，効率的で持続可能な医療制度の構築に寄与し，看護という職業の価値と尊厳を高めることができる。看護職の重要性や専門性が社会全体に広く認識されるようになり，職業としての地位向上にもつながる。よりよい医療システムの構築だけでなく，社会全体の健康と福祉の向上に貢献する。
　日本看護協会は，都道府県看護協会と協働し，看護職がどうあるべきかを示す看護の将来ビジョンを図10に示す。

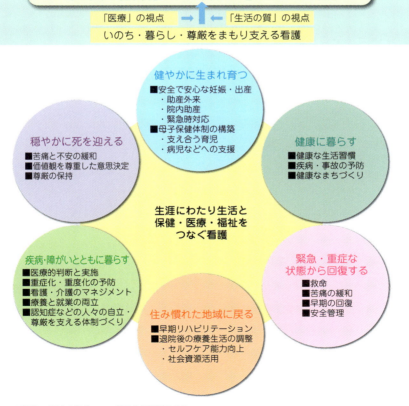

図10 ● **看護の将来ビジョン（日本看護協会）**

（日本看護協会：看護の将来ビジョン．https://www.nurse.or.jp/home/about/jigyou/（2024年9月閲覧）より）

2 看護実践の質の改善

A 看護のエビデンス構築と発展にかかわる責務

1 エビデンスに基づく医療・看護の実践

　エビデンスに基づく医療・看護の実践は，科学的な証拠を活用して最も効果的なケアを提供することを目指す。日本看護協会の倫理綱領に従い，看護職はこのアプローチを通じて患者の権利と尊厳を尊重し，倫理的な責任を全うする[1]。

2 データリテラシー

　データリテラシーとは，医療・看護にかかわる情報や知識を活用する能力（分析力・活用力・説得力など）のことである。

[文献]
1）日本看護協会：看護職の倫理綱領．2021.

B エビデンスに基づく看護実践と改善

1 先行研究の活用方法

　関連するトピックやキーワードで最新の研究文献を検索し，自身の研究や臨床実践の背景として引用し，先行研究が示すエビデンスに基づいて，介入の効果を検証する新たな研究の仮説を立て，問題解決策を提案するために活用することができる。

2 看護実践の成果と可視化と評価

　「労働と看護の質向上のためのデータベース（DiNQL）事業」は，看護実践の評価と質の向上を目指している。収集されたデータは，患者のアウトカム，看護介入の効率性，満足度

などの指標で看護の効果を可視化し，看護サービスの質を定量的に評価するために利用される。看護プロセスと成果が明確に評価され，ケアの質の向上に関与する。

「労働と看護の質向上のためのデータベース（DiNQL）事業」には，**表1**に示すような項目がある。

表1 ● 「労働と看護の質向上のためのデータベース（DiNQL）事業」データ項目

カテゴリ	項目数	カテゴリ	項目数	カテゴリ	項目数	カテゴリ	項目数
病院・病棟の基礎情報	32	患者像・看護職の労働状況	28	診療報酬の算定状況	38	褥瘡ケアの取組み	10
感染対策の取組み	8	転倒・転落防止の取組み	6	医療安全の取組み	8	身体的拘束の状況	2
入退院支援・外来の状況	14	精神病床の状況	11	産科病棟の状況	14	小児病棟の状況	5
周術期看護の状況	13						

（日本看護協会：労働と看護の質向上のためのデータベース（DiNQL）事業. https://www.nurse.or.jp/nursing/database/（2024年9月11日閲覧）より）

3 看護実践の質評価の仕組み

看護サービスの質を量的に把握し継続的な改善を図り，エビデンスに基づく実践により看護の質向上を目指す。「看護ケアの質の評価のための枠組みと評価項目（指標）の例」として次頁の**表2**に示す。

4 学会発表と論文投稿

1 | 文章の書き方

看護研究を実践する前に，学会参加後の報告書の作成や事例発表などを通じて，文章を書く練習を行う。

● 目的
  ● 実践した看護についてまとめることで，自身の看護を振り返ることができる
  ● 事例をまとめることで，自己の考えを文章に表すことができる
  ● 看護研究に向けて研究的視点を学ぶことができる

表2 ● 看護ケアの質の評価のための枠組みと評価項目（指標）の例

側面	評価項目（指標）の例	説明
構造	・入院している患者の特徴 ・病院の構造，建物の安全設備 ・看護師1人当たりの患者数 ・看護師の資格 ・必要な委員会の設置 ・問題解決のシステム	構造はヒト，モノ，カネ，システムなど看護の管理にかかわる領域を含む。看護のパワーだけでは解決が難しいが，改善が得られやすい重要な側面。
過程	・看護基準，手順の遵守 ・看護師の判断および判断過程の適切性 ・患者への説明の適切性 ・安全確認行動の適切性 ・清潔操作 ・患者とのコミュニケーション	過程は実際の看護師の活動で，看護介入の適切性や患者とのコミュニケーションが含まれる。非常に重要だが，測定や評価が困難である部分。
結果	・平均在院日数 ・再入院率 ・患者の看護ケアへの満足度 ・事故発生率 ・院内感染発生率 ・術後合併症の発生率	結果は患者に現れるアウトカムで，構造と過程は良い結果を得るために行われる。しかし多くの要因が影響するため，特定の項目が低い得点の場合も看護の質が低いとは限らない。データの読み方に注意。

（井部俊子（監），秋山智弥（編）：看護管理学習テキスト第3版 第2巻 看護サービスの質管理 2024年版．p92，日本看護協会出版会，2024．をもとに作成）

2 | 学会参加の心構え

❶ 看護研究発表

- ●抄録を前もって読んでおく
- ●社会人としての行動や服装を心がける
- ●学びたいという気持ちを大切に

❷ 研究発表に参加する効果

- ●新しい知識・技術などを得ることができる
- ●意見交換を行うことができる
- ●自分たちの取り組みと比較することができる
- ●発表方法などを学ぶことができる

❸ 学会発表の方法

●口演

　スライドやパワーポイントを用いて，制限時間の範囲内で，口頭でプレゼンテーションを行う。より多くの人に，研究成果を聞いてもらうことが可能である

● ポスターセッション

　図説や示説ともいい，ポスターを貼って，まさに図などを使って説明する方法である。

　ある一定の期間にポスターを貼っておけば，好きな時間に好きなだけ研究結果を見てもらうことができる。

　口頭での説明を加えることも可能である。

　発表者と近い位置で意見交換ができる。

3 | 看護研究への取り組み

❶ 看護研究とは

- 物事を学問的によく調べ，考える
- 疑問や問題を発見・解決する
- 興味・関心の対象となる事象をもとに，より一般的な結論を導く過程をいう
- 自分が興味・関心をもった事柄について，いろいろな角度から調べ，その結果，みんなが納得できるような答えを得る
- 異なる事象の間の共通性を明らかにする過程をいう

❷ 看護研究に取り組むまで[1]

- 研究テーマに興味・関心を抱く
- 研究テーマに取り組みたいという気持ち（動機）が生じる
- 自分が取り組む研究テーマを見定める（研究目的・対象）
- 研究作業を進めるだけの準備ができているかどうかを確認する
- 自分に足りないものを準備する
- どの「方法」を使うかを決める
- 何らかの「結果」を得る（成功体験）
- 得られた結果の位置づけ（意味）を確認する（考察）
- 新しい発見（独自性）を得る
- 人に伝える（発表）
- 再び（新しい視点で）研究に取り組む

4 | 看護研究の倫理的配慮

　日本看護研究学会では研究を計画するにあたり，研究者が遵守する研究倫理の基本原則を以下のように掲げている。

　①対象者に対する公平性と権利の保障

　②確かなインフォームド・コンセントと手続き

　③機密性の保持と個人の尊厳・プライバシーへの保障

　④研究計画に応じたさまざまな研究倫理原則の活用

⑤関係した著者名の明示と知的財産を話し合う

（日本看護研究学会 研究倫理原則より）

❶ 看護研究における倫理的配慮とその記述方法

- 先行文献を調べて活用する
- 研究フィールドや研究対象者を特定されないよう配慮する
- 研究対象者の個人情報を保護する
- 研究対象者への説明と自由意思による同意を得たことを記載する
- 倫理審査委員会での承認を受けたことを記載する
- 研究への参加によって対象者に負担や不利益がないように配慮したことを記載する
- 著作権などの侵害がないように配慮する
- 利益相反の有無について明記する

❷ ［記載例］倫理的配慮

　対象者には，研究の目的・方法および参加・拒否・途中中断は自由であること，プライバシーの保護への配慮を行い，研究で得られたデータは研究以外の目的で使用しない，個人が特定されないように統計処理を行うことを文書および口頭で説明し，同意の得られた者に対し研究を実施する。なお，本研究は○○病院倫理委員会の承諾を得て行う。

❸ ［記載例］利益相反 [2]

　看護研究における利益相反（conflict of interst：COI）は，研究者が個人的な利益や外部の経済的関係によって，公正な判断や行動が妨げられる可能性がある状況を示す。

　利益相反がある場合：本演題発表に関連して，過去1年間に△△社から研究者所属の看護部への委託研究費・奨学寄附金などの研究費，および個人的な講演謝礼を受けている。

　利益相反がない場合：本演題発表に関連して開示すべき利益相反関係にある企業等はない。

5 ｜ 文献検索と活用方法

❶ 文献の活用

　自分が研究しようとしている事象について，「これまでにどのようなことが明らかにされているのか」について知り，研究課題の焦点を絞るために活用する。

❷ 文献を読む視点

- 内容
- 研究方法，研究手法
- 研究結果

❸ 文献検索ツール

- 最新看護索引（日本看護協会：JNA）：看護系和文誌の文献データベース
  JNA・会員ダイレクトに入会登録する（文献複写は有料である）
- 日本看護関係文献集

- 医学中央雑誌刊行会
- 国立国会図書館雑誌記事索引
- PubMed®：一部の外国雑誌や論文の無料ダウンロードが可能
- CINAHL：看護分野の海外文献データベース。会員制

❹ 文献に関して

『日本看護学会誌』の投稿規定には，本文中の引用と文献リストの記載方法は「APAスタイル」にするとされている。以下に日本看護研究学会の原稿執筆要項の本文末文献リストを示す。

本文の最後には，【文献】として，引用した文献の書誌情報を，著者名のアルファベット順の一覧として表示する。

①雑誌の場合

著者名全員（西暦発行年）．表題．雑誌名，巻（号），開始ページ－終了ページ．

［例］

日本太郎，看護花子，研究二郎（1998）．社会的支援が必要なハイリスク状態にある高齢入院患者の特徴．日本看護研究学会雑誌，2（1），32-38.

②書籍の場合

著者名（西暦発行年）．書籍名．引用箇所の開始ページ－終了ページ，出版地：出版社名.

［例］

研究太郎（1995）．看護基礎科学入門．23-52，大阪：研究学会出版.

③電子文献の場合

- 電子雑誌
  - ・DOIがある学術論文：著者名（出版年）．論文名．誌名．巻（号），頁. doi: xx,xxxxxx（参照 年 月 日）
  - ・DOIがない学術論文：著者名（出版年）．論文名．誌名．巻（号），頁. http://www.xxxxxxx（参照 年 月 日）
- 電子書籍
  - ・著者名（出版年）．書籍名. http://www.xxxxxxx（参照 年 月 日）
- Webサイト，Webページ
  - ・著者名（投稿・掲載の年月日）．Webページの題名．Webサイトの名称. http://www.xxxxxxx（参照 年 月 日）

④文中引用（カッコ引用）の表記

著者の姓と出版年を表記する。

［例］（上尾太郎，2024）

6 | 研究計画書の作成

❶ 研究計画書とは：研究を進めるためのガイドとなるものである

- 研究の目的：研究の目的が書かれる
- 研究の背景：テーマにした題材の歴史的経緯や研究の価値が書かれる
- 研究デザイン
  - ・調査期間
  - ・調査対象
  - ・方法：質的研究・量的研究
- 倫理的配慮
- 研究進行予定表
  - ［例］11月〜12月　研究テーマの絞り込み
    - 1月〜 2月　研究計画書の作成，研究課題の明確化
    - 3月〜 6月　研究計画書に沿ってデータ収集開始（調査対象者への交渉など）
    - 7月〜 8月　データ収集終了→データ分析開始
    - 9月〜10月　分析終了，まとめの作業開始（抄録・発表原稿）

7 | 研究方法の種類

（1）質的記述研究

❶ 質的記述研究とは

　インタビューや参加観察などによって，記述的なデータを分析し，また解明されていない現象やプロセスを明らかにするものである。研究が行われていない領域を対象とする。明らかになっていない現象の傾向を知る場合に用いる。

❷ 方法

　数値に置き換えられていない現象を明らかにする。

　　［例］グラウンデッド・セオリー・アプローチ，現象学的観察法，面接法，質問紙法，記録物分析，インタビュー，フィールドワークによる記述や，日誌・記録などの既存の資料を用いる。カテゴリを分類し抽出を繰り返す。

❸ 分析

　他者の理論や手法をもとに分析を行う。また，自己の分析方法を開発する。

　　［例］KJ法，内容分析法，グラウンデッド・セオリー・アプローチ

❹ 結果

　結果は「言葉」で表される。

（2）量的記述研究

❶ 量的記述研究とは

代表的なものに，人口動態調査や世論調査などがある。実験的操作を行わずに自然状況を観察し，何が生じているかを探求して，集団の状況に関する情報を記述する方法である。測定や調査をしてデータを収集し，統計的手法を用いて分析し，現象と現象の関係を明らかにする。

❷ 方法

数値に置き換えることのできるもの（バイタルサイン，身長，体重，血糖値，生活満足度など）を使用し，測定・観察を行い，データを収集する。

［例］質問紙法，非参加型観察，生体・環境情報の観察

❸ 分析

表計算ソフト：Excel

統計解析ソフト：SAS……多彩な解析が可能

SPSS……代表的な統計解析ソフト，米国で開発

8 | 抄録（論文）の構成

❶ 研究目的

何のために研究するのか，この研究によって何をどの程度明らかにしたいのかということを明確にする。

①独立変数と従属変数間の関係性を模索する（現在の疑問について知る）

　［例］関係探索型研究＝実態調査

②独立変数と従属変数間の関連を明らかにする（変数間に関係があるかどうかを知る）

　［例］関連検証型研究＝調査研究

● 変数とは

　・研究によって測定される要因，属性などすべてを変数という

　・独立変数（説明変数）：原因（影響を与える方の変数）をいう

　・従属変数（目的変数）：結果（影響を受けている方の変数）をいう

❷ 研究方法・結果

前掲「7 研究方法の種類」参照。

❸ 考察

①結果の相互の関連を説明・解釈する

　［例］Aの結果，Bの結果，Cの結果，相互の関連性について説明・解釈する

②仮説との関係について立証する

③既存の文献と比較・照合する。同じ結果なのか，違う結果なのかを明確にするとともに，結果の裏づけを行う

④研究目的に照らし合わせて，得られた研究結果の意味を明確にする

⑤自説と他説を明確に区別する（自説：新しい知見）

⑥推論・意見を事実と混同しないように注意する。結果から得られた事実のみを記述する

❹ 結論

①研究で明らかになったことを記述する。すでに明らかになっている一般的な理論は，繰り返し記述しなくてもよい

②本研究で得られた研究結果の要点をまとめる

③箇条書きの形式で記述してもよい

④簡潔明瞭に記述する

❺ 本研究の限界・今後の課題

①本研究で明らかにした範囲と程度を述べる

- 対象者の範囲は適切であったか
- 対象者数は適切であったか
- 研究方法の選択は適切であったか

②残された課題について具体的に述べる

［参考文献］

1）秋ゆたか（著）：サクサク看護研究. 中山書店，2006.
2）日本看護協会：第51回（2020年度）日本看護学会実施要領. 2020.
3）南裕子（編）：看護における研究. 日本看護協会出版会，2008.
4）日本看護学会：日本看護学会誌 投稿規定. 2024.
5）アメリカ心理学会（APA）（著），前田樹海・他（訳）：APA論文作成マニュアル 第3版. 医学書院，2023.

MEMO

C 他者への学習支援と指導

1 成人学習の特徴やプロセス

　成人学習者は，自身の役割を遂行するために必要な知識やスキルを習得することに対して強い動機をもっている。成人学習者には，それぞれのレディネスがあり，看護実践と知識の関連性や実際の業務に即した学習に積極的である。

　成人教育の方法について，M.S. Knowles が1980年に提唱した成人学習の原理に基づいて，教育計画は以下に示す。

　①参加者が自立した学習者であること

　②参加者の経験が学習資源として価値があること

　③学習の準備性が彼らの仕事や社会的な変化に応じて生じること

　④学習が課題や問題に基づいて行われること

　成人学習は，問題解決や自己実現の観点から，受講者のニーズに合致する計画を立てることが求められる。これを踏まえて，教育計画を具体的に立案する際の方法を以下に示す。

　①研修を曜日や時間を変えて複数回開催する

　②講義だけではなく，事例検討やロールプレイングを含む参加型学習を取り入れる

　③学習目標が自己設定されるように個々を支援する

　④研修の必要性や実践における活用方法を明確に説明し，研修参加の動機づけを行う

　⑤参加者の経験を尊重し，共有する場を提供する

2 フィードバック

　フィードバックとは，学習効果を最大化し，参加者の自立と自己認識を促進するための重要な要素である。

　フィードバックを適切に組み込むことで，成人学習者は自己効力感を高め，学習内容をより深く内面化することができるようになる。これにより個々の成長だけでなく，集団全体の学習効果も向上することが期待できる。

3 ファシリテーション

　ファシリテーションとは成人学習や学習支援，指導において重要な役割を果たす。ファシリテーターは，集団の内部から学習者を支援し，ガイドする役割を担い学習プロセスを円滑に進めることを目指す。

以下に，ファシリテーションの技術と効果について**表3**に示す。

表3 ● ファシリテーションの技術・効果

技術名	概要	効果
アクティブリスニング（積極的傾聴）	相手の話を注意深く聞き，要約や質問で理解を深める	信頼関係の構築
質問技術	オープンクエスチョン・クローズドクエスチョンを使い分ける	議論の整理
リフレーミング	発言の意図をくみ取り，前向きな言葉に言い換える	対話の活性化
視覚化	発言を図や表にまとめて可視化する（ホワイトボード・付箋活用）	意見の整理，理解の共有
タイムマネジメント	会議の進行を適切に管理し，時間内に結論を出す	議論の効率化
コンフリクトマネジメント	異なる意見を整理し，合意点を見つける	建設的な議論
合意形成	多様な意見を統合し，全員が納得できる結論に導く	効果的な意思決定
場の雰囲気づくり	参加者がリラックスし，発言しやすい環境を作る	心理的安全性の確保
フィードバック	参加者の発言や行動に対し，肯定的・建設的なコメントを行う	モチベーション向上，学習効果の強化

4 研修の企画・実施・評価

　看護職における研修の企画，実施，評価の意義は大きく，これらの過程を通じて，看護専門職のスキル向上，知識の更新，職業的成長を促進することができる。患者ケアの質を直接的に向上させ，組織全体の成長と発展に寄与する重要なプロセスであり，より高いレベルの医療サービスの提供が可能となる。

　PDCA サイクル（計画 Plan −実行 Do −評価 Check −改善 Act）は，継続的な改善を目指すための管理手法である。研修の計画立案・実施・評価のプロセスにおいても適用できる。研修プロセスについて**図1**に，計画立案のポイントを**表4**に示す．

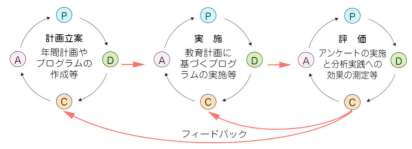

図1 ● 研修プロセス

表4 ● 計画立案のポイント

目的	教育を行う理由
講師	目的達成のための指導者の要件
目標	教育の具体的な目標
対象者	教育の受け手
期間と時間	教育に適した時期や日程
場所	教育の場所（施設内／外）
手段	教育の方法（講義／演習）

5 新人看護職員研修体制と研修計画

1 新人看護職員研修の基本的な考え方

　看護職は，人間の生命に深くかかわる職業であり，ケアの受け手の生命，人格および人権を尊重することを基本とし，生涯にわたって研鑽されるべきものである。新人看護職員研修は，看護実践の基礎を形成するものとして，重要な意義を有する。新人看護職員を支えるためには，直接指導に携わる職員だけでなく，周囲の全職員が新人看護職員に関心をもち，皆で育てるという組織文化を醸成することが重要である。

　2014年に厚生労働省が公表し，努力義務化された「新人看護職員研修ガイドライン【改訂版】」では，新人看護職員を支援し，周りの全職員が共に支え合い成長することを目指している。

2 新人看護職員としての学ぶ姿勢

- 看護場面を共有することで看護実践力を磨く
- 新人看護職員（成人学習者）にとって，"経験"を通じた学びは貴重な学習資源になる
- 新人看護職員が看護について理解し，ケアの受け手のニーズをとらえる力や判断する力，

ケアする力を身につけるためには，ケアの受け手と直接的にかかわる経験を重ねるとともに，その場面の振り返りを通じて，次の看護実践につなげるというサイクルを回すことが必要である

6 看護基礎教育における到達目標と到達度

1 看護実践能力の到達目標

- 看護職員として必要な基本姿勢と態度　16項目
- 技術的側面：看護技術　70項目
- 管理的側面　18項目　　　　　　　　　　　→　合計　104項目

　これらの到達目標の達成に向けて，各病院・施設で準備されている「看護技術チェックリスト」などを用いて，偏りなく経験できるように，計画的かつ主体的に取り組む。

2 新人看護職員研修における組織体制

（1）研修体制における役割

　研修体制は施設の規模により異なるが，各施設では研修責任者，教育担当者，実地指導者の役割を明確にし，誰がどの役割を担うかを互いに認識できる体制が必要である。以下，**図2**に示す。

❶ 新人看護職員

　免許取得後に初めて就労する看護スタッフのことをいう。自立して個人の今後の目標を定め，主体的に研修に参加することが期待される。

❷ 実地指導者

　実地指導者は新人看護スタッフに対して，臨床実践に関する実地指導，評価などを行う者である。看護スタッフとして必要な基本的知識・技術・態度を有し，教育的指導ができる者であることが望ましい。実地指導者の配置は，新人看護スタッフに対し継続的に指導を行う1人の指導者を配置する方法や，各新人看護スタッフに対し，複数の指導者が担当する方法，チームのなかで日々の指導者を配置する方法などがあり，部署の特性や時期によって組み合わせるなどの工夫を行う。

❸ 教育担当者

　教育担当者は，看護部門の新人看護スタッフの教育方針に基づき，各部署で実施される研修の企画，運用を中心となって行う者であり，実地指導者への助言および指導，また，新人看護スタッフへの指導，評価を行う者である。看護スタッフの模範となる臨床実践能力をもち，チームリーダーとしての調整能力を有し，教育的役割を発揮できる者が望まれる。教育

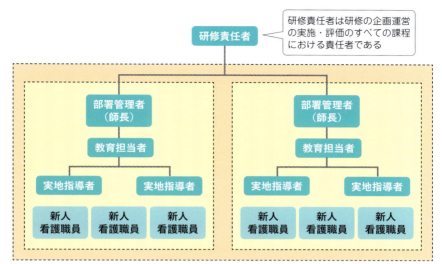

図2 ● 研修体制における組織例
(厚生労働省：新人看護職員研修ガイドライン改訂版（平成26年2月）．https://www.mhlw.go.jp/file/06-Seisakujouhou-10800000-Iseikyoku/0000049466_1.pdf．より）

担当者の配置は各部署に1名とすることが望ましい。

❹ 研修責任者

　研修責任者は，施設および看護部門の教育方針に基づき，教育担当者，実地指導者および新人看護スタッフの研修プログラムの策定，企画および運営に対する指導および助言を行う者である。そして，研修責任者は，研修の企画・運営・実施・評価のすべての過程における責任者である。また，各部署の上司・先輩や教育担当者間の調整も含め新人看護職員研修全体を把握する。研修責任者の配置は，できる限り，各施設において1名配置することが望ましい。

（2）新人看護職員への対応

- **指導場面の振り返り，意味づけを通じて指導力を高める**
  - 経験した場面の振り返りや，意味づけを繰り返し行うことによって，効果的な指導方法を発見し実践に結びつける
  - ［例］具体的な経験を振り返り，「うまくいった点/うまくいかなかった点」を明らかにし，一般的に行われている指導方法や，他の指導者や先輩の"経験知"と照らしあわせ見つめ直すことで，次の指導を考え実践する。そして，また指導場面を振り返るというサイクルを回す。

● 指導者一人が抱え込まず，組織全体で新人看護職員を育成する

- 周囲の協力を得ながら新人看護職員の指導を行う
- 責任感をもって新人看護職員を指導することはとても大切なことだが，負担が大きくなりすぎ，指導者が疲弊してしまわないよう，指導者一人が全責任を負うのではなく，組織全体で新人看護職員を育てる体制づくりが必要である
- 指導者だから，「間違ったことを言ってはいけない」「知らないことがあってはいけない」「わからないことやできないことがあるのは恥ずかしい」などと考えず，誰にでも「得意・不得意なこと」や，「自信があること・ないこと」があると考え，指導者自らも，新人看護職員と共に学ぶ姿勢をもつことが大切である

[文献]

1) 佐藤みつ子（監），HANA 研究会（著）：ハイパフォーマーな看護管理者の行動特性と管理者研修．p49，産労総合研究所出版部経営書院，2017.

MEMO

MEMO

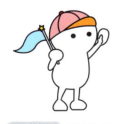
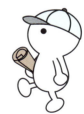

コラム　信頼できる先輩，見つけましたか？

　新人ナースの皆さんは，職場のなかで信頼できる先輩ナースを見つけられましたか？看護師として信頼できるのはもちろんですが，"人柄"に惹かれた先輩ナースという意味も含んでいます。私たち看護師は，人間を対象にする職業に就いているからこそ，自分自身も人間として信頼できる方のもとで成長を実感したいはずです。新人ナースの皆さんにとって，時には厳しく，時には優しく，そしてよき相談相手となってくれる，そんな先輩ナースの存在は，看護師として成長する上でとても大切です。職場内で行われる教育（OJT）の場面だけでなく，自分を取り巻くさまざまなことを相談できる，そんな信頼できる先輩ナースを一日でも早く見つけて，温かく見守られながら新人時代を過ごしてほしいと願っています。

3 生涯学習

A 自身の生涯学習・能力開発を図る責務

1 自律的な生涯学習とキャリア形成の重要性

2023年6月の日本看護協会通常総会で公表された「看護職の生涯学習ガイドライン」「看護師のまなびサポートブック」「生涯学習支援ガイドブック」について,以下に示す。

1 看護職の生涯学習ガイドライン

「看護職の生涯学習ガイドライン」は,人生100年時代に活躍する看護職の生涯にわたる学びを支える羅針盤を示している。看護職の倫理綱領や法令を踏まえ,生涯学習の考え方を示した指針である(図1)。

2 看護師のまなびサポートブック

看護師としての人生を自分らしく活躍し続けたいあなたの「まなび」をサポートするガイドブックである。年代や活躍している場,就業の有無を問わず,すべての看護師を対象とした内容である。学びの指標として,看護師に求められる「看護実践能力」と,それに基づく学習項目,看護実践能力習熟段階も掲載している。「看護師のクリニカルラダー(日本看護協会版)」を拡張し,看護師に求められる能力の全体像として新たに示された(図2)。

3 生涯学習支援ガイドブック

生涯学習支援にかかわる管理者や教育担当者が,生涯学習支援をする際の考え方などを示したガイドブックである。医療機関や訪問看護ステーション,介護・福祉施設,行政,企業,医療機関など,看護職を雇用しているすべての組織での取り組みを対象にしている。

これまで日本看護協会が示してきた「継続教育の基準」に代わる,生涯学習支援の取り組みの指針でもある(図3)。

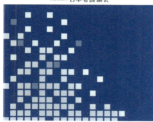
図1 ● 看護職の生涯学習ガイドライン[1]

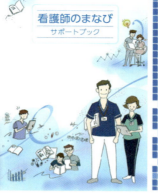
図2 ● 看護師のまなびサポートブック[2]

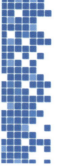

図3 ● 生涯学習支援ガイドブック[3]

2　看護師に求められる能力の水準

日本看護協会が公表した「看護実践能力習熟段階」について**表1**に示す。

3　自己教育力

看護職の自己教育力については，以下のガイドライン，サポートブックを参照。
- 「看護職の生涯学習ガイドライン」（日本看護協会，2023年）
- 「看護師のまなびサポートブック」（日本看護協会，2023年）

［文献］
1) 日本看護協会：看護職の生涯学習ガイドライン．2023．
2) 日本看護協会：看護師のまなびサポートブック．2023．
3) 日本看護協会：生涯学習支援ガイドブック．2023．

表1 ● 看護実践能力習熟段階

		新人 必要に応じ助言を得て実践する	I 標準的な実践を自立して行う	II 個別の状況に応じた判断と実践を行う	III 幅広い視野で予測的に判断し実践を行い，ロールモデルとなる	IV より複雑な状況において創造的な実践を行い，組織や分野を超えて参画する
専門的・倫理的・法的な実践能力		倫理的・法的規範に基づき実践する		個別の状況において，倫理的・法的判断に基づく実践を行い，規範からの逸脱に気づき表明する	倫理的・法的判断に基づき認識した課題や潜在的リスクの解決に向け行動しロールモデルを示す	より複雑な状況において倫理的・法的判断に基づき行動し，倫理的かつ法律を遵守した実践のための体制整備に組織や分野を超えて参画する
	アカウンタビリティ（責務に基づく実践）	自身の役割や能力の範囲を認識し，自立して行動・説明し実践への責任を持つ		状況に応じ自ら判断して行動・説明し実践への責任を持つとともに，責任を果たす行動における自身の課題に気づき他者に共有する	責任を果たすことについて同僚や組織における課題やリスクに気づき，解決に向けて行動する	より複雑で関係者が多様な場面においても責任を果たし，組織や分野を超えて参画する
	倫理的実践	倫理指針等と目の前の実践を紐づけて理解し，倫理的指針に基づき行動する		個別的な状況において自身で判断し倫理的に行動するとともに，倫理的問題が生じている可能性に気付き他者に共有する	顕在的・潜在的な倫理的問題について問題提起し，同僚に働きかけモデルを示す	より複雑かつ多重な顕在的・潜在的な倫理的問題について，解消のために組織や分野を超えて参画する
	法的実践	法令に基づき取るべき行動・取ってはいけない行動を知り，法令を遵守し行動する		個別的な状況においても法令を遵守し行動するとともに，法令に違反する可能性がある行動に気づき他者に共有する	法令に違反するリスクがある同僚の行動や組織の状況に対し問題提起する	より複雑な状況においても法令を遵守し，法令に違反するリスクがある行動や状況に対し組織を超えて参画する
臨床実践能力		基本的な看護手順に従い，必要に応じ助言を得て看護を実践する	標準的な看護計画に基づき自立して看護を実践する	ケアの受け手に合う個別的な看護を実践する	幅広い視野で予測的判断をもち看護を実践する	より複雑な状況において，ケアの受け手にとっての最適な手段を選択しQOLを高めるための看護を実践する
	ニーズをとらえる力	助言を得てケアの受け手や状況（場）のニーズをとらえる	ケアの受け手や状況（場）のニーズを自らとらえる	ケアの受け手や状況（場）の特性を踏まえたニーズをとらえる	ケアの受け手や状況（場）を統合しニーズをとらえる	ケアの受け手や状況（場）の関連や意味をふまえニーズをとらえる
	ケアする力	助言を得ながら，安全な看護を実践する	ケアの受け手や状況（場）に応じた看護を実践する	ケアの受け手や状況（場）の特性をふまえた看護を実践する	様々な技術を選択・応用し看護を実践する	最新の知見を取り入れた創造的な看護を実践する
	意思決定を支える力	ケアの受け手や周囲の人々の意向を知る	ケアの受け手や周囲の人々の意向を看護に活かすことができる	ケアの受け手や周囲の人々の意思決定に必要な情報提供や場の設定ができる	ケアの受け手や周囲の人々の意思決定に伴う揺らぎを共有でき，選択を尊重できる	複雑な意思決定プロセスにおいて，多職種も含めた調整的な役割を担うことができる
	協働する力	関係者と情報共有ができる	看護の展開に必要な関係者を特定し，情報交換ができる	ケアの受け手やその関係者，多職種と連携できる	ケアの受け手を取り巻く多職種の力を調整し連携できる	ケアの受け手の複雑なニーズに対応できるように，多職種の力を引き出し連携に活かす

表 1（つづき）

		新人	I	II	III	IV
リーダーシップとマネジメント能力		基本的な業務手順に従い，必要に応じ助言を得て実践する	業務手順や組織における標準的な計画に基づき自立して実践する	個別的かつ一時的な状況における判断と実践を行う	組織における安全かつ効率的・安定的実践のための体制整備に主体的に参画し，同僚を支援する	安全で効率的・安定的な実践を常に提供できるよう，組織や職種を超えた調整や教育に主体的に参画する
	業務の委譲／移譲と管理監督	看護チーム内の他職種の法的権限や役割を知り，助言を得て，業務を委譲し，委譲した業務の実施確認をする	看護チーム内の他職種の法的権限や役割を理解し，自立して業務を委譲し，委譲した業務の実施確認をする	イレギュラーな状況においても看護チーム内で適切な業務の委譲および実施確認をするとともに，他職種の法的権限や役割を理解し，必要時業務を移譲する	組織において，看護チーム内および他職種への業務の委譲・移譲や業務遂行のプロセスが安全かつ効率的に行われるよう，マニュアル等の見直しに参画する	業務の委譲・移譲や業務遂行のプロセスが安全かつ効率的に行われるよう，組織や職種を超えた調整による体制整備に主体的に参画する
	安全な環境の整備	助言を得て，安全な環境整備に関わるルールに基づき行動する	安全な環境整備に関わるルールに基づき自立して行動する	事故や問題の発生時，人々や同僚の安全を確保し影響を最小限にする行動をとる	事故や問題の発生時にも主体的に行動し同僚を支援するとともに，潜在的なリスクに対する平常時からの危機管理体制整備に参画する	事故や問題の発生時・平常時の危機管理体制の整備や見直しに，組織や職種を超えて主体的に参画する
	組織の一員としての役割発揮	自身の業務を時間内・時間通りに行うとともに，組織（チーム等）の一員としての役割を理解する	組織や業務実施の標準的な計画に基づき，業務の優先順位の判断や効率的な時間管理を自立して行うとともに，組織（チーム等）の活動に参加し同僚と協力する	業務の実施の中で一時的にリーダーとしての役割を担い組織（チーム等）の目標達成のための業務の管理や改善を行う	組織の目標達成のための業務改善や同僚の支援を行う組織のリーダーとしての役割を担い，改善すべき点は同僚にフィードバックする	業務改善や人材育成のためにリーダーの役割を担い目標達成に参画するとともに，組織を超えた変革や人材育成に役割を発揮する
専門性の開発能力		専門職としての自身の質の向上を図る		自身の質の向上を継続するとともに，組織の看護の質向上や組織の新人・学生の指導に関わる	幅広い視野と予測に基づき自身と組織の質を更に向上するとともに看護の専門職組織の活動に関わる	未来を志向し，看護の専門職として，組織や看護・医療を超えて社会の変革・創造や人材の能力開発に貢献する
	看護の専門性の強化と社会貢献	看護の専門職としての自覚と社会から求められている役割の認識に基づき行動する		保健・医療・福祉に関わる専門職としての自覚をもって行動し，組織の新人・学生のロールモデルとなる	保健・医療・福祉の制度や政策に広く視野をもって専門職組織（職能団体や学会等）の活動を通じた提言活動や看護学の発展に関わる	専門職組織（職能団体や学会等）に参画し，未来を見据えた制度・政策の改善・決定や，組織や看護・医療を超えた能力開発に関わる
	看護実践の質の改善	科学的根拠に基づき行動し，自身の看護実践を定期的に見直し質向上を図る		エビデンスに基づき自身の看護実践の質の評価と改善を行うとともに，組織の新人・学生の指導を行う	新たな知見や技術を取り入れ実践し，成果を可視化することでエビデンス構築に貢献するとともに，同僚の学習や能力開発を支援する	看護・医療を超え新たな知見や技術を活用し組織を超え未来を見据えた変革・創造を主導・発信するとともに，看護実践の質向上を支援する
	生涯学習	自身の実践や能力の内省・評価や課題の整理を行い，適宜同僚等からのフィードバックも得ながら，学習を自ら計画的に行う		自身に必要な知識や経験等を判断し多職種と共に学び合うとともに自身の今後のキャリアを描く	自身のキャリアの中長期的展望を描き，その展望に応じた多様な学びを継続し同僚のモデルとなる	自身のキャリアに応じた学び直しや学習棄却を必要に応じて行うとともに，組織や看護・医療を超えて人材の生涯学習を支援する
	自身のウェルビーイングの向上	自身のウェルビーイングの維持を図る		心身の状況を判断してセルフケアを行い，自身のウェルビーイングを維持向上する	自身や周囲の状況の変化を予測しながら自身のウェルビーイングの維持向上を継続し，同僚のモデルとなる	自身のウェルビーイングの維持向上を継続するとともに，組織や看護・医療を超えて人材のウェルビーイングに創造的に関わる

（日本看護協会：看護師のまなびサポートブック．pp30-33，2023．より）

自身の能力の開発・維持・向上

1 生涯学習の方法

　「人生100年時代の社会人基礎力」は，長いキャリアを通じてライフステージごとに活躍し続ける力として，3つの能力と12の要素を含む。目的，学び，統合，組織，社会とのかかわりを意識しながら自己を振り返り，キャリアを自ら切り拓く力を養うことが重要とされている。以下，図4に示す。

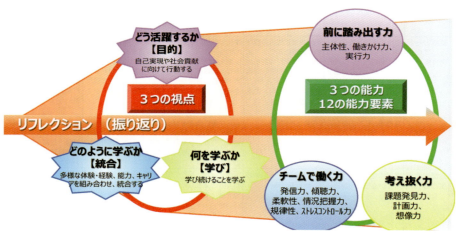

図4 ●「人生100年時代の社会人基礎力」の概念
（経済産業省経済産業政策局産業人材政策室：「人生100年時代の社会人基礎力」と「リカレント教育」について．我が国産業における人材力強化に向けた研究会報告書 概要資料．https://www.meti.go.jp/shingikai/mono_info_service/mirai_kyoshitsu/pdf/002_s01_00.pdf．（2024年9月閲覧）より）

2 経験学習サイクルモデルを使った実践の振り返り（リフレクション）

1 リフレクション

　リフレクションとは内省のことをいう。自分自身の仕事や業務から一度離れてみて，仕事の流れや考え方・行動などを客観的に振り返る。

2 経験学習サイクルモデル

　経験学習とは，経験を通じて学んだことを，次の経験に活かすためのプロセスを示す。「具

体的経験をする」「内省する」「教訓を引き出す」「新しい状況に適用する」．これらの4つのステップからなるサイクルを繰り返すなかで，経験学習が行われるといわれている．以下，図5に示す．

①「具体的経験」をした後，
②その内容を「内省し（振り返り）」
③そこから「教訓」を引き出して
④その教訓を「新しい状況に適用する」

「経験学習モデルを活用した振り返りシート」（図6）を活用し，経験した事例を通じて実際に行った看護実践を振り返り，うまくいったことや困ったこと，あるいは看護実践を行ううえでの課題を明確にする．

この作業で振り返った看護実践場面を，チームメンバーと共有し，他者が経験した内容も，自らの学びとして取り入れる．

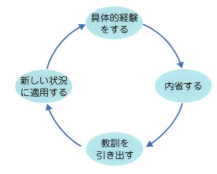

図5 ● コルブの経験学習サイクルモデル

（松尾睦：職場が生きる人が育つ「経験学習」入門．p57，ダイヤモンド社，2011．より）

事例紹介	介入したこと	うまくいったこと 困ったこと	課題

研修日：　年　月　日　氏名：

ディスカッション時の意見

ディスカッション後の振り返り

図6 ● 経験学習モデルを活用した振り返りシート

3 越境学習

越境学習は，異なる領域や文化，職業，専門分野などの「境界」を越えて学ぶことを指す。看護職が自身の専門領域を超えて，他の分野や異なる環境で学ぶことで，新たな知識や視点を得ることができる。

4 メタ認知

メタ認知（メタコグニション）とは，自分の認知プロセスを理解し，監視し，制御する能力のことである。例えば，問題を解決する際に，自分がどのようにアプローチしているかを意識し，その方法が効果的かどうかを評価することが含まれる。

5 看護職の資格・研修制度（特定行為研修・専門看護師・認定看護師・認定看護管理者）

1 特定行為研修

特定行為は，診療の補助を指し，看護師が手順書により行う場合には，実践的な理解力，思考力および判断力ならびに高度かつ専門的な知識および技能が特に必要とされる次の38行為である（表2）（保健師助産師看護師法第37条の2第2項第1号に規定する特定行為及び同項第4号に規定する特定行為研修に関する省令（平成27年3月13日　厚生労働省令第33号））。

特定行為の実施の流れを図7に示す。

2 専門看護師

専門看護師（certified nurse specialist：CNS）は，特定の専門分野で高度な知識と技術をもち，実践，相談，調整，倫理調整，教育，研究の6つの役割を担う。

専門分野には，がん看護，在宅看護，家族支援，精神看護，地域看護，母性看護，小児看護，老人看護，急性・重症患者看護，慢性疾患看護，遺伝看護，感染症看護，災害看護，放射線看護の14分野がある。

3 認定看護師

認定看護師（certified nurse：CN）は，特定の看護分野で実践的なスキルをもち，実践，指導，相談の3つの役割を担う。クリティカルケア，緩和ケア，がん薬物療法看護，在宅ケア，生殖看護，腎不全看護，摂食嚥下障害看護，小児プライマリケア，脳卒中看護，呼吸器疾患看護，心不全看護，皮膚・排泄ケア，感染管理，糖尿病看護，新生児集中ケア，手術看

表2 ● 特定行為及び特定行為区分（38行為21区分）

特定行為区分の名称	特定行為	
①呼吸器（気道確保に係るもの）関連	(1)	経口用気管チューブ又は経鼻用気管チューブの位置の調整
②呼吸器（人工呼吸療法に係るもの）関連	(2)	侵襲的陽圧換気の設定の変更
	(3)	非侵襲的陽圧換気の設定の変更
	(4)	人工呼吸管理がなされている者に対する鎮静薬の投与量の調整
	(5)	人工呼吸器からの離脱
③呼吸器（長期呼吸療法に係るもの）関連	(6)	気管カニューレの交換
④循環器関連	(7)	一時的ペースメーカの操作及び管理
	(8)	一時的ペースメーカリードの抜去
	(9)	経皮的心肺補助装置の操作及び管理
	(10)	大動脈内バルーンパンピングからの離脱を行うときの補助の頻度の調整
⑤心嚢ドレーン管理関連	(11)	心嚢ドレーンの抜去
⑥胸腔ドレーン管理関連	(12)	低圧胸腔内持続吸引器の吸引圧の設定及びその変更
	(13)	胸腔ドレーンの抜去
⑦腹腔ドレーン管理関連	(14)	腹腔ドレーンの抜去（腹腔内に留置された穿刺針の抜針を含む。）
⑧ろう孔管理関連	(15)	胃ろうカテーテル若しくは腸ろうカテーテル又は胃ろうボタンの交換
	(16)	膀胱ろうカテーテルの交換
⑨栄養に係るカテーテル管理（中心静脈カテーテル管理）関連	(17)	中心静脈カテーテルの抜去
⑩栄養に係るカテーテル管理（末梢留置型中心静脈注射用カテーテル管理）関連	(18)	末梢留置型中心静脈注射用カテーテルの挿入
⑪創傷管理関連	(19)	褥瘡又は慢性創傷の治療における血流のない壊死組織の除去
	(20)	創傷に対する陰圧閉鎖療法
⑫創部ドレーン管理関連	(21)	創部ドレーンの抜去
⑬動脈血液ガス分析関連	(22)	直接動脈穿刺法による採血
	(23)	橈骨動脈ラインの確保
⑭透析管理関連	(24)	急性血液浄化療法における血液透析器又は血液透析濾過器の操作及び管理
⑮栄養及び水分管理に係る薬剤投与関連	(25)	持続点滴中の高カロリー輸液の投与量の調整
	(26)	脱水症状に対する輸液による補正
⑯感染に係る薬剤投与関連	(27)	感染徴候がある者に対する薬剤の臨時の投与
⑰血糖コントロールに係る薬剤投与関連	(28)	インスリンの投与量の調整
⑱術後疼痛管理関連	(29)	硬膜外カテーテルによる鎮痛剤の投与及び投与量の調整
⑲循環動態に係る薬剤投与関連	(30)	持続点滴中のカテコラミンの投与量の調整
	(31)	持続点滴中のナトリウム，カリウム又はクロールの投与量の調整
	(32)	持続点滴中の降圧剤の投与量の調整
	(33)	持続点滴中の糖質輸液又は電解質輸液の投与量の調整
	(34)	持続点滴中の利尿剤の投与量の調整
⑳精神及び神経症状に係る薬剤投与関連	(35)	抗けいれん剤の臨時の投与
	(36)	抗精神病薬の臨時の投与
	(37)	抗不安薬の臨時の投与
㉑皮膚損傷に係る薬剤投与関連	(38)	抗癌剤その他の薬剤が血管外に漏出したときのステロイド薬の局所注射及び投与量の調整

（厚生労働省：特定行為とは. https://www.mhlw.go.jp/stf/seisakunitsuite/bunya/0000077098.html.（2024年9月閲覧）より）

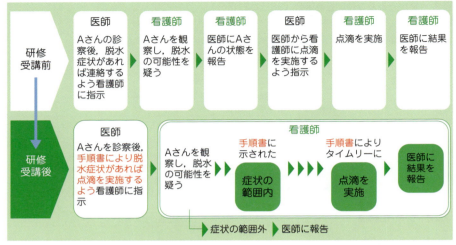

図7 ● 特定行為の実施の流れ（脱水を繰り返すAさんの例）（厚生労働省，2017）
（厚生労働省：看護師の特定行為研修シンポジウム ln 東京（2017.12.20）資料．https://www.mhlw.go.jp/file/06-Seisakujouhou-10800000-Iseikyoku/0000189894.pdf を一部改変）

護，乳がん看護，認知症看護，がん放射線療法看護B課程の19分野がある。

4 認定看護管理者

　認定看護管理者（certified nurse administrator：CNA）[3]は，看護管理の分野で優れた資質をもち，組織を効果的に運営する能力を有する看護管理者である。看護管理者としての経験と教育を通じて，質の高い看護サービスを提供することを目指す。

［文献］
1) 経済産業省：社会人基礎力．https://www.meti.go.jp/policy/kisoryoku/index.html（2024年9月閲覧）
2) 経済産業省経済産業政策局産業人材政策室：「人生100年時代の社会人基礎力」と「リカレント教育」について．我が国産業における人材力強化に向けた研究会報告書 概要資料．https://www.meti.go.jp/shingikai/mono_info_service/mirai_kyoshitsu/pdf/002_s01_00.pdf（2024年9月閲覧）
3) 日本看護協会：認定看護管理者．https://www.nurse.or.jp/nursing/qualification/vision/cna.html（2024年9月閲覧）

C キャリアデザイン

1 セルフ・キャリアドック：AMG オリジナルプログラム

AMG 看護本部ではセルフ・キャリアドック制度を導入している。この取り組みは，2016年4月1日に施行された「改正職業能力開発促進法」によって義務付けられたものである。労働者は自ら職業生活設計（キャリアデザイン）を行い，これに即して自発的に職業能力開発に努める立場であることが規定された。同時に，この労働者の取り組みを促進するために，事業主が講じる措置として，キャリアコンサルティングの機会を確保し，その他の援助を行うことが規定されている。

この制度は，企業・組織の視点に加えて，職員一人ひとりが主体性を発揮し，キャリア開発を実践することを促進・実現する仕組みである。看護本部のコンセプトと，職員一人ひとりのキャリアプランを共生させることで，AMG 看護・介護部組織の活力・生産性の向上と職員のキャリア開発を目指すものである。

1 セルフ・キャリアドック

セルフ・キャリアドッグは，企業が人材育成ビジョンに基づき，キャリアコンサルティングと多様な研修を組み合わせて，職員のキャリア形成を体系的・定期的に支援する取り組み，およびその組織内の仕組みである。

2 自律的なキャリア形成の重要性（キャリア・オーナーシップ等）

キャリア・オーナーシップとは，個人が自分のキャリアに対して責任をもち，自ら積極的にキャリアの方向性を決定し，成長や成功を追求する姿勢や取り組みを示す。これは，従来のキャリア管理とは異なり，個人が組織や上司に頼るのではなく，自分自身のキャリアに対して主体的に取り組むことを強調している。キャリア・オーナーシップは，個人が自らのキャリアの主導権を握り，自分の目標達成に向けて意識的かつ計画的に行動することを促進する考え方である。キャリア・オーナーシップの要素を**表3**に示す。

第Ⅳ部 専門性の開発能力

3 生涯学習

表3 ● キャリア・オーナーシップの要素

自己認識	自分の強み，弱み，興味，価値観を理解し，それに基づいてキャリアの目標や計画を立てる。
目標設定	長期的・短期的なキャリア目標を設定し，それに向けて具体的な行動計画を作成する。
学習と成長	継続的な学習やスキルの向上を通じて，自分の市場価値を高める努力をする。
ネットワーキング	専門的な人脈を広げ，機会を探るための積極的な人間関係の構築を行う。
フィードバックの活用	自分のパフォーマンスについてフィードバックを求め，それをキャリアの成長に活かす。

3 キャリアの棚卸

　キャリアの棚卸とは，自分のキャリアや仕事に関する経験，スキル，知識，実績などを整理・確認する作業のことである。キャリアの棚卸は，定期的に行うことで，自分のキャリアを見直し，より充実したキャリアを築くための大切なステップとなる。

　厚生労働省の2023年「看護職のキャリアデザインシート」活用ガイドは，看護職の経験や学びを整理・蓄積し，見える化するためのものである。働く場や領域が変わっても共通して活用でき，キャリアの必要性を考えたり，他者にキャリアを伝えたりする用途に活用できる。項目について以下に示す。

● 項目内容

1．目標：①将来のビジョン，②中長期的な目標，③単年目標
2．職歴
3．組織内役割
4．取得資格
5．学歴
6．研修受講履歴
7．組織外役割
8．能力評価
9．そのほか（自由記入）

4 ライフステージに応じた働き方や学び直し

　ライフステージに応じた働き方や学び直しは，人それぞれの目標やライフスタイルによって異なる。重要なのは，自分の状況に合わせて柔軟に対応し，成長し続ける姿勢をもつこと

である。

　ライフステージに応じた学び直し（リスキリングやアップスキリング）は，人生の各段階で新たなスキルや知識を習得し，キャリアや個人の成長を支援するための活動である。

　典型的なキャリア・プランニングと年齢について，図8に示す。

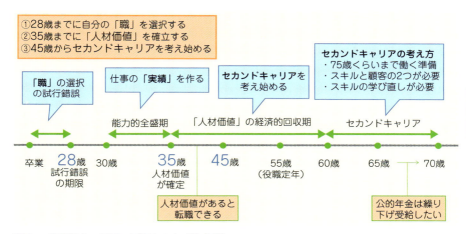

図8 ● 典型的キャリア・プランニングと年齢
（山崎元：人生100年時代のキャリア・プランニング．https://blogs.itmedia.co.jp/YamazakiHajime-VSN/2018/01/engineers-way46.html.（2024年9月閲覧）より）

1 各ライフステージの一般的な働き方や学び直しの特徴

❶ 若年期（18歳～30歳前後）

［働き方］
- キャリアのスタート地点であり，学歴やスキルを活かして初めての職場に入る時期である
- この時期は，学びながら仕事に取り組む姿勢が求められるため，積極的に仕事を学び，経験を積むことが重要である
- さまざまな仕事に挑戦し，自分に合った職業や業界を見つけるため社会経験を積む重要な期間である
- キャリアアップを目指して積極的に学ぶことも多い時期でもある

［学び方］
- 高等教育（大学，専門学校など）や資格取得のための勉強が中心となる
- 自己啓発や専門スキルの向上に時間を投資することが推奨される

❷ 成人期（30歳〜50歳前後）

［働き方］

- キャリアの中盤に差し掛かり専門性を高め，管理職に就くなどのキャリアアップを目指す時期であるため，キャリアの中核を形成する時期ともいえる
- 家族や子育てとのバランスを取りながら働くことが多く，ワークライフバランスが重要になるため，柔軟な勤務形態（リモートワーク，フレックスタイム制度など）を活用して，仕事と家庭の両立を図ることが求められる
- キャリアの安定を求め，同じ企業で長期間働くことや，定職に就くなど，安定した雇用を優先する人が多くなる

［学び方］

- キャリアの発展に伴い，マネジメントスキルやリーダーシップ能力の向上が求められるため，高度な学位取得や専門資格の取得を目指す人もいる
- テクノロジーや業界の変化に対応するため，ITスキルやデジタルトランスフォーメーションに関連する知識を学ぶ必要がある
- 自己啓発として，興味のある分野や趣味に関連した学びを深める（語学学習や文化的な教育を含む）ことも必要である

❸ 中年期（50歳〜65歳前後）

［働き方］

- キャリアの頂点に達し，マネジメントやコンサルティング，専門的な役割に従事する時期であり，若い世代の指導や組織の運営に関与する機会が増える
- 定年退職後を見据え，新たなキャリアパスや柔軟な働き方（パートタイム，コンサルティング業務など）へのシフトを考える時期である
- 健康管理がますます重要になるため，仕事のストレスを減らし，健康的なライフスタイルを維持することが求められる

［学び方］

- 業務に役立つ高度な専門知識を習得することが求められる時期であり，継続教育やリーダーシップ研修に参加し，これまでの経験を活かした学びを深めることも必要である
- デジタルスキルや最新のテクノロジー（AI，データ分析など）の理解を深めるために，特定のトレーニングやプログラムに参加することも推奨される
- 退職後の趣味や新たなキャリアへの転換に備えた学びも重要である

❹ シニア期（65歳以降）

［働き方］

- 多くの人が退職を迎え引退生活に入るが，パートタイムやボランティア活動などで社会とのつながりを維持することである
- 再雇用制度やシニア向けの再就職プログラムを利用して働き続ける人や社会貢献活動や

趣味に時間を費やすこともある

［学び方］

- 生涯学習として，退職後も，趣味やライフスタイルに関連する学び（健康管理・アート・文化・歴史などの分野など）を続けることで，社会とのつながりを保ち，心身の健康維持につながる
- ボランティア活動や地域貢献を目的としたスキルや知識の習得も必要になる

5 ポートフォリオ

ポートフォリオ（Portfolio）とは，教育における「自己成長の記録」という意味で使用される。ポートフォリオには，目標の設定や，それに対する学習活動やさまざまな経験から得た学びを，記録し継続的に蓄積していくものである。

重要なのは，どのような形式で保管するかではなく，自分が積み重ねてきた学びをしっかりと記録し，定期的に振り返ることで，次の目標や計画に活かせるだけでなく，これまでの経験から新たな学びや自分の興味・関心に気づくことにある。さらに，ポートフォリオは個人の振り返りだけでなく，可視化されたこれまでの経験や努力を共有することで，より的確な支援を得ることが可能になる。

6 ナースセンター

ナースセンターは，看護職のキャリア支援や求人情報の提供を行う施設である。全国の都道府県（看護協会）に設置されており，看護師，保健師，助産師などの就業促進を目指す。

例えば，e ナースセンターはインターネット上で求人情報を検索・登録できるサービスを提供している。

［文献］
1) 厚生労働省：セルフ・キャリアドック導入支援事業 「セルフ・キャリアドック」導入の方針と展開. 2017.
2) 日本看護協会：e ナースセンター. https://www.nurse-center.net/nccs/（2024年9月閲覧）

MEMO

4 自身のウェルビーイングの向上

A 自身のウェルビーイングを図る責務

1 看護師自身のウェルビーイングの重要性

　看護職がより質の高い看護を行うためには，自身のウェルビーイング（健康と幸福）を守ることが不可欠である。そのために，仕事と生活の調和（ワーク・ライフ・バランス）を保ち，メンタルヘルスケアに努めることが重要である。看護職自身が健康で幸福であることは，よりよい看護の提供につながり，またケアの対象となる人々の健康と幸福にも良好な影響をもたらす。

　看護職倫理綱領の第12条では，看護者自身の心身の健康の保持増進に努めることを強調している。看護者が質の高い看護を提供するためには，自身の健康が重要であるという考えに基づいている。

2 健康管理

　看護職の健康づくりは，職業生活や家庭生活の変化，心身の健康変化などへの適応が必要である。組織と個人が一丸となって取り組むべき課題であり，具体的な対策として生活や職場環境の改善が求められる。看護職員が健康的に長く働くためには，自身のライフステージごとの身体と心の変動を十分に把握し，それに応じた適切な健康管理を心がけることが重要である。

3 メンタルヘルス

　厚生労働省のメンタルヘルス指針は，職場におけるストレスマネジメントやセルフケアなど，労働者の心の健康を保持・増進するための包括的なガイドラインである。労働者個々の認知やコントロール感覚を強化し，ストレスの原因を認識し，管理することが強調されている。ラインケアは，管理職による従業員のメンタルヘルスへの配慮も重要な要素としており，職場全体で心理的な支援体制を整えることが推奨される。

　労働者の心の健康の保持増進のための指針を**図1**に示す。

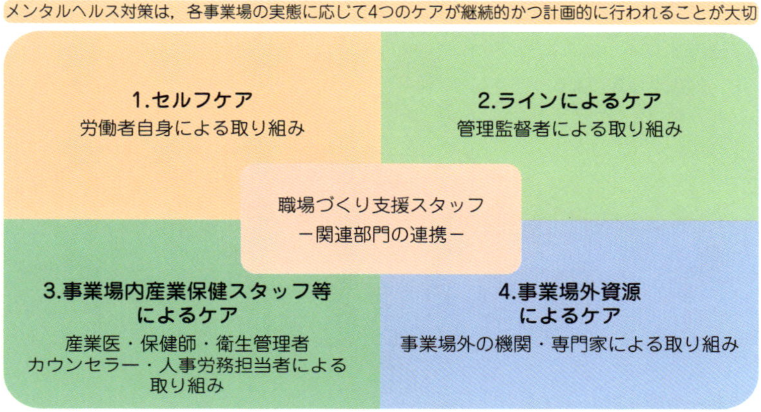

メンタルヘルス対策は，各事業場の実態に応じて4つのケアが継続的かつ計画的に行われることが大切

1.セルフケア 労働者自身による取り組み	2.ラインによるケア 管理監督者による取り組み
職場づくり支援スタッフ ー関連部門の連携ー	
3.事業場内産業保健スタッフ等 によるケア 産業医・保健師・衛生管理者 カウンセラー・人事労務担当者による 取り組み	4.事業場外資源 によるケア 事業場外の機関・専門家による取り組み

図1 ● 労働者の心の健康の保持増進のための指針（メンタルヘルス指針）

（厚生労働省：事業場におけるメンタルヘルス対策の取組事例集．2020．を一部改変）

4 睡眠

　個人の健康管理と生活の工夫が重要であり，日々の生活で適切な運動やバランスの良い食事，質の高い睡眠を心がけることが基本である。

　日本看護協会が提供する「看護職の夜勤・交代制勤務に関するガイドライン」では，夜勤や交代制勤務の看護職員の健康維持と労働の質の向上を目指している。具体的な助言や勤務手法が記され，看護職員が健康的に長く働ける職場環境を整えることを推奨している。

　例えば，夜勤中に30分から1時間の仮眠を取る，照明や騒音の調整を行うことでストレスを軽減し，より快適な勤務環境を提供する方法などがあり，これらの対策により，看護職員の身体的および心理的負担が軽減される。また看護職ができる工夫を表1に示す。

　サーカディアンリズムについて図2に示す。

表1 ● 夜勤・交代制勤務の負担を軽減する健康管理と生活の工夫

- 健康診断を定期的に受ける
- 適度な運動やバランスのよい食事
- 質の高い睡眠を心がける
- 疲労を感じた際には無理せず休息を取る
- 家族や友人とのコミュニケーションを大切にする
- 自分に合ったリラクゼーション方法を見つける

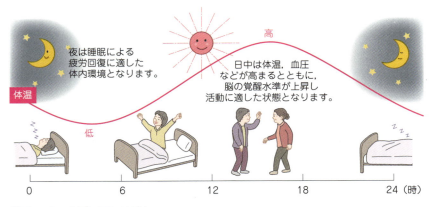

図2 ● サーカディアンリズム
（日本看護協会：看護職の夜勤・交代制勤務に関するガイドライン，p15, 2013. より）

B 健全な職場づくり

1 労働安全衛生（関連法令を含む）

日本看護協会が提供する「看護職の健康と安全に配慮した労働安全衛生ガイドライン」は，看護職の職場における健康管理と安全確保を目的としている。適切な労働時間の管理，ストレスや疲労の軽減，事故防止策などを明記し，看護職の物理的，精神的健康を守るための具体的な方策を提案している。

2 心理的安全性

1│心理的安全性

心理的安全性とは，チーム内で自分の意見や気持ちを安心して表現できる状態を示す。

2│心理的安全性が高い職場

- 話しやすさ：誰に対しても意見を言いやすい雰囲気がある
- 助け合い：メンバー同士が協力し合い，サポートし合う
- 挑戦：失敗を恐れずに新しいことに挑戦できる
- 新奇歓迎：新しいアイデアや異なる意見を受け入れる姿勢がある

3 ヘルシーワークプレイス（健康で安全な職場）

1 ヘルシーワークプレイスとは

　「ヘルシーワークプレイス」とは，職場で働く人々が健康で安全に働ける環境を指す。患者や利用者の尊厳を守りながら質の高いケアを提供するために，看護職自身が健康で安全に働ける職場が必要である。日本看護協会は，「ヘルシーワークプレイス（健康で安全な職場）」で記されている[1]。

2 ワーク・ライフ・バランス（WLB）

　ワーク・ライフ・バランス（WLB）は，仕事と個人生活の調和を図ることを指す。

　日本看護協会は，「看護職の健康と安全が，患者の健康と安全を守る」という考えから看護職の WLB を推進している。

[文献]
1) 日本看護協会：「ヘルシーワークプレイス（健康で安全な職場）」とは．https://www.nurse.or.jp/nursing/shuroanzen/safety/healthy_work_place/about/index.html（2024年9月閲覧）

C セルフケア

1 ストレスマネジメント

1 ストレスマネジメント

- ストレスから身を守るためにストレスを自分自身でコントロールする
- ストレスを自分自身で調整することができる
- 仕事を効率的に回すためにも必要な要素といわれている

2 セルフケア

（1）自分で気づくポイント
- 憂うつな気分
- 沈んだ気分
- 何事にも興味が湧かず，楽しくない
- 疲れやすく，元気がない
- 寝つきが悪くて，朝早く目が覚める

- 食欲がなくなる

(2) セルフケアのポイント
- 自分自身の心の健康状態に関心をもち，ストレスに早めに気づいて対処する
- 自分自身に合ったストレスのセルフコントロール方法を見つける
- 過剰なストレスに気づいたら，身近な人（同僚・上司・家族など）や，専門家に早めに相談する

(3) 周囲と調和を図るポイント
- 新人が身につけたい「20の行動」を**表2**に示す。

表2 ● 新人が身につけたい「20の行動」

①あいさつをする	⑪考える
②返事をする	⑫ホウレンソウ（報告・連絡・相談）をする
③反応をする	⑬しっかりとした言葉を使う
④メモをとる	⑭感謝をする
⑤確認する	⑮お礼を言う
⑥質問する	⑯お詫びをする
⑦調べる	⑰体調の管理をする
⑧学習する	⑱表情の管理をする
⑨観察する	⑲ストレスの管理をする
⑩先輩の行動をまねする	⑳PDCAを回す

（奥山美奈：医療者のための新人共育ノート―強みを引き出しやる気を高める．p48，日本看護協会出版会，2022．より）

(4) 認知の力を高めるために思考パターンを知る

「認知」とはものの考え方や受け取り方のことで，人それぞれ特徴や傾向がある。ストレス反応を強めやすい思考パターンの例を**表3**に示す。

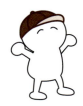

表3 ● ストレス反応を強めやすい思考パターンの例

思考パターン	傾　向
全か無か思考	「失敗をしない完璧な自己像」をもっている人が，うまくいかなかったとき，「完全に失敗した」と考えてしまう。また，人や物事を二者択一で決めつけてしまう。
心のフィルター	他人の行動をすべて悪い方に解釈し，自己嫌悪を引き起こす過去の出来事にこだわってしまう。
すべき思考	その基準に合わないと自己嫌悪に陥ったり，他人の行動にがっかりしたり，裏切られたように感じてしまう。
マイナス思考	自分で悪い見通しを立てて，その通り失敗したら，マイナスの考えをますます信じてしまう。
拡大解釈と過小評価	自分の悪い所や失敗は必要以上に大きく解釈し，自分の良い所や成功は極端に過小評価してしまう。
レッテル貼り	間違った認知に基づいて，完全にネガティブな自己イメージをつくってしまう。
結論の飛躍	証拠が少ないのに「そうに違いない」と信じ込み，相手の断片的な言動で，その人がどう思っているのかを決めてしまう。
個人化	関係のない出来事でも，必要以上に自分に責任があると考えてしまう。

（武用百子：看護現場のメンタルヘルス支援ガイド．p113, 日経BP社，2016. より）

3 ｜ラインケア

（1）職場環境などの把握と改善

①過剰な負担を軽減する

- 業務量分担のばらつきをなくす
- 業務の負担を軽減する
- 各メンバーの業務の現状を知る

（2）メンタルヘルス不調者に気づく

①日常的にメンバーの行動や言動に注意する

　⑴仕事面の変化

- 遅刻・早退・欠勤が増える
- 無断欠勤する
- ミスの増加・能率の低下
- 積極性・自発性の低下　など

　⑵様子の変化

- 元気がなくなる
- 会話が減る
- 感情のアップダウンが目立つようになる

- 服装の乱れ
- 表情の豊かさがなくなる。
- 単調な話し方になる　など

　＊気になることがあれば，早めに上司や先輩に相談しよう

4 │ 職業性ストレス簡易調査票

セルフケアの方法の1つとして，「職業性ストレス簡易調査票（57項目）」を**表4**に示す。

表4 ● 職業性ストレス簡易調査票（57項目）（厚生労働省）

職業性ストレス簡易調査票（57項目）

A あなたの仕事についてうかがいます。
最もあてはまるものに○を付けてください。

	そうだ	まあそうだ	ややちがう	ちがう
1. 非常にたくさんの仕事をしなければならない	1	2	3	4
2. 時間内に仕事が処理しきれない	1	2	3	4
3. 一生懸命働かなければならない	1	2	3	4
4. かなり注意を集中する必要がある	1	2	3	4
5. 高度の知識や技術が必要なむずかしい仕事だ	1	2	3	4
6. 勤務時間中はいつも仕事のことを考えていなければならない	1	2	3	4
7. からだを大変よく使う仕事だ	1	2	3	4
8. 自分のペースで仕事ができる	1	2	3	4
9. 自分で仕事の順番・やり方を決めることができる	1	2	3	4
10. 職場の仕事の方針に自分の意見を反映できる	1	2	3	4
11. 自分の技能や知識を仕事で使うことが少ない	1	2	3	4
12. 私の部署内で意見のくい違いがある	1	2	3	4
13. 私の部署と他の部署とはうまが合わない	1	2	3	4
14. 私の職場の雰囲気は友好的である	1	2	3	4
15. 私の職場の作業環境（騒音，照明，温度，換気など）はよくない	1	2	3	4
16. 仕事の内容は自分にあっている	1	2	3	4
17. 働きがいのある仕事だ	1	2	3	4

B 最近1か月間のあなたの状態についてうかがいます。
最もあてはまるものに○を付けてください。

	ほとんどなかった	ときどきあった	しばしばあった	ほとんどいつもあった
1. 活気がわいてくる	1	2	3	4
2. 元気がいっぱいだ	1	2	3	4
3. 生き生きする	1	2	3	4
4. 怒りを感じる	1	2	3	4
5. 内心腹立たしい	1	2	3	4
6. イライラしている	1	2	3	4
7. ひどく疲れた	1	2	3	4
8. へとへとだ	1	2	3	4
9. だるい	1	2	3	4
10. 気がはりつめている	1	2	3	4
11. 不安だ	1	2	3	4
12. 落着かない	1	2	3	4
13. ゆううつだ	1	2	3	4
14. 何をするのも面倒だ	1	2	3	4
15. 物事に集中できない	1	2	3	4
16. 気分が晴れない	1	2	3	4
17. 仕事が手につかない	1	2	3	4

表3 ●（つづき）

	18. 悲しいと感じる	1	2	3	4
	19. めまいがする	1	2	3	4
	20. 体のふしぶしが痛む	1	2	3	4
	21. 頭が重かったり頭痛がする	1	2	3	4
	22. 首筋や肩がこる	1	2	3	4
	23. 腰が痛い	1	2	3	4
	24. 目が疲れる	1	2	3	4
	25. 動悸や息切れがする	1	2	3	4
	26. 胃腸の具合が悪い	1	2	3	4
	27. 食欲がない	1	2	3	4
	28. 便秘や下痢をする	1	2	3	4
	29. よく眠れない	1	2	3	4

C あなたの周りの方々についてうかがいます。
最もあてはまるものに○を付けてください。

	非常に	かなり	多少	全くない

次の人たちはどのくらい気軽に話ができますか？

		非常に	かなり	多少	全くない
1.	上司	1	2	3	4
2.	職場の同僚	1	2	3	4
3.	配偶者，家族，友人等	1	2	3	4

あなたが困った時，次の人たちはどのくらい頼りになりますか？

4.	上司	1	2	3	4
5.	職場の同僚	1	2	3	4
6.	配偶者，家族，友人等	1	2	3	4

あなたの個人的な問題を相談したら，次の人たちはどのくらいきいてくれますか？

7.	上司	1	2	3	4
8.	職場の同僚	1	2	3	4
9.	配偶者，家族，友人等	1	2	3	4

D 満足度について

		満足	まあ満足	やや不満足	不満足
1.	仕事に満足だ	1	2	3	4
2.	家庭生活に満足だ	1	2	3	4

5 | NIOSH の職業性ストレスモデル

　ストレスマネジメントの意義は，従業員の心身の健康を守り，生産性や満足度を高めることにある。アメリカ国立労働安全衛生研究所（NIOSH）による職業性ストレスモデルは，職場におけるストレスの原因と影響を分析し，それに基づいてストレスを軽減する方法を提案している。効果的なストレスマネジメントは，これらの要因を改善し，職場でのウェルビーイングを促進することを目指す。NIOSH の職業性ストレスモデルを**図3**に示す。

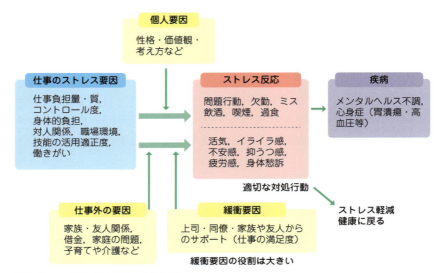

NIOSH：アメリカ国立労働安全衛生研究所

図3 ● NIOSHの職業性ストレスモデル
（厚生労働省：職業性ストレス簡易調査票の3領域について．https://www.mhlw.go.jp/content/000561005.pdf（2024年9月閲覧）より）

2 リラクゼーション

　リラクゼーションとは，心身の緊張を解きほぐし，リラックスした状態を作り出すことである。リラクゼーションの方法には，深呼吸，瞑想，ストレッチ，アロマテラピー，音楽鑑賞，温浴，マッサージ，自然散策，読書，趣味活動などがある。これらの方法を通じて，日常生活のなかでリラックスする時間をもつことが重要である。

3 自己肯定

　自己肯定とは，自分自身を肯定的に受け入れ，自分の価値や能力を認めることである。自己肯定感を高めるためには，自分の長所や成功体験を振り返ること，自己評価を適切に行うこと，そして他者からの肯定的なフィードバックを受け入れることが重要である。

4 レジリエンス

レジリエンスとは，逆境やストレスに直面したときに，柔軟に適応し，乗り越えていく力のことを示す。レジリエンスを高めるための方法を表5に示す。

表5 ● レジリエンスを高める方法

①自己認識を高める	自分の感情や行動を理解する
②ストレス対処法を身につける	呼吸法やマインドフルネス瞑想など
③ポジティブなセルフトーク	自己肯定感を高めるために，前向きな言葉を自分にかける

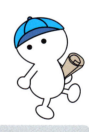

コラム　患者は自分の師

　以前出席した看護学校の卒業式で，校長先生から卒業生に送られた言葉です。「患者さんを，自分の師だと考えなさい」と校長先生はおっしゃいました。患者の命を守る大切な役割を果たす看護師は，決してこのことを忘れてはいけないのです。天狗にならず謙虚な姿勢で患者さんと接することの大切さを説かれておりました。

　筆者は，看護師の資格を取得して約30年の月日が流れました。今やっと，この言葉の意味がわかったような気がします。臨床の場で日々繰り広げられる看護の場面すべてが，看護師として技を磨き，自分自身を高めるための学習の場である，ということなのだと思います。何年経っても看護師である以上，決して忘れてはならない言葉なのだと，いまさらながらかみしめています。

資料編

看護実践能力に基づく学習項目

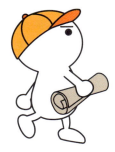

表 ● 看護実践能力に基づく学習項目（日本看護協会，2024）

能力	能力の構成要素	学習項目	知識の例	
			知識や考え方等	関連するガイドラインや資料等
専門的・倫理的・法的な実践能力	アカウンタビリティ（責務に基づく実践）	看護師の責務と職業倫理	人々の健康に携わる職種としての社会的責任，判断および実施した行為への責任，権利擁護，守秘義務	「看護職の倫理綱領（日本看護協会，2021年）」，「看護業務基準 2021年改訂版（日本看護協会，2021年）」，「看護倫理－看護職のための自己学習テキスト 基礎知識編（日本看護協会ホームページ）」
		実践する看護の説明と結果への責任	説明と同意（インフォームド・コンセント／アセント），説明方法，看護記録の必要性と書き方	「看護職の倫理綱領（日本看護協会，2021年）」，「看護業務基準 2021年改訂版（日本看護協会，2021年）」，「看護記録に関する指針（日本看護協会，2018年）」
		自身の能力の判断に基づき行動する責任	看護師に求められる能力の水準，能力評価・アセスメントの指標	「看護職の倫理綱領（日本看護協会，2021年）」，「看護業務基準 2021年改訂版（日本看護協会，2021年）」，「看護師のまなびサポートブック（日本看護協会，2023年）内，『看護実践能力』および『看護実践能力習熟段階』」
	倫理的実践	基本的人権の尊重	健康（ウェルビーイング），日本国憲法，自己決定権，性と生殖に関する健康と権利（リプロダクティブヘルス・ライツ）	「看護職の倫理綱領（日本看護協会，2021年）」
		多様性の理解と推進	多様な文化・価値観の尊重，共生社会，社会的包摂（ソーシャル・インクルージョン），ジェンダー平等（LGBTQ等）	「看護職の倫理綱領（日本看護協会，2021年）」
		医療・看護実践における倫理	生命倫理，医療倫理とその原則	「看護職の倫理綱領（日本看護協会，2021年）」，「看護職のための自己学習テキスト 基礎知識編（日本看護協会ホームページ）」
		倫理的課題への気づきと行動	倫理的な課題や葛藤への気づき（倫理的感受性等），倫理的な決断と行動（協力，対話等）	「看護職の倫理綱領（日本看護協会，2021年）」，「看護職のための自己学習テキスト 基礎知識編（日本看護協会ホームページ）」
	法的実践	看護師の役割の関連法令	医療法，保健師助産師看護師法，看護師等の人材確保の促進に関する法律，その他の保健・医療・福祉の関連法令	
		看護師の業務の関連法令等	保健師助産師看護師法，保健・医療・福祉の関連法令	「看護業務基準 2021年改訂版（日本看護協会，2021年）」
		個人情報の保護・管理の関連法令	個人情報の保護に関する法律，その他情報管理等の関連法令	「医療・介護関係事業者における個人情報の適切な取扱いのためのガイダンス（厚生労働省，2023年一部改正）」
		情報の取り扱い	デジタル機器・情報管理システム・SNS（ソーシャル・ネットワーキング・サービス）の適切な利用，法律および倫理的な判断に基づく情報の取り扱い	「看護職の倫理綱領（日本看護協会，2021年）」，「医療・介護関係事業者における個人情報の適切な取扱いのためのガイダンス（厚生労働省，2023年一部改正）」

表（つづき）

能力	能力の構成要素	学習項目	知識の例	
			知識や考え方等	関連するガイドラインや資料等
臨床実践能力	ニーズをとらえる力	対象者との信頼関係の構築	自己理解と他者理解，信頼関係構築のためのコミュニケーション，ラポール形成	
		情報収集の方法	ニーズ把握のためのコミュニケーション技法，面接の技法	
		アセスメント（身体面）	臨床病態生理，臨床推論，フィジカルアセスメント，検査結果のアセスメント（臨床検査・画像検査等）	
		アセスメント（心理・精神面）	認知機能評価，精神状態のアセスメント，心理的発達のアセスメント	
		アセスメント（社会面）	生活のアセスメント，家族アセスメント，社会資源のアセスメント	
		アセスメント（スピリチュアル）	死生観や信条等のアセスメント，文化・宗教の理解，スピリチュアルペイン	
		アセスメントの統合	情報の整理，多様な情報の統合と理解，全人的アプローチ	
	ケアする力	看護計画	看護問題・看護診断，看護計画の立案方法，クリニカルパス	
		看護の実施と記録	看護計画に基づく看護の実施，看護師の臨床判断，看護記録の監査と評価	「看護記録に関する指針（日本看護協会，2018年）」
		実施した看護の評価	看護実施後の評価，看護計画の評価と変更，クリニカルパスのバリアンスへの対応	
		看護技術	日常生活援助技術，治療・処置に関する技術，医療関連機器の取り扱い，セルフケア向上に関する技術・教育方法	
		状態や疾病に応じた看護・医療提供	主要疾患の病態と治療，病期に応じた看護，緩和ケア，メンタルヘルス不調への支援，意思表示が難しい人々への支援，人生の最終段階にある人々への支援	
		地域での療養生活支援	疾病予防，ケアマネジメント，療養と生活を支える社会資源	
		臨床薬理	薬物動態，主要な薬物の薬理作用と副作用，与薬	
		疾病・臨床病態	主要疾患の臨床病態と治療	
		緊急時の対応	一次救命処置，二次救命処置，災害時の支援	
	意思決定を支える力	看護・医療の方針等を話し合うプロセス	意思決定のプロセス，意思決定における葛藤，アドバンス・ケア・プランニング（ACP）	「人生の最終段階における医療の決定プロセスに関するガイドライン（厚生労働省，2018年改訂）」，「認知症の人の日常生活・社会生活における意思決定支援ガイドライン（厚生労働省，2018年）」

第Ⅴ部

資料編：看護実践能力に基づく学習項目

289

表（つづき）

能力	能力の構成要素	学習項目	知識の例	
			知識や考え方等	関連するガイドラインや資料等
（臨床実践能力）	（意思決定を支える力）	意思決定を支えるコミュニケーション	対象者に応じた情報提供，意思決定の考え方やモデル（シェアド・ディジョン・メイキング等）	「看護職のための自己学習テキスト事例検討編（日本看護協会ホームページ）」
		意思決定の関係者への支援と連携	家族等への支援，代理決定とその葛藤，成年後見人制度	
	協働する力	多職種・組織の理解と協働	保健・医療・福祉チームにおける各職種および組織の役割・機能，多職種協働実践，看看連携	
		多職種協働におけるコミュニケーション	コミュニケーション技法（アサーティブコミュニケーション，ネゴシエーション等），カンファレンスの運営，コンサルテーション	
リーダーシップとマネジメント能力	業務の委譲／移譲と管理監督	看護チームにおける業務の委譲と実施	各看護職（保健師・助産師・看護師・准看護師）の法的権限，看護補助者の役割，業務委譲時の自身の役割と責任（業務遂行のプロセスや完了の確認等）	「2021年度改訂版 看護チームにおける看護師・准看護師及び看護補助者の業務のあり方に関するガイドライン（日本看護協会，2021年）」
		他職種への業務の移譲と実施	他職種の法的権限（各職種の役割に関する法令），医療関係職種におけるタスク・シフト／シェア，業務移譲時の自身の役割と責任（業務遂行のプロセスや完了の確認等）	「看護の専門性発揮に資するタスク・シフト／シェアに関するガイドライン（日本看護協会，2022年）」
	安全な環境の整備	医療安全	医療事故等の予防と発生時の対応，安全文化の醸成，医療・看護の質保証	
		感染管理	感染症予防・対策，感染拡大の防止とサーベイランス，薬剤耐性	
		リスク管理と危険への暴露防止	ハラスメントや暴力へのリスク管理と対策，危険性のある医薬品等の取り扱い（麻薬や抗がん剤等の管理・保管を含む），放射性物質・機器の管理	
		災害への備えと対応	災害への備え（防災・減災），災害の種類や人々への影響，災害発生時の対応（事業継続計画（BCP）に基づく対応等を含む）	
	組織の一員としての役割発揮	組織の目的・目標達成への貢献	シェアドリーダーシップ（メンバーシップやフォロワーシップを含む），心理的安全性，チームマネジメント，意見等の対立への対応（コンフリクトマネジメント等）	
		業務管理	時間管理，物的資源の管理，医療・看護提供にかかる費用（コスト）の意識，所属組織における業務の基準・手順	「看護業務基準 2021年改訂版（日本看護協会，2021年）」
		業務改善	問題・課題解決の手法，業務改善のフレームワーク等の活用，PDCA サイクル（計画：Plan- 実施：Do- 評価：Check- 改善：Act）	

表（つづき）

能力	能力の構成要素	学習項目	知識の例	
			知識や考え方等	関連するガイドラインや資料等
専門性の開発能力	看護の専門性の強化と社会貢献	看護師として社会に貢献する責務	健康問題の背景にある社会課題への理解，地域社会・国際社会から求められる役割を果たす重要性，グローバルヘルス，SDGs（持続可能な開発目標）	「看護職の倫理綱領（日本看護協会，2021年）」
		保健・医療・福祉の制度・政策	日本の医療・介護・福祉制度，看護の制度・政策，地域包括ケアシステム	
		保健・医療・福祉の最新の動向	保健・医療・福祉に関連する近年の統計（人口動態等），実践の領域に関連する最新の技術や近年の調査・研究等，社会や地域におけるニーズの変化	「厚生労働白書（厚生労働省，各年）」
		専門職としての活動への参画	学会の参加・活用，職能団体の活動，政策提言活動，調査・研究	「日本看護学会（日本看護協会ホームページ等）」
	看護実践の質の改善	看護のエビデンス構築と発展に関わる責務	エビデンスに基づく医療・看護の実践，データリテラシー，調査・研究	「看護職の倫理綱領（日本看護協会，2021年）」
		エビデンスに基づく看護実践と改善	エビデンス等の参照方法，看護実践の成果の可視化と評価，看護の質評価の仕組み，学会発表，論文投稿	「労働と看護の質向上のためのデータベース（DiNQL）事業（日本看護協会ホームページ等）」，「最新看護索引（日本看護協会ホームページ等）」
		他者への学習支援と指導	成人学習の特徴やプロセス，フィードバック，ファシリテーション，研修の企画・実施・評価	
	生涯学習	自身の生涯学習・能力開発を図る責務	自律的な生涯学習とキャリア形成の重要性，看護師に求められる能力の水準，自己教育力	「看護職の倫理綱領（日本看護協会，2021年）」，「看護師のまなびサポートブック（日本看護協会，2023年）」，「生涯学習支援ガイドブック（日本看護協会，2023年）」
		自身の能力の開発・維持・向上	生涯学習の方法，実践の振り返り（リフレクション），越境学習，メタ認知，看護職の資格・研修制度（特定行為研修，専門看護師・認定看護師・認定看護管理者）	「看護師のまなびサポートブック（日本看護協会，2023年）」
		キャリアデザイン	自律的なキャリア形成の重要性（キャリア・オーナーシップ等），キャリアの棚卸し，ライフステージに応じた働き方や学び直し，ポートフォリオ，ナースセンター	「看護職のキャリアデザインシート（厚生労働省，2023年）」，「ナースストリート（日本看護協会ホームページ）」
	自身のウェルビーイングの向上	自身のウェルビーイングを図る責務	看護師自身のウェルビーイングの重要性，健康管理，メンタルヘルス，睡眠	「看護職の倫理綱領（日本看護協会，2021年）」
		健全な職場づくり	労働安全衛生（関連法令を含む），コミュニケーション技法（アサーティブコミュニケーション等），心理的安全性，ヘルシーワークプレイス	「看護職の健康と安全に配慮した労働安全衛生ガイドライン（日本看護協会，2018年）」，「看護職のワーク・ライフ・バランス推進ガイドブック第2版（日本看護協会，2016年）」
		セルフケア	ストレスマネジメント，リラクゼーション，自己肯定，レジリエンス	

（日本看護協会：看護師のまなびサポートブック．pp30-33，2023，より）

参考文献

- 日本看護協会(編):看護実践研究・学会発表のポイント Q&A 上巻　研究テーマの選択から学会発表へ. 日本看護協会出版会, 2013.
- 日本看護協会(編):看護実践研究・学会発表のポイント Q&A 下巻　論文作成から投稿へ. 日本看護協会出版会, 2013.
- 藤田和夫(編):これならできる看護研究. 照林社, 2007.
- 南裕子(編):看護における研究. 日本看護協会出版会, 2008.
- 日本看護協会専門職業務課(編):災害看護のあり方と実践. 日本看護協会, 1998.
- 日本看護協会(編):看護に活かす基準・指針・ガイドライン集2021. 日本看護協会出版会, 2021.
- 財団法人山梨厚生会塩山市病院看護管理決定事項ファイル.
- 厚生労働省:終末期医療の決定プロセスに関するガイドライン. 2007.
- 日本環境感染学会:医療機関における新型コロナウイルス感染症への対応ガイド, 第3版. 2020.
- 福井トシ子・齋藤訓子(編):診療報酬・介護報酬のしくみと考え方, 第5版. 日本看護協会出版会, 2020.
- 看護技術スタンダードマニュアル作成委員会(編), 川島みどり(委員長):看護技術スタンダードマニュアル. メヂカルフレンド社, 2006.
- 上谷いつ子(編):病態を見抜き, 看護にいかすバイタルサイン. 中央法規, 2019.
- 医療情報科学研究所(編):フィジカルアセスメントがみえる. メディックメディア, 2015.
- 小林小百合(編):根拠と写真で学ぶ看護技術1 生活行動を支える援助. 中央法規出版, 2011.
- 石松伸一, 藤野智子, 道又元裕, 後藤順一(監):すごく役立つ患者を守れる臨床スキル. 学研メディカル秀潤社, 2019.
- 古橋洋子(監):患者さんの情報収集ガイドブック. メヂカルフレンド社, 2010.
- 福井次矢, 浅井篤, 大西基喜(編):臨床倫理学入門. 医学書院, 2003.
- 鶴若麻理, 倉岡有美子(編):臨床のジレンマ30 事例を解決に導く看護管理と倫理の考えかた. 学研メディカル秀潤社, 2014.
- 東京慈恵会医科大学附属病院看護部・医療安全管理部(編):ヒューマンエラー防止のためのSBAR/Team STEPPS―チームで共有！医療安全のコミュニケーションツール. 日本看護協会出版会, 2014.
- 横江金夫(著), 山田茂生(監):失敗しない介護施設選び. 幻冬舎, 2015.
- 森田汐生(著):心が軽くなる！気持ちのいい伝え方. 主婦の友社, 2015.
- 福井大学医学部附属病院看護部(編):新看護方式 PNS 導入・運営テキスト―導入から運営, 監査・評価, フィードバックまで. 日総研出版, 2014.
- D.F.ポーリット, B.P.ハングラー, 近藤潤子(監訳):看護研究―原理と方法. 医学書院, 1994.

- 秋ゆたか：サクサク看護研究─ AKI 先生の転ばぬ先の杖. 中山書店, 2006.
- 深澤優子：SWOT／クロス分析─看護事例でわかる部署目標・戦略策定. 日総研出版, 2015.
- 奥山美奈：ナビトレ ナース必修対人力を磨く 22 の方法─みなっち先生の人間関係すっきりセラピー. メディカ出版, 2011.
- 経済産業省経済産業政策局産業人材政策室（編）, 河合塾（制作・調査）：社会人基礎力育成の手引き─日本の将来を託す若者を育てるために　教育の実践現場から. 朝日新聞出版, 2010.
- 倉岡有美子：看護師長として成長しつづける！　経験学習ガイドブック. 医学書院, 2019.
- 公益社団法人日本看護協会（編）：看護実践能力の向上にむけて「看護師のクリニカルラダー（日本看護協会版）」活用ガイド. 日本看護協会出版会, 2019.

索引

数字・ギリシア文字

12誘導心電図	156
5S	233
6R	209
Ⅰ度房室ブロック	43
Ⅱ度房室ブロック	43
Ⅲ度房室ブロック	43

欧文

ACP	181
AED	175
AI	29
AMGキャリアラダーシステム	9
AMG看護本部SDGs宣言	238
AR	29
BCP	220
BMI	147
BSC	227
CA-UTI	205
COI	250
CR-BSI	205
CSCATTT	218
DX	28
GCS	170
IoT	29
I-SBAR-C	212
JCS	169
KYT	213
LGBTQ	15
MobitzⅡ型	43
N95マスク	199, 200
OECD8原則	24
PAT法	219
PDCAサイクル	233, 256
PPE	199, 201
RCA	213
SDGs	237
SHELLモデル	212
SMART法	224
SNS	26
SSI	206
START法	218
SWOT分析	225, 232
VAP	205
VF	43
VR	29
VT	43
Wenckebach型	43
WLB	279
WPW症候群	43

あ行

アカウンタビリティ	2
アクシデント	208
アクションカード	220
アサーティブ	190
アセスメント（社会面）	70
アセスメント（身体面）	35
アセスメント（心理・精神面）	67
アセスメント（スピリチュアル）	72
アドバンス・ケア・プランニング	181
アドボカシー	3, 5
アラーム管理	156
安静臥床	65
安全確保の技術	209
安全な環境の整備	198
安全文化	210
医師	21
意識障害	46, 56
意識清明	47
意識レベル	169
意思決定支援のプロセス	180
意思決定を支える力	178
意思表示が難しい人々への支援	161
移乗	92
移送の介助	92
一次救命措置	169
一次トリアージ	218
移動の介助（車いす）	91
医薬品等の取り扱い	215
医療・看護の質保証	211
医療DX	28
医療安全	208
医療事故	208
──システムの安全管理	25
医療廃棄物	202
医療法	20
医療保険制度	239
医療メディエーション	229
医療倫理	16
インクルージョン	14

インシデント	208
インスリン療法	143
インフォームド・アセント	6
インフォームド・コンセント	6
陰部洗浄	101
インフルエンザ	204
ウェアラブルデバイス	29
ウェルビーイング	12,276
エクイティ	14
越境学習	268
エビデンスに基づく医療・看護の実践	246
エプロン	200
エリクソン	68
遠隔医療	29
オープンクエスチョン	34
おむつ交換	102

か行

介護サービス	71,165
介護福祉士	23
介護報酬	241
介護保険	71
——制度	240
——法	20
介護老人福祉施設	166
介護老人保健施設	166
外傷性の止血	176
回復期看護	159
外用薬の与薬	119
ガウン	200
下顎挙上(押し出し)法	171
下顎呼吸	38
過換気	37
拡張期血圧	42
拡張現実	29
過呼吸	38
仮説思考	232
家族アセスメント	70
家族等への支援	184
価値観	72
学会	244
活動・休息援助技術	91
看看連携	188
環境調整技術	78
看護アドボカシー	4
看護過程	32,74
看護技術	78

看護業務基準	2,23
看護業務効率化	232
看護記録	7,74
看護計画	75
看護研究	249
看護師	21,194
——の業務範囲に関する法的整理	196
——のまなびサポートブック	262
看護実践能力習熟段階	9,264
看護実践能力に基づく学習項目	288
看護実践能力の到達目標	258
看護職の健康と安全に配慮した労働安全衛生ガイドライン	278
看護職の生涯学習ガイドライン	262
看護職の夜勤・交代制勤務に関するガイドライン	277
看護職の倫理綱領	3
看護政策	241
看護の将来ビジョン	245
看護補助者	21,194
——の役割	195
看護マネジメントラダー	11
冠状動脈	40
関節可動域(ROM)訓練	93
感染管理	198
感染経路別予防策	204
感染症法	20
浣腸	87
カンファレンス	191
管理栄養士	22
緩和ケア	160
気管	35
——切開	108
——挿管	97,173
——による生体の反応	115
——内吸引	108
危険予知トレーニング	213
義歯	97
義肢装具士	22
気道確保	170
気道の分岐	37
基本的人権	12
キャリア・オーナーシップ	271
キャリア・プランニング	273
キャリアデザイン	271
キャリアの棚卸	272
吸引	107

索引

295

救急救命士	22
救急救命の手順	177
急性期看護	159
救命救急処置技術	169
教育担当者	258
胸郭	35
胸骨圧迫	172
共生社会	13
協働する力	186
胸腹式呼吸	37
業務改善	232
業務管理	230
業務の委譲	194
居宅介護サービス	165
緊急時の対応	169
緊急性の判断	64
筋肉内注射	123
筋力検査	47
空気感染	204
クスマウル呼吸	38
苦痛の緩和・安楽確保の技術	160
グラスゴー・コーマ・スケール	170
グリーフケア	160
グリセリン浣腸	88
クリニカルパス	76
クリニカルラダー	9
グループホーム	166
クローズドクエスチョン	34
グローバルヘルス	237
クロスSWOT分析	226
ケアする力	74
ケアマネジメント	164
ケアリング	3
経過記録	75
経管栄養法	79
経験学習サイクルモデル	266
経口エアウェイ	171
経口薬の与薬	118
傾聴	35
経鼻エアウェイ	171
傾眠	47
血圧値の分類	42
血液培養	151
血ガス	150
血管内留置カテーテル由来血流感染	205
血糖値測定	154
血流音の聴診	62

結論の飛躍	281
研究計画書	252
研究方法	252
健康	12
——管理	276
——増進法	20
言語聴覚士	22
言語的コミュニケーション	33
研修責任者	259
研修の企画・実施・評価	256
健全な職場づくり	278
検体	147
見当識障害	67
権利擁護	4
抗ウイルス薬	142
抗菌薬	142
口腔ケア	95
口腔内吸引	107
高血圧	42
公認心理師	23
高齢者虐待防止法	21
高齢者施設	166
ゴーグル	200
呼吸・循環を整える技術	104
呼吸音	63
呼吸回数	38
呼吸器系の解剖生理	35
呼吸困難	37
呼吸の異常に関連する症状とその原因	50
呼吸パターン	38
心のフィルター	281
個人情報の保護・情報管理等に関連する法律	24
個人情報保護法	27
個人防護具	199
誤認防止策	210
コミュニケーション	33,183
——技法	190
誤薬の防止	209
コンサルテーション	192
昏睡	47
コンタミ	153
コンフリクト	229
昏迷	47

さ行

サーカディアンリズム	277

サージカルマスク	199，200	
サーベイランス	205	
災害医療	218	
採血用ホルダー	149	
採尿	153	
作業療法士	22	
サマリー	75	
坐薬	120	
酸素吸入法	104	
酸素ボンベ	105	
シェアド・ディシジョン・メイキング	183	
シェアドリーダーシップ	228	
ジェンダーハラスメント	214	
時間管理	230	
事業継続計画	220	
自己決定権	12	
死後のケア	158	
事故要因分析	212	
視診	60	
死生観	72	
自然災害	219	
持続可能な開発目標	237	
実地指導者	258	
失調性呼吸	38	
質的記述研究	252	
疾病予防	163	
自動体外式除細動器	175	
シニア期	274	
視能訓練士	22	
死亡時のケアに関する技術	158	
社会資源	165	
──アセスメント	71	
社会的責任	2	
社会的包摂	14	
社会福祉士	23	
社会福祉法	21	
社会保障制度	238	
若年期	273	
ジャパン・コーマ・スケール	169	
シャワー浴	100	
収縮期血圧	42	
重点政策	241	
終末期看護	159	
手指衛生	198	
手術部位感染	206	
守秘義務	4	
循環器系の解剖生理	40	

准看護師	21，194	
循環の異常に関連する症状とその原因	53	
消化・吸収の異常に関連する症状とその原因		
	54	
生涯学習	262	
──支援ガイドブック	262	
──の方法	266	
消化器系の解剖生理	44	
小規模多機能	166	
症状・生体機能管理技術	147	
消毒	203	
商標権	28	
情報管理システム	26	
情報収集	34	
静脈血採血	147	
静脈内注射	125	
静脈留置針	130	
職業感染予防対策	202	
職業性ストレス簡易調査票	282	
職業性ストレスモデル	283	
職業倫理	2	
食事援助技術	79	
触診	61	
食生活支援	79	
褥瘡	117	
職能団体	244	
徐呼吸	38	
助産師	21，194	
ショック	65	
ジョンセンの四分割表	19	
自律尊重原則	16	
シリンジポンプ	136	
心音の聴診	64	
新型コロナウイルス	204	
人工呼吸	172	
人工呼吸器	112	
──関連肺炎	205	
──装着中の合併症	115	
人口動態	243	
心室細動	43	
心室頻拍	43	
新人看護職員研修	257	
人生100年時代の社会人基礎力	266	
人生の最終段階にある人々への支援	163	
人生の最終段階における医療・ケアの方針決定	185	
心臓	40	

索引

297

身体計測	147		善行原則	16
身体拘束禁止	17		洗浄	203
身体診査技法	60		全人的アプローチ	73
人的災害	219		洗髪	95
心電図	42		専門看護師	268
——モニター	155		専門性	236
心房細動	42		創傷管理技術	116
心理・社会的危機	69		創傷処置	116
心理的安全性	229,278		相談	211
心理的発達のアセスメント	68		ソーシャル・ネットワーキング・サービス	26
診療の補助	197		ソーシャルインクルージョン	14
診療放射線技師	21			
診療報酬	240		**た行**	
水害	222		体位ドレナージ	111
水痘	204		体位変換	93
水泡音	63		体温調節	48
睡眠	277		体温の変動	59
スタンダードプリコーション	198		体循環	39
ストレス反応を強めやすい思考パターン	281		ダイバーシティ	14
ストレスマネジメント	279		代理決定	184
ストレッチャー	93		他者理解	32
スピリチュアルペイン	73		多職種協働実践	188
スポンジブラシ	96		多職種の専門性	187
生活のアセスメント	70		打診	61
正義原則	16		タスク・シフト/シェア	196
清潔・衣生活援助技術	94		多様性の理解	13
政策提言活動	245		短期入所サービス	165
清拭	94		断続性ラ音	63
正常・異常の判断	64		地域完結型の医療・介護提供体制の構築	244
成人学習	255		地域における多文化共生推進プラン	14
成人期	274		地域包括ケアシステム	165,241
精神状態のアセスメント	68		地域包括支援センター	242
精神保健福祉法	20		地域密着型介護サービス	165
性と生殖に関する健康と権利	13		地域密着型サービス	166
成年後見人制度	185		チーム医療	186
生命倫理	16		チームマネジメント	229
責務	2		チームメンバーの応援要請	177
セクシャルハラスメント	214		チームワークと協力	3
接触感染	204		チェーン・ストークス呼吸	38
切創事故	202		知的財産権法	27
セットポイント	49		中央配管	104
説明と同意	6		中心静脈内注射	132
セルフ・キャリアドック	271		中枢神経系の解剖生理	46
セルフケア	279		中年期	274
セルフケア支援	161		超音波式ネブライザー	109
ゼロベース思考	232		長期臥床	66
全か無か思考	281		聴診	62

腸蠕動音の聴診	64
貼布剤	119
直腸内与薬	120
著作権	27
通所サービス	165
手洗いミス	199
低血糖症状	146
データベース	75
データリテラシー	246
摘便	89
デジタル・トランスフォーメーション	28
デジタル機器の利用方法	25
手袋	200
テレメディシン	29
点眼薬	119
典型的キャリア・プランニングと年齢	273
電子カルテ	29
点滴・チューブ類挿入中の場合	103
点滴静脈内注射	128
点滴滴下計算式	131
転倒転落防止策	210
瞳孔異常	48
導尿	82
頭部後屈顎先（頤）挙上法	171
動脈血採血	150
動脈血酸素飽和度測定	157
特定行為及び特定行為区分	269
特定行為研修	268
特養	166
徒手筋力テスト	47
特許権	28
トリアージ区分	218
努力呼吸	37

な行

ナースセンター	275
ニーズをとらえる力	32
日常生活行動	70
日本看護協会SDGs宣言	237
日本の人口の推移	243
入眠・睡眠への援助	94
入浴介助	100
尿検査	153
尿路カテーテル関連尿路感染	205
認知機能評価	67
認知症対応型共同生活介護	166
認知症の人	179

認定看護管理者	270
認定看護師	268
ネブライザー	109
寝衣交換	103
能力の水準	9
ノロウイルス	204

は行

バーチャルリアリティ	29
パートナーシップ	190
バイアル調剤	146
バイオハザードマーク	202
肺循環	39
排泄援助技術	80
排尿援助（尿器）	80
肺胞音	63
廃用性症候群予防	93
バッキング	115
ハラスメント	214
バランスト・スコアカード	227
バリアンス	76
針刺し事故防止	202
パルスオキシメーター	157
パワーハラスメント	214
半昏睡	47
ビオー呼吸	38
皮下注射	121
鼻腔内吸引	107
非言語的コミュニケーション	33
ビッグデータ	29
飛沫感染	204
肥満度分類	147
ヒヤリハット	208
病期に応じた看護	159
標準予防策	198
鼻翼呼吸	38
頻呼吸	37
品質管理	215
ファイティング	115
ファシリテーション	255
フィードバック	255
フィジカルアセスメント	60
風疹	204
フールプルーフ	217
フェイスシールド	200
フェイルセーフ	217
フォロワーシップ	228

副雑音	63
腹式呼吸	37
腹水	61
腹部臓器の解剖	44
腹部の触診	61
物品管理	230
部分浴	101
プライバシー	28
プレショック状態	64
文化・宗教の理解	72
文献	251
文章の書き方	247
閉鎖式心臓マッサージ	172
閉鎖式膀胱内留置カテーテル	84
ベッドメイキング	78
ヘルシーワークプレイス	279
ヘルスリテラシー	163
ペン型注射器	145
膀胱内留置カテーテル	84
──抜去	86
報告	211
放射線ばく露防止	215
包帯法	117
法的実践	20
訪問サービス	165
ポータブルトイレ	81
ポートフォリオ	275
保管管理	203 , 215
保健師	21 , 194
歩行介助	91
母子保健法	20
ポスターセッション	249

ま行

マイナス思考	281
麻疹	204
マタニティハラスメント	214
まなびサポートブック	262
マネジメントラダー	11
慢性期看護	159
看取り	160
脈拍数の基準値	41
無危害原則	16
メタ認知	268
滅菌	203
メディエーション	229
メドゥーサの頭	61

メラビアンの法則	33
メンタルヘルス	276
──不調	161,281
面談	34
メンバーシップ	228
目標管理	224
モラルハラスメント	214
問診	60

や行

薬剤師	21
薬剤耐性	207
薬剤暴露防止	215
薬物動態	168
有料老人ホームサービス付き高齢者向け住宅	166
輸液ポンプ	134
輸血	139
──速度	142
要約	75
予期せぬ急変	177
翼状針	131
与薬の技術	118

ら行

ラインケア	281
ラ音	63
ラダー	9
ラポール	33
利益相反	250
理学療法士	22
リサイクル法	21
リスキリング	273
リスク管理	214
リフレクション	266
リプロダクティブヘルス・ライツ	13
流行性角結膜炎	204
量的記述研究	253
療養生活支援	163
リラクゼーション	284
臨床検査技師	21
臨床工学技士	22
臨床判断	49
臨床病態生理	35
臨床薬理	168
倫理綱領	3
レジリエンス	285

連続性ラ音……………………………… 63
連絡……………………………………… 211
老健……………………………………… 166
老人福祉法……………………………… 21
労働安全衛生…………………………… 278
労働者の心の健康の保持増進のための指針
………………………………………… 277

労働と看護の質向上のためのデータベース
（DiNQL）事業 ………………………… 247
ロジックツリー…………………………… 232

わ行

ワーク・ライフ・バランス……………… 279

索引

編集・執筆者一覧

編集

上尾中央医科グループ協議会　看護本部看護教育部

編集協力

三須真紀　　上尾中央医科グループ協議会　看護本部　看護局長

島尻美恵　　上尾中央医科グループ協議会　看護本部教育部　部長

花澤由紀子　上尾中央医科グループ協議会　看護本部教育部　科長

執筆（五十音順）

大山美和子　医療法人社団協友会　八潮中央総合病院　看護部長

島尻美恵　　上尾中央医科グループ協議会　看護本部教育部　部長

花澤由紀子　上尾中央医科グループ協議会　看護本部教育部　科長

三須真紀　　上尾中央医科グループ協議会　看護本部　看護局長

写真撮影

浅田悠樹

本書は 2022 年発行の『看護クリニカルラダーレベル到達の
ための学習ガイドブック』の改訂版です。

看護実践能力習熟段階到達のための学習ガイドブック

2025 年 3 月 20 日　発行

編集	上尾中央医科グループ協議会看護本部看護教育部
発行者	荘村明彦
発行所	中央法規出版株式会社
	〒110－0016　東京都台東区台東3－29－1　中央法規ビル
	TEL　03－6387－3196
	URL　https://www.chuohoki.co.jp/
DTP・印刷・製本	広研印刷株式会社
装幀・本文デザイン	二ノ宮匡
カバーイラスト	Dotted Yeti / Shutterstock.com
本文イラスト	イオジン, 藤田侑巳

定価はカバーに表示してあります。
ISBN 978-4-8243-0193-2

本書のコピー, スキャン, デジタル化等の無断複製は, 著作権法上での例外を除き禁じられています。また, 本書を代行業者等の第三者に依頼してコピー, スキャン, デジタル化することは, たとえ個人や家庭内での利用であっても著作権法違反です。
落丁本・乱丁本はお取り替えいたします。
本書の内容に関するご質問については, 下記URL から「お問い合わせフォーム」にご入力いただきますようお願いいたします。
https://www.chuohoki.co.jp/contact/
A193